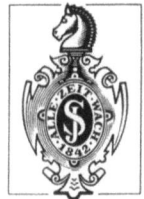

G. Friedmann · W. Gross-Fengels
K. F. R. Neufang (Hrsg.)

Stent-Implantationen und vaskuläre MR-Diagnostik

Eine Standortbestimmung

Mit Beiträgen von:
J. Bunke · W. Gross-Fengels · W. Heindel · H. W. Höpp
W. Jaschke · M. Jungehülsing · M. Koch · G. P. Krestin
B. Krug · F.-P. Kuhn · K. F. R. Neufang · J. C. Palmaz
G. M. Richter · H. Schild · K. W. Stock · P. Theissen
D. Vorwerk · E. Zeitler · Ch. L. Zollikofer und Mitarbeitern

Mit 107 Abbildungen in 219 Einzeldarstellungen und 34 Tabellen

Springer-Verlag
Berlin Heidelberg New York
London Paris Tokyo
Hong Kong Barcelona
Budapest

Prof. Dr. GERD FRIEDMANN

Priv.-Doz. Dr. WALTER GROSS-FENGELS

Priv.-Doz. Dr. KARL F. R. NEUFANG

Institut und Poliklinik
für Radiologische Diagnostik
der Universität zu Köln
Josef-Stelzmann-Str. 9
W-5000 Köln 41

Die Deutsche Bibliothek − CIP-Einheitsaufnahme

Stent-Implantationen und vaskuläre MR-Diagnostik : eine
Standortbestimmung / G. Friedmann ...
(Hrsg.). Mit Beitr. von: J. Bunke ... − Berlin ; Heidelberg ;
New York ; London ; Paris ; Tokyo ; Hong Kong ; Barcelona ;
Budapest : Springer, 1991
ISBN-13: 978-3-642-76808-8   e-ISBN-13: 978-3-642-76807-1
DOI: 10.1007/978-3-642-76807-1
NE: Friedmann, Gerd [Hrsg.); Bunke, J.

Vorwort

Die Implantation von Gefäßstützen und die kernspintomographische Untersuchung des Gefäßsystems waren am 23. Februar 1991 Gegenstand eines Symposiums in Köln.

Diese beiden Themen wurden gewählt, da die Erkrankungen des Kreislaufsystems immer noch die Morbiditäts- und Mortalitätsstatistiken anführen und daher einer optimalen Diagnostik und sachgerechten Therapie dieser Erkrankungen unverändert hohe Bedeutung zukommt.

Die konventionelle perkutane transluminale Angioplastie hat in den letzten Jahren vielfältige Modifikationen und Erweiterungen erfahren. Im Gegensatz zu manchen neuen Techniken, die sich als wenig sinnvoll und nützlich erwiesen, scheint für bestimmte Gefäßgebiete die perkutane Einbringung von Gefäßendoprothesen sehr erfolgversprechend zu sein. Diese Stentimplantationen müssen allerdings, wie auch andere interventionelle radiologische Maßnahmen, in ein abgestuftes Therapiekonzept eingepaßt werden. Die interdisziplinäre Zusammenarbeit ist dabei Voraussetzung, um zu einer klaren Indikationsstellung zu gelangen, den Wert der Methode überprüfen zu können und verläßliche Langzeitergebnisse zu erhalten.

Die konventionelle Arteriographie hat durch die digitale Subtraktionsangiographie, – sei es intravenös oder intraarteriell – und durch die sonographischen Verfahren einen Wandel und in bestimmten Bereichen bzw. bei gewissen Fragestellungen eine Einschränkung erfahren.

Während die konventionelle Kernspintomographie des Gefäßsystems sich für einige Fragestellungen bereits als aussagekräftig erwiesen hat, gilt dies für die MR-Angiographie noch nicht in gleichem Maße; allerdings konnte dieses Verfahren inzwischen durch technische Neuerungen der Geräte und der Software so verbessert werden, daß es den rein experimentellen Bereich verläßt und an der Schwelle zur klinischen Anwendung steht; deshalb schien es gerechtfertigt, auch hier eine Standortbestimmung vorzunehmen.

Daß es in kurzer Zeit gelungen ist, die aktuellen Beiträge in diesem Buch zusammenzustellen, dafür gebührt den Autoren und den Mitarbeitern des Springer-Verlags wiederum unser besonderer Dank.

Köln, September 1991

G. FRIEDMANN, W. GROSS-FENGELS, K. F. R. NEUFANG

Inhaltsverzeichnis

Autorenverzeichnis

Dr. F. Antonucci
Kantonsspital Winterthur, Brauerstraße 15, CH-8401 Winterthur

Dr. F. M. Baer
Klinik III für Innere Medizin der Universität zu Köln, Joseph-Stelzmann-Straße 9, W-5000 Köln 41

Dr. A. Bollinger
Departement für Innere Medizin, Medizinische Poliklink, Universitätsspital, Rämistraße 100, CH-8091 Zürich

Dr. J. Bunke
Philips Med. Systeme, Röntgenstraße 24, W-2000 Hamburg 63

Dr. H. P. Busch
Institut für Klinische Radiologie, Klinikum Mannheim, Postfach 100023,
W-6800 Mannheim 1

Dr. D. Franzen
Klinik III für Innere Medizin der Universität zu Köln, Joseph-Stelzmann-Straße 9, W-5000 Köln 41

Prof. Dr. G. Friedmann
Institut und Poliklinik für Radiologische Diagnostik der Universität zu
Köln, Joseph-Stelzmann-Straße 9, W-5000 Köln 41

Prof. Dr. M. Georgi
Institut für Klinische Radiologie, Klinikum Mannheim, Postfach 100023,
W-6800 Mannheim 1

Frau cand. med. Y. Girards
Institut und Poliklinik für Radiologische Diagnostik der Universität zu
Köln, Joseph-Stelzmann-Straße 9, W-5000 Köln 41

Priv.-Doz. Dr. W. Gross-Fengels
Institut und Poliklinik für Radiologische Diagnostik der Universität zu
Köln, Joseph-Stelzmann-Straße 9, W-5000 Köln 41

Prof. Dr. R. W. GÜNTHER
Klinik für Radiologische Diagnostik der RWTH Aachen, Pauwels-
straße 30, W-5100 Aachen

Dr. E. A. HEILBRON
Kantonsspital Winterthur, Brauerstraße 15, CH-8401 Winterthur

Priv.-Doz. Dr. W. HEINDEL
Institut und Poliklinik für Radiologische Diagnostik der Universität zu
Köln, Joseph-Stelzmann-Straße 9, W-5000 Köln 41

Prof. Dr. H. H. HILGER
Klinik III für Innere Medizin der Universität zu Köln, Joseph-Stelzmann-Straße 9, W-5000 Köln 41

Prof. Dr. H. W. HÖPP
Klinik III für Innere Medizin der Universität zu Köln, Joseph-Stelzmann-Straße 9, W-5000 Köln 41

Priv.-Doz. Dr. W. JASCHKE
Institut für Klinische Radiologie, Klinikum Mannheim, Postfach 100023,
W-6800 Mannheim 1

Dr. M. JUNGEHÜLSING
Klinik und Poliklinik für Nuklearmedizin der Universität zu Köln, Joseph-Stelzmann-Straße 9, W-5000 Köln 41

Frau Dr. M. KOCH
Departement Medizinische Radiologie, Universitätsspital, Rämistraße 100, CH-8091 Zürich

Priv.-Doz. Dr. G. P. KRESTIN
Departement Medizinische Radiologie, Universitätsspital, Rämistraße 100, CH-8091 Zürich

Frau Dr. B. KRUG
Institut und Poliklinik für Radiologische Diagnostik der Universität zu
Köln, Joseph-Stelzmann-Straße 9, W-5000 Köln 41

Dr. H. KUGEL
Institut und Poliklinik für Radiologische Diagnostik der Universität zu
Köln, Joseph-Stelzmann-Straße 9, W-5000 Köln 41

Priv.-Doz. Dr. F.-P. KUHN
Institut für Diagnostische Radiologie der Heinrich-Heine-Universität
Düsseldorf, Moorenstraße 5, W-4000 Düsseldorf 1

Dr. B. Kutkuhn
Abteilung für Nephrologie der Heinrich-Heine-Universität Düsseldorf,
Moorenstraße 5, W-4000 Düsseldorf 1

Dr. S. E. Maier
Institut für Biomedizinische Technik und Medizinische Informatik der
Universität und ETH Zürich, Rämistraße 100, CH-8091 Zürich

Prof. Dr. U. Mödder
Institut für Diagnostische Radiologie der Heinrich-Heine-Universität
Düsseldorf, Moorenstraße 5, W-4000 Düsseldorf 1

Priv.-Doz. Dr. K. F. R. Neufang
Institut und Poliklinik für Radiologische Diagnostik der Universität zu
Köln, Joseph-Stelzmann-Straße 9, W-5000 Köln 41

Prof. G. Nöldge
Radiologische Klinik der Universität Freiburg, Hugstetter Straße 55,
W-7800 Freiburg

Prof. J. C. Palmaz
University of Texas, Health Science Center at San Antonio, 7703 Floyd
Curl Drive, San Antonio, Texas 78284-7850, USA

Priv.-Doz. Dr. E. W. Radü
Departement Medizinische Radiologie, Universitätskliniken, Peters-
graben 4, CH-4031 Basel

Dr. G. M. Richter
Radiologisches Institut der Universität Heidelberg, Chirurgische Klinik,
Im Neuenheimer Feld 110, W-6900 Heidelberg

Priv.-Doz. Dr. M. Rössle
Innere Medizin II (Gastroenterologie), Universität Freiburg, Hugstetter Straße 55, W-7800 Freiburg

Prof. Dr. H. Schicha
Klinik und Poliklinik für Nuklearmedizin der Universität zu Köln, Joseph-Stelzmann-Straße 9, W-5000 Köln 41

Prof. Dr. H. Schild
Johannes-Gutenberg-Universität, Institut für Klinische Strahlenkunde,
Langenbeckstraße 1, W-6500 Mainz

Prof. Dr. G. K. von Schulthess
Departement Nuklearmedizin, Universitätsspital, Rämistraße 100,
CH-8091 Zürich

Priv.-Doz. Dr. U. SECHTEM
Klinik III für Innere Medizin der Universität zu Köln, Joseph-Stelzmann-Straße 9, W-5000 Köln 41

Frau Dr. K. SMOLARZ
Klinik und Poliklinik für Nuklearmedizin der Universität zu Köln,
Joseph-Stelzmann-Straße 9, W-5000 Köln 41

Prof. Dr. W. STEINBRICH
Departement Medizinische Radiologie, Universitätskliniken, Peters-
graben 4, CH-4031 Basel

Dr. K. W. STOCK
Departement Medizinische Radiologie, Universitätskliniken, Peters-
graben 4, CH-4031 Basel

Prof. Dr. E. P. STRECKER
Abteilung für Radiologie, Diakonissenkrankenhaus, Karlsruhe-Rüppurr,
W-7500 Karlsruhe 51

Dr. G. STUCKMANN
Kantonsspital Winterthur, Brauerstraße 15, CH-8041 Winterthur

Dr. P. THEISSEN
Klinik und Poliklinik für Nuklearmedizin der Universität zur Köln,
Joseph-Stelzmann-Straße 9, W-5000 Köln 41

Dr. G. TORSELLO
Abteilung für Gefäßchirurgie der Heinrich-Heine-Universität Düsseldorf, Moorenstraße 5, W-4000 Düsseldorf 1

Dr. D. VORWERK
Klinik für Radiologische Diagnostik der RWTH Aachen, Pauwels-
straße 30, W-5100 Aachen

Dr. C. VON WEYMARN
Departement Medizinische Radiologie, Universitätsspital, Rämistraße 100, CH-8091 Zürich

Prof. Dr. E. ZEITLER
Radiologische Diagnostik, Klinikum Nürnberg, Flurstraße 17,
W-8500 Nürnberg 91

Priv.-Doz. Dr. CH. L. ZOLLIKOFER
Kantonsspital Winterthur, Brauerstraße 15, CH-8401 Winterthur

Methodische Grundlagen der MR-Angiographie

J. Bunke

Seit der Einführung der MR-Bildgebung sind Flußphänomene, deren Einfluß auf das Kernspinresonanzsignal schon bei der erstmaligen Vorstellung des Spin-Echos [6] erkannt wurde, von großer Bedeutung: Einerseits können sie durch Artefakte die Bildqualität beeinträchtigen, andererseits liefern sie u. U. wichtige Zusatzinformationen für die Diagnostik. In der Anfangsphase des klinischen Einsatzes der Kernspintomographie ging es zunächst darum, die durch Fluß und Bewegung verursachten Auswirkungen auf die Standardbildgebung zu verstehen [1]. Mit dem Wissen um die Entstehungsmechanismen der beobachteten Flußphänomene war es möglich, Techniken zur Unterdrückung der flußinduzierten Artefakte zu entwickeln. Darüber hinaus gelang es, die in Flußeffekten steckende Information gezielt für MR-Verfahren zur Abbildung der Gefäße zu nutzen: Es entstanden Pulssequenzen und Auswertungsalgorithmen für die MR-Angiographie (MRA). Zusätzlich wurden MR-Verfahren für die quantitative Bestimmung der Flußgeschwindigkeit eingeführt.

Flußphänomene

Die Signalamplitude des fließenden Bluts hängt u. a. von der verwendeten Pulssequenz und ihren Parametern, der Orientierung des Gefäßes bezüglich der abzubildenden Schicht, der Schichtdicke, der Flußgeschwindigkeit, dem Geschwindigkeitsprofil und dem Strömungstyp ab. Schon anhand dieser genannten Einflußfaktoren wird deutlich, daß sich für die Darstellung von Gefäßen ein sehr komplexes Signalverhalten ergibt, und Fluß sich dementsprechend mit einer Vielzahl unterschiedlicher Muster im MR-Bild manifestieren kann. Es sind allerdings nur zwei grundlegende Effekte, auf die sich die komplizierten Erscheinungsformen zurückführen lassen: Laufzeiteffekte („time-of-flight", TOF) und Phaseneffekte. Time-of-flight-Effekte beeinflussen über flußbedingte Variationen der Längskomponente M_z der Kernmagnetisierung das detektierte MR-Signal. Änderungen des Phasenwinkels Φ, der die Position der Querkomponente M_{xy} in der Ebene senkrecht zum statischen Magnetfeld charakterisiert (Abb. 1), werden durch Bewegungen von Spins in Richtung eines Magnetfeldgradienten verursacht [2, 10, 11]. Diese Phaseneffekte haben Auswirkungen auf die resultierende Querkomponente der Magnetisierung und damit ebenfalls auf das beobachtete Signal.

Friedmann/Gross-Fengels/Neufang (Hrsg.)
Stent-Implantationen und vaskuläre MR-Diagnostik
© Springer-Verlag Berlin Heidelberg 1991

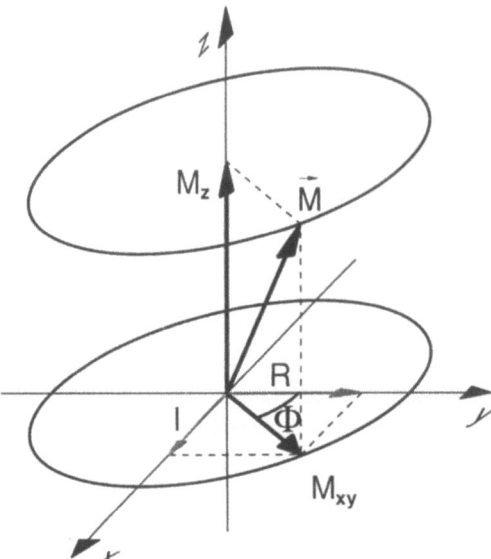

Abb. 1. Der Magnetisierungsvektor. M_z und M_{xy} bezeichnen die Längs- bzw. Querkomponente des Vektors. Die Querkomponente läßt sich durch den Betrag M_{xy}, den Realteil R, den Imaginärteil I und den Phasenwinkel Φ kennzeichnen

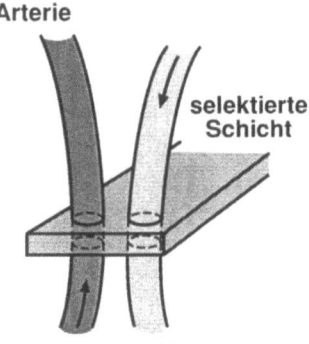

Abb. 2. Orientierung von Gefäßen und selektierter Schicht zur Erläuterung der Inflow-Effekte

Zur Veranschaulichung der Time-of-flight-Effekte wird der Einfachheit halber eine Parallelströmung mit senkrecht zur abzubildenden Schicht orientierter Flußgeschwindigkeit betrachtet (Abb. 2). Zur Füllung der Datenmatrix der MR-Aufnahme der Schicht muß eine Serie von Einzelmessungen im zeitlichen Abstand TR wiederholt werden. Aus der repetitiven selektiven Anregung durch Hochfrequenzimpulse und anschließenden unvollständigen Spin-Gitter-Relaxation resultiert für die Magnetisierung des stationären Gewebes der Schicht ein Sättigungszustand, dessen Ausprägung von der Repetitionszeit TR und der T_1-Relaxationszeit des Gewebes abhängt. Durch Blutfluß gelangen im Laufe der Sequenz Spins, die zuvor noch keinen Hochfrequenzimpuls „gesehen" haben und folglich für die nächste Anregung mit ihrer gesamten, d. h. ungesättigten Magnetisierung zur Verfügung stehen, in die Schicht. Da diese Spins solche mit partiell gesättigter Magnetisierung verdrängt haben, kommt

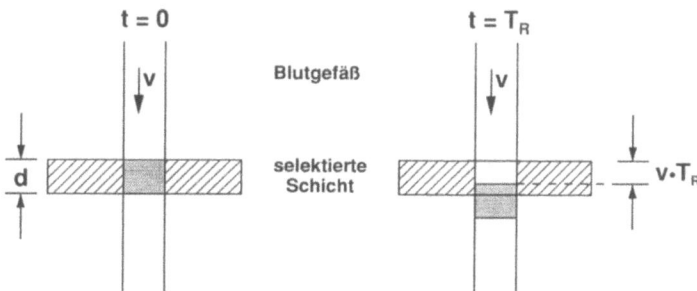

Abb. 3. Im Zeitintervall zwischen $t = 0$ und $t = TR$ (Repetitionszeit) wird ein Teil der in der selektierten Schicht der Dicke d im Gefäß gelegenen Protonen durch mit der Geschwindigkeit v nachfließende Protonen ersetzt

es flußbedingt zu einer Erhöhung der Signalamplitude des Gefäßes („flow related enhancement"). Das Ausmaß dieses Signalanstiegs hängt u. a. von der Flußgeschwindigkeit v, der Schichtdicke d und der Repetitionszeit TR ab (Abb. 3). Maximales Signal wird für Geschwindigkeiten v ≥ d/TR erreicht, da dann zwischen zwei Anregungen in der Schicht alle im Blutgefäß gelegenen Spins ersetzt werden.

Neben dieser Signalerhöhung durch Einströmeffekte („inflow") treten bei der Spin-Echo-Sequenz laufzeitbedingt auch Signalverluste auf: Für die Erzeugung des Spin-Echos folgt dem schichtselektiven 90°-Anregungsimpuls im zeitlichen Abstand TE/2 ein ebenfalls schichtselektiver 180°-Impuls. Zum Spin-Echo tragen nur diejenigen Spins bei, die in der Schicht beide Hochfrequenzimpulse „gesehen" haben. Abhängig von der Schichtdicke, der Flußgeschwindigkeit, der Echozeit TE und der Repetitionszeit TR entstehen in dem in der Schicht gelegenen Abschnitt des Gefäßes u. U. mehrere Spinpopulationen, die sich hinsichtlich der im Verlauf der Sequenz für sie wirksam gewordenen Hochfrequenzimpulse und hinsichtlich ihres relativen Anteils an der Gesamtzahl der Protonen im Gefäß unterscheiden und deshalb unterschiedliche Beiträge zum Signal liefern. Für hohe Flußgeschwindigkeiten ergibt sich i. allg. eine Abnahme des aus dem Gefäß stammenden Signals. Im Extremfall wird für die Geschwindigkeiten v ≥ 2d/TE kein Blutsignal mehr registriert, da dann in dem Zeitintervall zwischen dem 90°- und dem 180°-Impuls alle im Gefäß gelegenen Spins die Schicht verlassen haben.

In vivo treten im allgemeinen nicht die hier der Einfachheit halber betrachteten Parallelströmungen, sondern Geschwindigkeitsverteilungen wie z. B. die der laminaren Strömung auf, was aufwendige analytische Beschreibungen der Laufzeiteffekte erfordert [6].

Zusätzlich zu diesen Time-of-flight-Effekten machen sich Phaseneffekte bemerkbar. Prinzipiell verursachen die für die Ortszuordnung des Signals geschalteten Magnetfeldgradienten $\mathbf{G}(t)$ eine Phasenverschiebung der Quermagnetisierung, unabhängig davon, ob diese zu stationären oder im Laufe der Zeit t ihre Ortskoordinaten $\mathbf{r}$ ändernden Spins gehört:

$$\Phi = \gamma \int_{t_1}^{t_2} \mathbf{G}(t)\, \mathbf{r}(t)\, dt \qquad (1)$$

Die Integrationsgrenzen werden dabei durch die Zeitpunkte des Ein- bzw. Ausschaltens der Gradienten festgelegt. Wird der Ortsvektor **r** in eine Taylor-Reihe

$$\mathbf{r}(t) = \mathbf{r_0} + \mathbf{v}\,t + 1/2\,\mathbf{b}\,t^2 + \dots \tag{2}$$

entwickelt – **v** und **b** stehen für die Geschwindigkeit bzw. Beschleunigung – und betrachtet man der einfacheren Darstellung wegen in Gleichung (1) nur die x-Komponente, so ergeben sich folgende Terme:

$$\Phi(t) = \gamma\,x_0 \int_{t_1}^{t_2} G_x(t)\,dt + \gamma\,v_x \int_{t_1}^{t_2} G_x(t)\,t\,dt + 1/2\,\gamma\,b_x \int_{t_1}^{t_2} G_x(t)\,t^2\,dt + \dots \tag{3}$$

Die Integrale dieser Gleichung werden als nulltes, erstes, zweites Gradientenmoment bezeichnet. Alle Standardsequenzen der MR-Bildgebung sind hinsichtlich der Gradientenamplituden und ihres zeitlichen Verlaufs so ausgelegt, daß für den ersten Term in Gleichung (3), der bewegungsunabhängig ist, zum Zeitpunkt des maximalen Signals keine Phasenverschiebung auftritt, d. h., das nullte Gradientenmoment verschwindet. Für die Quermagnetisierung bewegter Spins resultieren dagegen dann Phasenverschiebungen, wenn es Bewegungskomponenten in Richtung eines Magnetfeldgradienten gibt. Dabei spielt die Orientierung des Gefäßes bezüglich der selektierten Schicht anders als bei den Time-of-flight-Effekten keine Rolle. So ist z. B. dem zweiten Term der Gleichung (3) zu entnehmen, daß für gleichförmige Bewegungen mit konstanter Geschwindigkeit v im ortsabhängigen Magnetfeld die Phase proportional zu v verschoben wird. Die bewegungsinduzierte Dephasierung macht sich in zweierlei Hinsicht im MR-Bild bemerkbar: Da realistische Strömungstypen im allgemeinen durch Geschwindigkeitsverteilungen beschrieben werden müssen, treten in einem Volumenelement, das in ein Pixel abgebildet wird, verschiedene Geschwindigkeiten auf. Weil die Phasenverschiebung der Quermagnetisierung jeweils proportional zur zugehörigen Flußgeschwindigkeit ist, und folglich analog zur Geschwindigkeitsverteilung verschiedene Phasenwinkel vorkommen, man nennt dies Phasendispersion, ergibt sich für das aus vektorieller Addition aller Einzelbeiträge resultierende Signal des Volumenelements ein Wert, der im Vergleich zu dem entsprechender stationärer Spins reduziert ist. Das Ausmaß dieses Signalverlusts durch Dephasierung aufgrund von Bewegung („flow void") ist um so ausgeprägter, je gleichmäßiger die Phasenwinkel auf den Vollkreis verteilt sind. Im Extremfall des vollständigen Verlusts der Phasenkohärenz wird gar kein Signal mehr beobachtet, was durch entsprechend „steile" Geschwindigkeitsverteilung, große Volumenelemente und/oder Beiträge höherer Bewegungsordnungen (Turbulenzen, pulsativer Fluß) hervorgerufen werden kann.

Da bei der MR-Bildgebung die Ortszuordnung des Signals u. a. mit Hilfe der Phasenkodierung vorgenommen wird, haben flußinduzierte Phasenverschiebungen auch Bildartefakte zur Folge: Die Phasenverschiebungen werden vom Rekonstruktionsalgorithmus bei der Berechnung des MR-Bilds im Sinne der Ortszuordnung des Signals in entsprechenden Ortsversatz „übersetzt". Im Falle periodischer Bewegungen entstehen in Richtung des Präparationsgradienten verschobene Geisterbilder des Gefäßes, während im Falle unregelmäßiger Bewegungen vom Gefäß rauschähnliche, ebenfalls in Richtung des Präparationsgradienten orientierte Bänder ausgehen. Diese Signale fehlen an den Positionen, denen sie ohne Fluß zugeordnet worden wären.

Gefäßdarstellung

Für die Gefäßdarstellung sind unter Ausnutzung der Flußphänomene nichtinvasive MR-Verfahren entwickelt worden, die ohne Applikation von Kontrastmittel auskommen. Dabei ist es im Hinblick auf die verwendete Meßtechnik das Ziel, bei akzeptabler Ortsauflösung und Meßzeit, Aufnahmen mit einem möglichst großen Kontrast zwischen dem stationären Gewebe und den Gefäßen zu erhalten.

Bei der sogenannten Inflow-MR-Angiographie [4, 8, 9] wird dies folgendermaßen erreicht: Man verwendet eine Gradienten-Echo-Sequenz (Abb. 4) mit kurzer Repetitionszeit, die im Bereich von einigen 10 ms liegt. Der Flipwinkel wird in Relation zur T_1-Zeit des stationären Gewebes so gewählt, daß dessen Signal aufgrund von Sättigungseffekten weitgehend reduziert werden kann. Dagegen liefern die Protonen des Bluts in den Gefäßen, die mit ihrer vollen Magnetisierung in die abzubildende Schicht einströmen, eine hohe Signalintensität. Da die Gradienten-Echo-Sequenz im Gegensatz zur Spin-Echo-Sequenz keinen zweiten Hochfrequenzimpuls enthält, treten Signalverluste aufgrund von Ausströmeffekten nicht auf, so daß die flußbedingte Signalerhöhung voll zur Geltung kommt.

Zur Vermeidung von Signalverlusten durch flußbedingte Dephasierung verwendet man flußkompensierte Varianten der Gradienten-Echo-Sequenz. Diese zeichnen sich dadurch aus, daß die Phasenverschiebung zum Zeitpunkt des Echos, die durch Bewegungen mit konstanter Geschwindigkeit in den für Schichtselektion und Ausle-

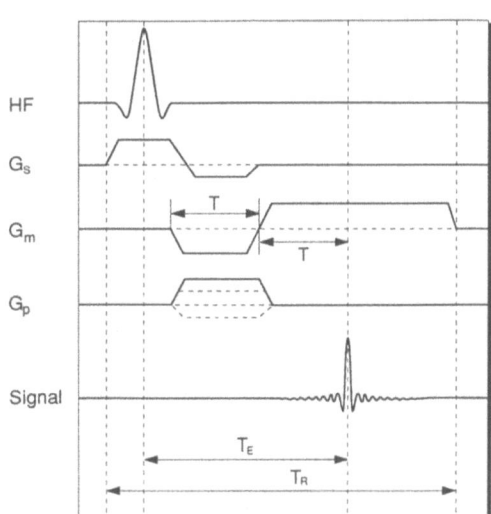

Abb. 4. Die Fast-Field-Echo-(FFE-)Sequenz. Das Gradientenecho wird durch Inversion des Meßgradienten G_m erzeugt. *HF* Hochfrequenz, *Gs* Schichtselektionsgradient, *Gp* Phasencodierungsgradient, *TR* Repetitionszeit, *TE* Echozeit

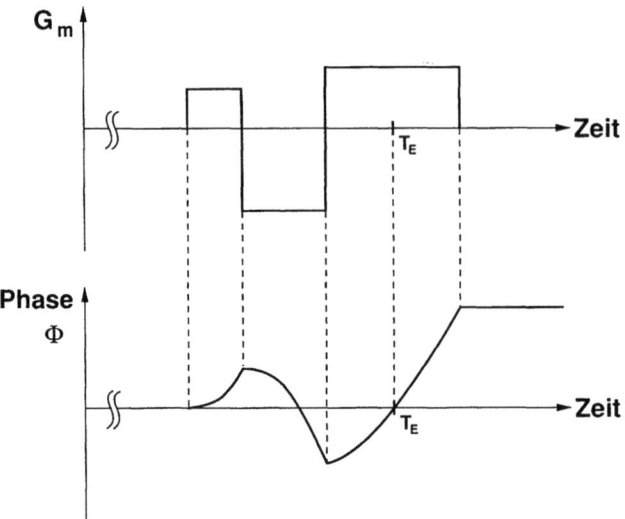

Abb. 5. Flußkompensation: Der Meßgradient G_m ist so ausgelegt, daß die Quermagnetisierung der mit konstanter Geschwindigkeit v fließenden Protonen zum Zeitpunkt des Echos keine Phasenverschiebung Φ aufweist. Dies wird unabhängig vom Betrag der Geschwindigkeit erreicht. *TE* Echozeit

sung des Signals geschalteten Magnetfeldgradienten entsteht, verschwindet. Dies bedeutet, daß bei t = TE für diese Richtungen das erste Gradientenmoment, dessen x-Komponente durch den mittleren Term der Gleichung (3) wiedergegeben wird, Null ist. Für den Auslesegradienten der in Abbildung 4 dargestellten Fast-field-Echo-(FFE-)Sequenz ohne Flußkompensation ist dieser Zusammenhang schematisch in der Abbildung 5 verdeutlicht: Die Phase der Quermagnetisierung, die zu mit konstanter Geschwindigkeit fließenden Protonen gehört, ändert sich unter dem Einfluß des Magnetfeldgradienten quadratisch mit der Zeit. Die Gradientenamplitude und ihr zeitlicher Verlauf sind so ausgelegt, daß zum Zeitpunkt des Echos keine Phasenverschiebung auftritt. Diese Flußkompensation wird unabhängig von der Größe der Geschwindigkeit erreicht. Auf die Kompensation höherer Bewegungsordnungen wird bei MRA-Anwendungen verzichtet, da sie nur auf Kosten längerer Echozeiten erreicht werden kann, die sich wegen der dann verstärkt auftretenden Dephasierung aufgrund anderer Ursachen wie z. B. lokaler Feldinhomogenitäten nachteilig auf die Bildqualität auswirken.

Die Kombination aus Betonung der Inflow-Effekte durch Verwendung einer Gradienten-Echo-Sequenz und Unterdrückung der flußbedingten Phaseneffekte durch Flußkompensation führt zu MR-Aufnahmen mit hohem Kontrast zwischen den Gefäßen und dem stationären Gewebe. Mit einer derartigen Sequenz kann der interessierende Abschnitt des Gefäßsystems entweder mit 3-D- oder mit 2-D-Datenakquisition untersucht werden (Abb. 6). Die 3-D-Akquisition bietet den Vorteil kleiner Voxel, was günstig im Hinblick auf Dephasierungseffekte ist. Bei der Volumenakquisition besteht allerdings der Nachteil, daß die im Gefäß fließenden Protonen ein im Vergleich zu einer Einzelschicht großes selektiertes Volumen durchqueren müssen, und es daher insbesondere bei kleinen Flußgeschwindigkeiten auch für

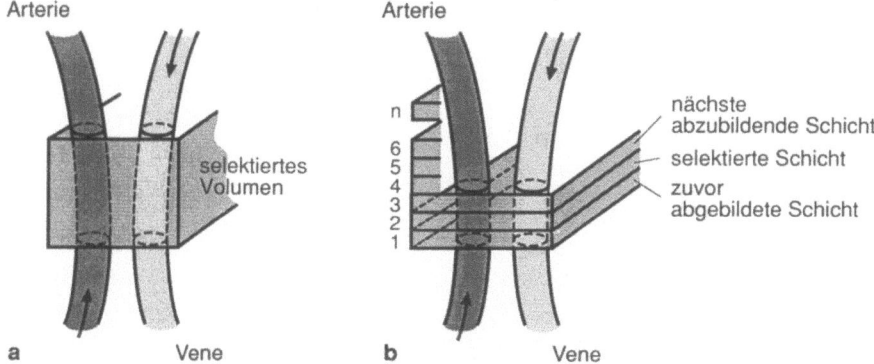

Abb. 6a, b. 2-D- (**a**) und 3-D-Datenakquisition (**b**) bei der Inflow-MRA

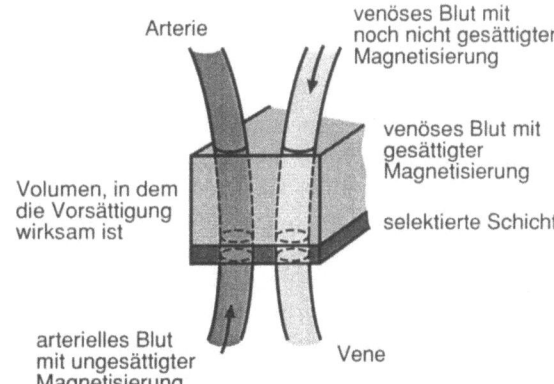

Abb. 7. Selektive Darstellung der Arterie mit Hilfe regionaler Sättigung

die bewegten Spins zu Sättigungseffekten und damit zu einer entsprechend schlechten Darstellung der langsam durchströmten Gefäße kommt. Bei der 2-D-Akquisition wird die interessierende Region sukzessive durch direkt aneinandergrenzende oder auch überlappende Einzelschichten erfaßt. Diese Technik ist weniger empfindlich gegen Sättigungseffekte, kann in Atempausen z. B. im Bereich des Abdomens eingesetzt werden, besitzt allerdings größere Voxel als das 3-D-Verfahren.

Eine selektive MR-Angiographie zur getrennten Darstellung von Arterien bzw. Venen ist bei den Inflow-Verfahren mit Hilfe regionaler Sättigung möglich. Das Prinzip ist in Abbildung 7 für den Fall erläutert, daß nur der arterielle Fluß abgebildet werden soll: Dazu wirkt auf die Region, die der selektierten Schicht auf der Seite der venösen Einströmung benachbart ist, ein zusätzlicher der Meßsequenz vorgeschalteter Hochfrequenzimpuls. Dadurch kommt es in diesem Bereich zu Sättigungseffekten. Folglich entfällt für das venöse Blut in der selektierten Schicht die Signalerhöhung durch den Einströmeffekt, so daß die Venen nicht zur Darstellung kommen.

Um die Information über das untersuchte Gefäßsystem, die in den auf die beschriebene Art und Weise akquirierten Bildern enthalten ist, umfassend zu nutzen und anschaulich darzustellen, wird im Anschluß an die Messung eine Nachverarbei-

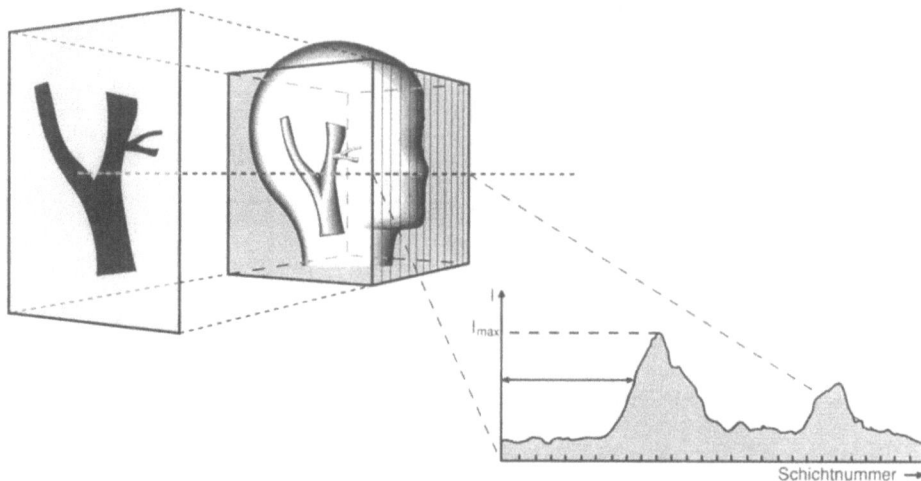

Abb. 8. Schematische Darstellung des Algorithmus der Maximum Intensity Projection (MIP)

tung der Daten vorgenommen. Mit Hilfe des Algorithmus der „maximum intensity projection" (MIP) wird durch digitale Bildverarbeitung eine Darstellung des in der Untersuchung erfaßten Gefäßbaums berechnet. Die Vorgehensweise ist in Abbildung 8 skizziert: Der Schichtstapel der MR-Bilder wird Pixel für Pixel von einer Schar paralleler Projektionsstrahlen durchsetzt, von denen in der Abbildung der Einfachheit halber nur einer wiedergegeben ist. Entlang eines jeden Strahls wird die Signalintensität Schicht für Schicht abgefragt und das jeweilige Signalmaximum in das zugehörige Bildelement der senkrecht zu den Strahlen orientierten Projektionsebene eingetragen. Da die Aufnahmesequenz und ihre Parameter so gewählt wurden, daß die Gefäße mit größerer Signalamplitude zur Abbildung kommen als das stationäre Gewebe, wird immer dann, wenn der Projektionsstrahl auf ein Gefäß trifft, dessen Signalwert in die Projektion übernommen. Mit dieser Vorgehensweise wird erreicht, daß alle in dem untersuchten Volumen gelegenen Gefäße unabhängig von der Schicht, in der sie registriert wurden, in der Projektion berücksichtigt werden. Die Prozedur kann für unterschiedliche Orientierungen der Strahlscharen durchgeführt werden. So läßt sich z.B. durch schrittweise Rotation der Schar um eine senkrecht zu den Strahlen orientierte Achse eine Serie von Projektionen erstellen, die zu einer Filmschleife aneinandergefügt auf dem Monitor anschaulich den Gefäßbaum unter verschiedenen Blickwinkeln zeigt.

Als Beispiel für Ergebnisse der Inflow-MR-Angiographie zeigt die Abbildung 9 die Darstellung intrakranieller Gefäße, die sowohl mit 2-D-Akquisition (Abb. 9a) als auch mit 3-D-Akquisition (Abb. 9b) untersucht wurden. Diese Aufnahmen verdeutlichen die oben angesprochenen Eigenschaften der beiden Verfahren.

Bei der MR-Angiographie mit Phasenkontrastverfahren [3, 5] spielen Inflow-Effekte keine Rolle. Diese Technik wird insbesondere zur Untersuchung von Gefäßen eingesetzt, die innerhalb der selektierten, zumeist einige Zentimeter dicken Schicht verlaufen. Die Information über das Gefäßsystem steckt in den flußbedingten Phasenverschiebungen, die bei dieser Methode gezielt erzeugt werden. Dabei

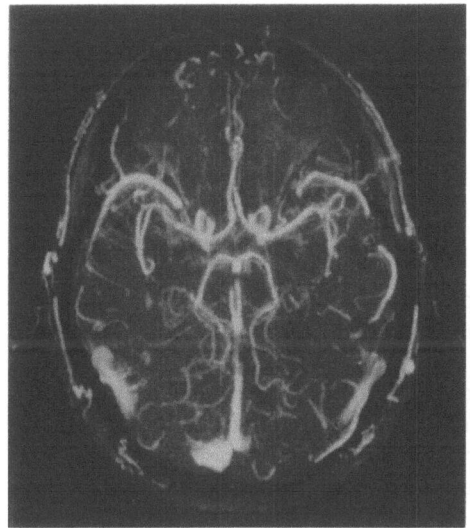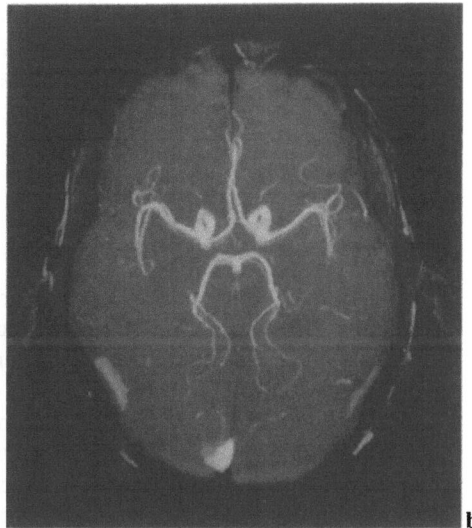

a   b

Abb. 9a, b. Darstellung intrakranieller Gefäße mit Inflow-MRA. **a** 2-D-Akquisition mit $TR = 35$ ms, $TE = 11$ ms, Schichtdicke 2 mm mit 1 mm Überlappung. **b** 3-D-Akquisition mit $TR = 35$ ms, $TE = 7$ ms, Schichtdicke 1 mm

bedient man sich, ähnlich wie bei der DSA, der Subtraktionstechnik: Im einfachsten Fall eines geradlinig in der Schicht verlaufenden Gefäßes werden zwei Datensätze mit zwei Sequenzen unterschiedlicher Flußsensitivität akquiriert. Die Schicht wird so orientiert, daß einer der beiden in der Schichtebene wirksamen Magnetfeldgradienten parallel zum Gefäß verläuft. Bei unterschiedlicher Flußsensitivität ergeben sich für die beiden Sequenzen unterschiedliche Phasenverschiebungen der zu den bewegten Protonen gehörenden Quermagnetisierung, während im Idealfall für die stationären Protonen bei beiden Datensätzen keine Phasenverschiebungen auftreten. Die Flußsensitivität wird entsprechend dem in Gleichung (3) angegebenen ersten Gradientenmoment durch Amplitude und Schaltzeiten des in Richtung des Gefäßes orientierten Magnetfeldgradienten festgelegt. Da das Modulusbild keine Phaseninformation enthält, wird eine komplexe Subtraktion der beiden jeweils aus Real- und Imaginärteil bestehenden Datensätze vorgenommen. Auf diese Art und Weise wird das Signal des stationären Gewebes weitgehend eliminiert, während das Gefäß wegen der bewußt bei beiden Messungen möglichst unterschiedlich eingestellten Phasenverschiebungen seines Signals zur Darstellung kommt.

Phasenkontrastverfahren werden zumeist mit EKG-Triggerung eingesetzt, da im Verlauf des RR-Intervalls Variationen der Flußgeschwindigkeit auftreten. In einem Untersuchungsgang können bei großem Gesichtsfeld („field-of-view") auch langstreckige Gefäßabschnitte erfaßt werden. Ein Vorteil der Phasenkontrastverfahren ist darin zu sehen, daß die Flußempfindlichkeit gezielt auf die zu erwartende Geschwindigkeit eingestellt werden kann. Treten unvorhergesehene Geschwindigkeiten auf, so kann es allerdings aufgrund der Nichtunterscheidbarkeit von Phasenverschiebungen, die um 2π bzw. Vielfache davon differieren („aliasing"), zu einem schlechten Kontrast zwischen Gefäß und stationärem Gewebe kommen. Bei räumlich komplexen Gefäßverläufen ist ein Datensatzpaar unzureichend, und es müssen zusätzliche Messungen mit in alle relevanten Richtungen wirksamer Flußsensitivität vorgenommen werden, was eine Verlängerung der Meßzeit zur Folge hat.

Ausblick

Innerhalb kurzer Zeit ist die MR-Angiographie so weit entwickelt worden, daß mittlerweile die Phase der klinischen Erprobung begonnen hat. Dabei kommen sowohl Inflow- als auch Phasenkontrastverfahren zum Einsatz. Die Ergebnisse der klinischen Evaluation und selbstverständlich der direkte Vergleich mit den etablierten Verfahren – dabei sind für die MR-Angiographie kritische Punkte in der erreichbaren Ortsauflösung und in der sicheren Darstellung aller interessierenden Gefäßabschnitte zu sehen – müssen zeigen, in welchen Bereichen die MR-Angiographie sinnvoll routinemäßig eingesetzt werden kann. Die Entwicklung des Verfahrens ist keineswegs abgeschlossen: Neue methodische Ansätze, verbesserte Unterdrückung des Signals des stationären Gewebes insbesondere des Fetts, verbesserte Hardwarekomponenten und der Einsatz von MRA-Kontrastmitteln werden erprobt. Ausgehend von den bisher in ersten klinischen Studien vorgelegten Daten und unter Einbeziehung der in Aussicht stehenden Verbesserungen ist zu erwarten, daß die MR-Angiographie einen Platz in der Diagnostik von Gefäßerkrankungen einnehmen wird.

Literatur

1. Axel L (1984) Blood flow effects in magnetic resonance. AJR 143:1157–1166
2. Dijk van P (1984) Direct cardiac NMR imaging of heart wall and blood flow velocity. J Comput Assist Tomogr 8:429–436
3. Dumoulin CL, Hart HR (1986) MR angiography. Radiology 61:717–720
4. Groen JP, de Graaf RG, van Dijk P (1988) MR angiography based on inflow. (SMRM 7th Annual Meeting, p 906)
5. Groen JP, de Graaf RG, van Dijk P (1988) MR subtraction angiography by rapid sequential excitation. (SMRM 7th Annual Meeting, p 907)
6. Gullberg GT, Simons MA, Wehrli FW (1988) A mathematical model for signal from spins flowing during the application of spin echo pulse sequences. Magn Reson Imaging 6:437–461
7. Hahn HL (1950) Spin echoes. Phys Rev 80:580–594
8. Keller PJ, Drayer BP, Fram EK, Williams KD, Dumoulin CL, Souza SP (1950) MR angiography with two-dimensional acquisition and three-dimensional display. Radiology 173:527–532
9. Laub GA, Kaiser WA (1988) MR angiography with gradient motion refocusing. J Comput Assist Tomogr 12:377–382
10. Schulthess von GK, Higgins CB (1985) Blood flow imaging with MR: spin-phase phenomena. Radiology 157:687–695
11. Singer JR (1978) NMR diffusion and flow measurements and an introduction to spin-phase graphing. J Phys [E] 11:281–291

MR-Angiographie der supraaortalen Gefäße

K. W. Stock, E. W. Radü und W. Steinbrich

Schon früh erregte die Möglichkeit, mit der Magnetresonanztomographie eine angiographieähnliche Gefäßdarstellung zu erzielen, die Aufmerksamkeit der Untersucher [1]. Inzwischen wurden Geräte und Sequenzen so weiterentwickelt, daß eine routinemäßige Durchführung einer Magnetresonanzangiographie (MRA) im klinischen Alltag prinzipiell möglich ist. Der Bedarf an angiographischen Untersuchungen steigt mit dem vermehrten Altersdurchschnitt der Bevölkerung und der Zunahme vaskulärer Erkrankungen bei gleichzeitig zunehmenden therapeutischen Möglichkeiten. Zur Gefäßdarstellung waren bis jetzt die Blattfilmangiographie, die arterielle und venöse DSA und die Duplexsonographie, teilweise mit farbkodiertem Doppler, verfügbar; letztere als einzige nichtinvasive Methode, wobei die Blattfilmangiographie und die i.a.-DSA als „Goldstandard" gelten. Mit der MRA ist jetzt eine zweite nichtinvasive Methode vorhanden, die zur Gefäßdarstellung auf den Einsatz von Kontrastmitteln verzichten kann.

Bereits „normale" MR-Bilder erlauben häufig eine hervorragende Darstellung und Beurteilung von intrazerebralen Gefäßen. So sind wiederholt Arbeiten über die magnetresonanztomographische Beurteilbarkeit von intrazerebralen Gefäßpathologien wie Angiomen und Aneurysmen beschrieben worden, und auch thrombotische Gefäßverschlüsse an Arterien oder Venen sind mittels MR-Bildgebung zu erfassen. Die Abgrenzbarkeit der Gefäße und ihrer Läsionen hängt dabei stets vom Kontrast zum umgebenden Gewebe (Hirn, Liquor, Knochen) ab. Für die Abgrenzung vom Knochen im Bereich der Schädelbasis wird eher eine hohe Signalintensität [Gradienten-Echo-(GE-)Sequenzen], für die Abgrenzung vom Hirngewebe eher eine signalarme Darstellung bevorzugt, für die Abgrenzung der Gefäße vom Liquor führen sowohl T2-Spin-Echo-(SE-) als auch GE-Sequenzen zu einem guten Ergebnis. Im folgenden ist nochmals kurz zusammengefaßt, welche Faktoren die Signalintensität in Blutgefäßen beeinflussen.

Signalreiche Blutgefäßdarstellung:

1. Langsamer Blutfluß oder Anregung und Echo während der Diastole durch EKG-Triggerung oder zufällig („diastolic pseudogating"),
2. Flußrephasierung bei jedem zweiten oder geradzahligen Echo („even echo rephasing"),
3. Flußrephasierung durch zusätzliche Gradienten („gradient motion refocussing"),

Friedmann/Gross-Fengels/Neufang (Hrsg.)
Stent-Implantationen und vaskuläre MR-Diagnostik
© Springer-Verlag Berlin Heidelberg 1991

4. Minimale Dephasierung durch kurze Echozeit (TE),
5. Hohe longitudinale Magnetisierung bei fehlender vorausgegangener Sättigung.

Signalarme Blutgefäßdarstellung:

1. Maximale Sättigung durch Sättigungsimpuls,
2. Schneller Blutfluß oder Anregung und Echo während der Systole,
3. Schnell sich wiederholende Anregungen und damit Sättigungseffekt,
4. Maximale Dephasierung bei langer Echozeit (TE) oder Turbulenzen.

Gegenüber der „einfachen" MR-Bildgebung liegt der Vorteil der MR-Angiographie in der konstant geringen Signalintensität der Umgebungsstrukturen (hoher Kontrast) und in der Aufhebung des Schichtprinzips. Damit müssen Gefäße, die nicht in der Schichtebene verlaufen, vom Betrachter nicht durch das gesamte Volumen schichtweise verfolgt werden. Der Gefäßbaum des untersuchten Gefäßabschnitts wird als Gefäßskulptur auf eine Betrachtungsebene projiziert und kann bei entsprechender Auslegung der Software aus unterschiedlichen Richtungen betrachtet werden. Hierin liegt auch ein grundsätzlicher Vorteil gegenüber der DSA und Blattfilmangiographie, bei denen unterschiedliche Projektionen jeweils getrennt untersucht werden müssen.

Methodik

MRA

Wir verwendeten zur zerebralen Angiographie eine GE-Sequenz mit dreidimensionaler Volumenmessung und Flußrephasierung in Richtung des schichtfestlegenden und frequenzkodierenden Gradienten für laminare Strömungen. Hierbei werden die zerebralen Blutgefäße durch Einstrom ungesättigten Bluts und Rephasierungen signalreich abgebildet:

- Magnetfeldstärke 1,5 oder 2,0 T (Magnetom, Siemens),
- linear oder zirkulär polarisierte Kopfspule, welche als Sende- und Empfangsspule dient,
- Sequenz FISP („fast imaging with steady precessing") 3-D-axial, TR = 50 ms, TE = 7 ms, Flipwinkel 20°, Volumendicke 32–48 mm, unterteilt in 32 Partitionen, oder
  TR = 40 ms, TE = 7 ms, Flipwinkel 15°, Volumendicke 64–96 mm, unterteilt in 64 Partitionen,
- eine Akquisition, 256er Matrix,
- Gesichtsfeld 20 oder 24 cm,
- maximale Gradientenstärke 10 mT/m,
- minimale Gradientenaufbauzeit 1 ms,
- Meßzeitdauer < 10 min.

i.a.-DSA

- 5-Charr-Katheter transfemoral und selektive Katheterisierung der A. carotis communis rechts und links,
- manuelle Injektion von 5–8 ml Iopamidol 350, zu 50% verdünnt mit physiologischer Kochsalzlösung heparinisiert (10 IE/ml),
- mindestens seitliche und halbaxiale Projektion,
- Matrix 512 · 512.

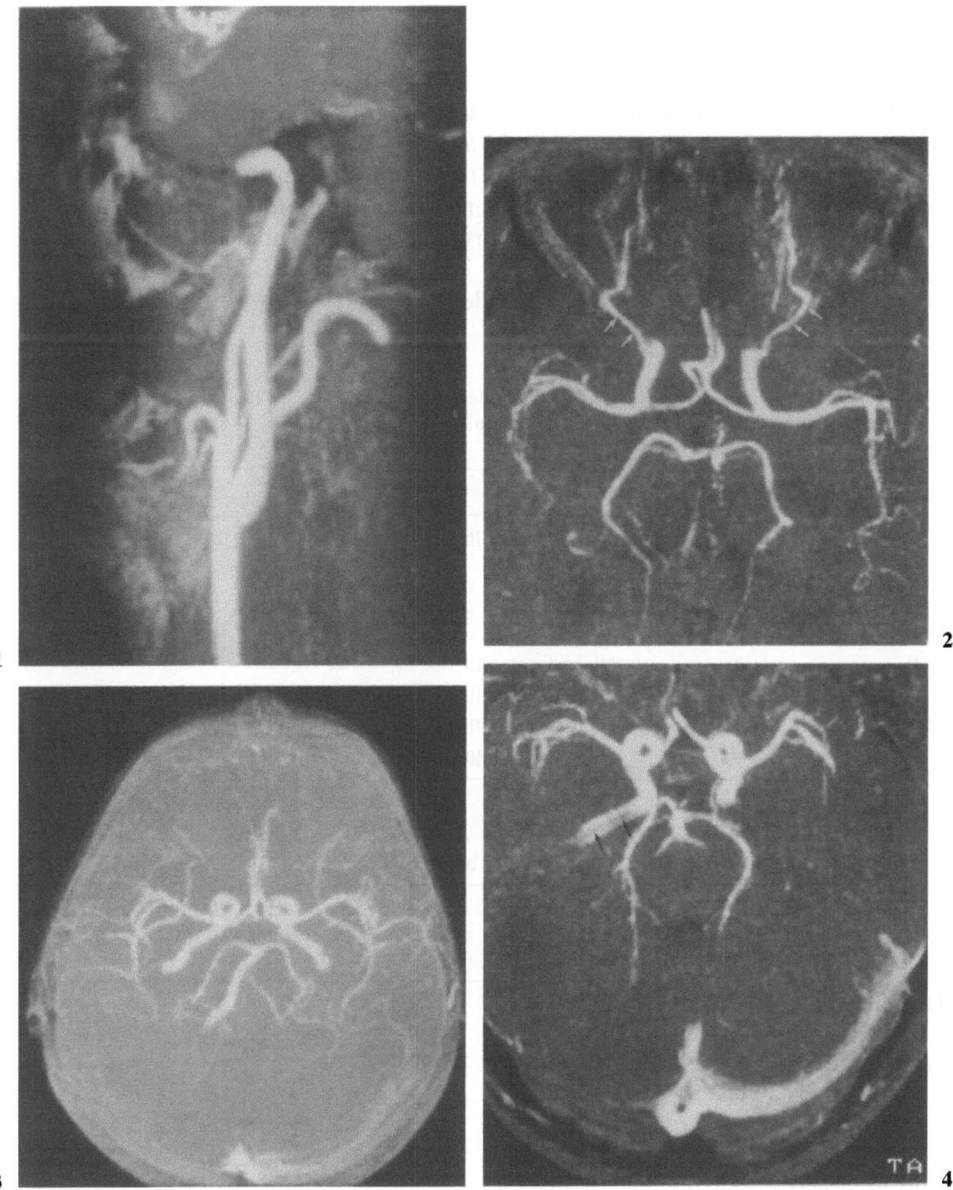

Abb. 1. Normales MR-Angiogramm der Karotisgabel. (MIP = O, FL = 30, TR = 0,08 ms, TE = 7 ms)

Abb. 2. 62jähriger Patient. Normales MR-Angiogramm der basalen Hirnarterien mit Darstellung der Arteria ophthalmica bds *(Pfeile)*. (Fi = 20, TR = 0,05 ms, TE = 7 ms)

Abb. 3. Normalbefund der basalen Hirnarterien im MR-Angiogramm bei einem 8jährigen Kind. (Fi = 15, TR = 0,04 ms, TE = 7 ms)

Abb. 4. Normales MR-Angiogramm; Signalverluste zentral in der rechten A. carotis interna *(Pfeile)*. (Fi = 7, TR = 0,05 ms, TE = 7 ms)

Ergebnisse

Zunächst wurde die Bildqualität der MR-Angiographie extra- und intrazerebral überprüft. Bei 22 Freiwilligen wurde in 8 Fällen ein koronares MR-Angiogramm der extrazerebralen Karotisabschnitte (Abb. 1) (3mal mit A. vertebralis) und in 14 Fällen ein transversales MR-Angiogramm der basalen Hirnarterien angefertigt (Abb. 2–4). Die Bewertung der Angiogramme erfolgte nach folgendem Schema:

Ausgehend vom „Goldstandard" der i.a.-DSA, deren Bildqualität mit +++ (sehr gut) bewertet wurde, führten folgende Faktoren zur Abwertung um jeweils ein

Tabelle 1. Bildqualität der MR-Angiographie der Aa. carotis communis und interna (extrazerebral) und der A. vertebralis nach MRA-Score

Patient	A. carotis	A. vertebralis
T. Z.	++	Nicht dargestellt
A. B.	+++	++
B. K.	++	++
B. Z.	++	+
N. B.	++	Nicht dargestellt
B. M.	+	Nicht dargestellt
M. H.	++	Nicht dargestellt
M. E.	++	Nicht dargestellt

Tabelle 2. Bildqualität der MR-Angiographie der basalen Hirnarterien (Normalbefunde)

Patient	Alter [Jahre]	Ge-schlecht	A. cerebri anterior (AI)	A. cerebri media (MI)	A. cerebri posterior	Basilaris-spitze	A. carotis interna intradural
H. P.	2	M	++	++	++	++	++
E. L.	28	W	+	+	+	+	+
D. A.	35	M	++	++	++	+	+
B. T.[a]	23	M	+	+	+	+	+
S. C.	60	M	+	+	++	++	++
S. P.	17	W	++	++	+	++	+
Z. B.	46	W	++	++	+	++	++
W. C.	40	M	++	++	++	+	++
G. W.	47	M	++	++	++	++	+
M. D.	77	M	++	++	++	+	+
W. W.	73	M	+	++	+	+	+
M. K.	62	M	+	+	+	+	++
R. R.	44	M	+	+	+	++	+
T. L.	58	W	++	++	+	+	++

[a] Bewegungsartefakte

+: Irregularitäten der Gefäßkonturen, Signalauslöschungen (Abb. 4) und ein unzureichender Kontrast zur Umgebung. Bei den Karotis- und Vertebralisangiogrammen wurde ein mittlerer Score von 2,0 bzw. 1,66 erreicht (Tabelle 1). Bei der Darstellung der basalen Hirnarterien ergaben sich für unterschiedliche Arterienabschnitte unterschiedliche Bewertungen, wobei die A. cerebri media and anterior, die A. cerebri posterior, die Basilarisspitze und die intradurale A. carotis interna ausgewertet wurden. Die Ergebnisse sind in Tabelle 2 zusammengefaßt. Das Mittel aller bewerteten Arterien ergab einen Score von 1,5.

Insgesamt zeigt sich, daß die MR-Angiographie mit der beschriebenen Technik zwar eine in der Regel gute Darstellung der extra- und intrazerebralen Hirnarterien erlaubt, ohne allerdings derzeit die Qualität der i.a.-DSA oder konventionellen Angiographie zu erreichen. Einschränkend muß auch festgehalten werden, daß es nicht gelingt, sowohl die extra- als auch intrazerebralen Hirnarterien in einer Messung zu untersuchen. Interessant ist, daß mittels MR-Angiographie auch peripherere Arte-

Tabelle 3. Vergleich der Bildqualität der MR-Angiographie mit der i.a.-DSA bei pathologischen Befunden an den basalen Hirnarterien

Patient	Alter [Jahre]	Geschlecht	Pathologie	Darstellbarkeit (MRA)	Angiographie (i.a.-DSA)	Bemerkungen
S.T.	13	M	Aneurysma A. cerebri posterior	+	+++	Signalverluste innerhalb des Aneurysmas
M.Z.	35	W	Morbus Moya-Moya	+	+++	Stenosen imponieren wie Verschluß, aber Gefäßkontrastierung weiter peripher noch sichtbar. Kollateralgefäße nicht abgrenzbar
B.W.	59	M	Aneurysma A. cerebri media	+	++	Signalverluste innerhalb des Aneurysmas
K.I.	1	W	Verschluß A. cerebri media	+	+++	
K.J.	57	W	Aneurysma A. communis anterior	++	+++	
M.E.	62	M	Große AVM	+	+++	Signalverluste in einigen Arterien, Meßvolumen mit 96 mm sehr dick
N.B.	55	M	Aneurysma A. cerebri media	++	+++	Signalverluste zentral im Aneurysma und zentral im Karotissiphon

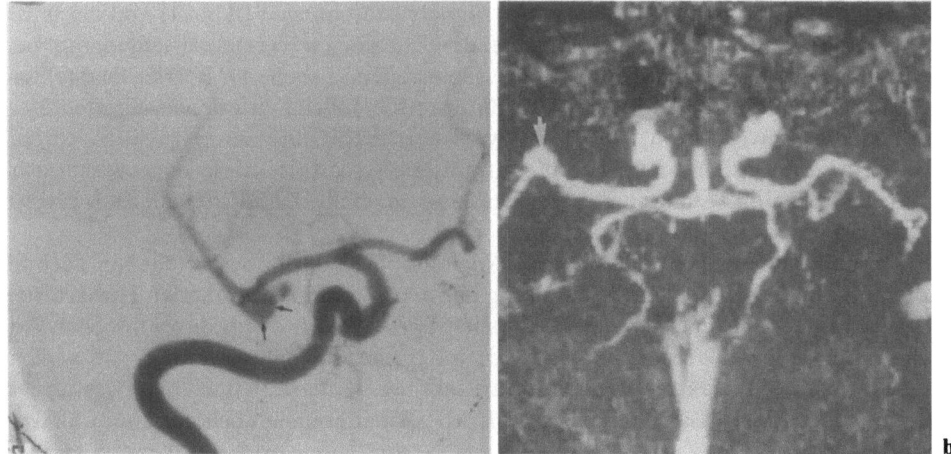

Abb. 5a, b. 55jähriger Patient. **a** i.a.-DSA eines Aneurysmas an der Mediateilungsstelle rechts *(Pfeile).* **b** MR-Angiogramm des Aneurysmas. (Fi = 20, TR = 0,05 ms, TE = 7 ms)

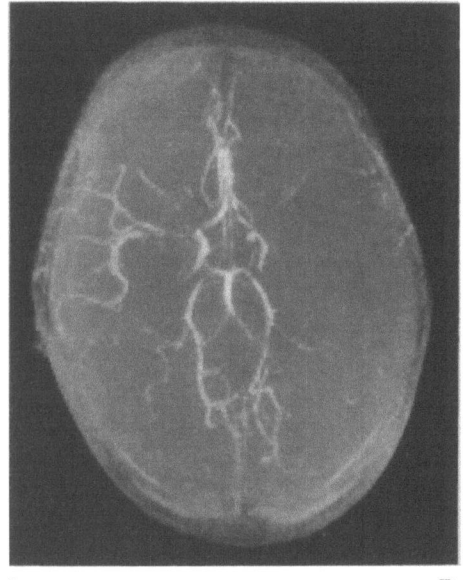

Abb. 6. Verschluß der A. cerebri media rechts bei infizierter Arachnoidalzyste, einjähriges Kind. (Fi = 15, TR = 0,04 ms, TE = 7 ms)

L   **R**

rienabschnitte bis in den Bereich der Segmentarterien identifiziert werden können. Wenn auch aufgrund der geringeren räumlichen Auflösung des Verfahrens im Vergleich zur Angiographie hier Kaliberunregelmäßigkeiten nicht sicher identifiziert werden können, so ist doch mit der MR-Angiographie die Unterscheidung zwischen einer offenen und einer verschlossenen Segmentarterie möglich.

In Tabelle 3 wurden pathologische Befunde der MR-Angiographie retrospektiv mit einer zusätzlich vorliegenden i.a.-DSA verglichen und die Darstellung der Pa-

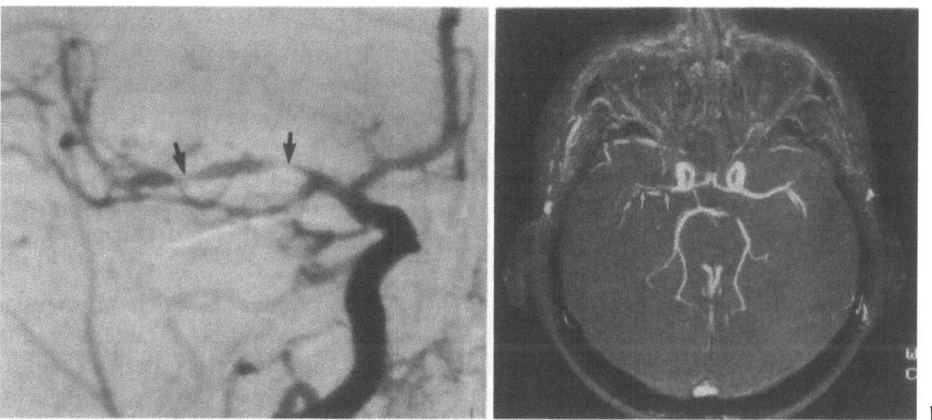

a   b

Abb. 7a, b. 70jährige Patientin. **a** i.a.-DSA einer Tandemstenose der rechten A. cerebri media
(Pfeile). **b** MR-Angiogramm der Stenose. (Fi = 20, TR = 0,05 ms, TE = 7 ms)

thologie nach den oben genannten Kriterien graduiert. Die Pathologien wurden
zwar jeweils erkannt, ihre Darstellung ist im Querschnitt allerdings schlechter als bei
den MR-Angiogrammen normaler Blutgefäße (Score-Differenz: 0,3). So fanden sich
innerhalb der AVM und der Aneurysmen Signalverluste (Abb. 5b) und die feinen
Kollateralgefäße beim Morbus Moya-Moya wurden nicht erkannt. Signalverluste sahen wir infolge von Sättigungseffekten auch bei zu großem untersuchten Volumen
kranial. Ein Fall hochgradiger Mediastenosen (Abb. 7) führte lokal zur vollständigen
Signalauslöschung, so daß nicht zwischen Stenose und Verschluß unterschieden werden konnte. Die positive Darstellung der nachgeschalteten Hirnabschnitte sprach
zwar für eine Stenose, sie kann allerdings auch über kollaterale Versorgung entstehen. Das vollständige Fehlen eines gesamten Gefäßgebiets sichert einen Verschluß
(Abb. 6). Hier ist die begleitende Auswertung der Schichtbilder erforderlich, um einen etwaigen Infarkt zu sichern.

Diskussion

Die MRA führt zu einer guten Darstellbarkeit der extrazerebralen und basalen intrazerebralen Hirnarterien, ohne dabei hinsichtlich Konturschärfe und Detailgenauig-
keit den „Goldstandard" der i.a.-DSA oder Blattfilmangiographie zu erreichen. Wie
unsere Untersuchungen an Freiwilligen zeigen konnten, gelingt inzwischen eine Darstellung bis hin zu den Segmentarterien (Abb. 3), wobei allerdings aufgrund der grö-
beren Meßmatrix die MR-Angiographie hier lediglich eine Unterscheidung zwischen
durchblutetem und verschlossenem Gefäß erlaubt.

Die Qualität der MR-Angiogramme hängt von mehrerern Faktoren ab. Technisch entschieden wir uns für eine signalreiche Arteriendarstellung bei axialer Volumenmessung. Sie führt an den basalen Hirnarterien zu einem guten Kontrast zum
Hirngewebe und dem nicht weit entfernten signalarmen Schädelknochen und benö-

tigt keine EKG-Triggerung und keine Subtraktionsmaske. Wegen der Knochennähe scheint eine signalarme Arteriendarstellung an der Hirnbasis nicht sinnvoll zu sein, in anderen Gefäßen wie an der A. carotis communis wurde sie MR-angiographisch schon erfolgreich angewandt [3], dabei erwies sich die fehlende Überschätzung einer Stenose als Vorteil. Theoretisch könnte bei einer signalarmen Arteriendarstellung ein verkalkter Plaque übersehen werden, die Relevanz dieser Möglichkeit wurde noch nicht im Detail evaluiert. Im Gegensatz hierzu besteht bei der signalreichen Arteriendarstellung die Gefahr der Fehlinterpretation eines signalreichen Thrombus oder von Fett als langsam fließendes Blut.

Wir verwendeten die sog. „Time-of-flight"-Angiographie, bei welcher durch das Einfließen ungesättigter Protonen und Flußrephasierung mittels Gradienten eine sehr signalreiche Gefäßdarstellung entsteht und eine Subtraktion vor der Nachverarbeitung (Maximalintensitätsprojektion, MIP) nicht notwendig ist. Eine axiale Schichtführung hat sich gegenüber der sagittalen und koronaren an den intrakraniellen Hirnarterien als vorteilhaft erwiesen, die Sättigung des Bluts ist geringer und eine verminderte Schichtanzahl verringert die Meßzeit [7]. Bei der Darstellung der Karotiden und Vertebralarterien ist die koronare Schichtführung zu empfehlen. Eine Phasenkontrastangiographie mit dephasierter und rephasierter Lumendarstellung und anschließender Subtraktion ist insbesondere für kurze Gefäßabschnitte wie die basalen Hirnarterien erheblich zeitaufwendiger.

Unsere Ergebnisse zeigten dann schlechtere Gefäßdarstellungen, wenn das Untersuchungsvolumen zu groß gewählt wurde, wodurch es zu Signalverlust in den am weitesten kranial liegenden Schichten kommt. Dies kann mit einer zunehmenden Sättigung des einfließenden Bluts erklärt werden und ist bei kleinen Untersuchungsvolumina für schnell fließendes arterielles Blut weniger ausgeprägt. Die beste Bildqualität fand sich bei der minimalen effektiven Schichtdicke von 1 mm und einem Volumen von 32 mm Dicke. Für die MR-Angiographie größerer Hirnareale favorisieren wir die Messung des Gesamtvolumens in Form mehrerer überlappender Einzelvolumina, welche die Bildqualität deutlich verbessern [6]. Der Zeitaufwand erhöht sich allerdings proportional zur Anzahl der Volumina.

Eine intravenöse Gadolinium-DTPA-Gabe wurde nicht durchgeführt; nach Marchall et al. [4] führt dies nur zu einer leicht verbesserten Venendarstellung, aber unveränderter Arterienkontrastierung. Die verwendete Angiographiesequenz ermöglicht eine Flußrephasierung in der frequenzkodierten und schichtfestlegenden Richtung aller Spins mit konstanter Geschwindigkeit, eine zusätzliche Rephasierung in der phasenkodierten Richtung bringt der Literatur nach nur eine minimale zusätzliche Signalverbesserung [7].

Eine Gradientenrephasierung von Spins mit inkonstanter Geschwindigkeit (Turbulenz und Flußbeschleunigung) wurde nicht durchgeführt, die zusätzlichen Gradientenschaltungen lassen nur eine spätere Echozeit zu und führen damit zu stärkeren Suszeptibilitätsartefakten. Signalverluste durch Turbulenzen sahen wir insbesondere im Bereich des Karotissiphons und im Lumen größerer Aneurysmen. In der Literatur wird zusätzlich über poststenotische Signalverluste und damit Stenoseüberschätzungen berichtet [2, 5, 6]. Dies zeigte sich auch bei einem Patienten mit hochgradiger Mediastenose, wobei die Stenose lokal wie ein Verschluß imponierte (Abb. 7), ein weiter peripher sichtbarer Blutfluß ohne eindeutige Kollateralen machte allerdings eine Stenose wahrscheinlich. Die schwer zu kompensierenden Blutturbulenzen bleiben weiterhin eine mögliche Ursache für Fehlinterpretationen. Immerhin ist aufgrund der hohen Sensitivität der MRI für turbulenten Blutfluß bei einer durchgehenden Darstellung der intrazerebralen Hirnarterien hier eine haemodynamisch signifikante Stenose unwahrscheinlich, so daß in Zukunft zu überprüfen sein wird, ob die MRI für die basalen Hirnarterien nicht eine ideale Ergänzung zur Doppler- und Duplexsonographie der Halsgefäße darstellt. So könnte evtl. bei unauffälligem MR-Angiogramm auf die weitere angiographische Abklärung verzichtet werden und diese auf die Fälle mit pathologischem MR-Angiogramm beschränkt werden. Die Bedeutung des Verfahrens an den Karotiden wird eindeutig durch die zunehmende Etablierung der farbkodierten Duplexsonographie eingeschränkt.

Die Konturschärfe der MR-Angiographie war derjenigen der Blattfilmangiographie und der i.a.-DSA unterlegen, die hohe Anforderung an die Patientenkooperation zeigte sich in vereinzelt aufgetretenen Bewegungsartefakten. Die MR-Angiographie größerer Gefäßareale mit einer Volumendicke über 20 cm verlangt z. Z. noch einen großen Zeitaufwand oder hat eine schlechte Bildqualität; die basalen Hirnarterien sind jedoch wegen ihrer engen Lagebeziehung in einem kleinen Volumen gut untersuchbar. Als Vorteil der MRA erweist sich die völlig fehlende Invasivität und damit ein fehlendes Risiko durch Punktion, Katheterisierung oder Kontrastmittelanwendung.

Ein weiterer Vorteil ist die Tatsache, daß multiple Projektionen in jeder Richtung des Raums berechnet werden können, eine Pathologie wird hierdurch seltener verdeckt als auf den wenigen Projektionen der Angiographie.

Zusammenfassung

Die MRA befindet sich in der Erprobung und Entwicklung. Sie erreicht bis jetzt nicht die Qualität der Blattfilmangiographie oder der DSA hinsichtlich Auflösung und Detailerkennbarkeit und kann diese somit nicht vollständig ersetzen. Bei speziellen Fragestellungen wird sich die MRA aber als Methode der Wahl wahrscheinlich durchsetzen, insbesondere, da sie relativ rasch durchführbar ist (Meßzeit < 10 min) und deshalb gut mit einer „regulären" MR-Schichtbilduntersuchung kombiniert werden kann. Zudem sind die Befunde gut reproduzierbar.

Mögliche Indikationen sehen wir insbesondere dann, wenn Aussagen zur Gefäßpathologie möglichst nicht invasiv erbracht werden sollen; eine Kontrastmittelallergie oder das Patientenalter können hierfür ein Grund sein. Auch die Verlaufskontrollen nach einer Therapie, so nach Radiotherapie einer arteriovenösen Mißbildung oder nach Dilatation einer Stenose könnten Indikationen zur MRA darstellen. Inwieweit die MR-Angiographie der basalen intrakraniellen Hirnarterien in der präoperativen Abklärung vor Karotisdesobliteration oder EC-IC-Bypass die Angiographie verdrängen kann, bleibt zunächst noch abzuwarten. Die hohe Empfindlichkeit des Verfahrens gegenüber Turbulenzen läßt allerdings annehmen, daß hämodynamisch signifikante Gefäßstenosen am sonographisch nicht einsehbaren Karotissiphon und an den sonographisch nur eingeschränkt beurteilbaren basalen Hirnarterien MR-angiographisch nur selten übersehen werden. Entsprechend könnte die

MR-Angiographie im Falle eines unauffälligen Befunds eine konventionelle Angiographie vermeiden, während bei positivem Befund sicher auch in Zukunft eine angiographische Abklärung erforderlich ist. Insgesamt würde damit die MRA eine sinnvolle Ergänzungsuntersuchung zur Doppler- bzw. Duplexsonographie der Halsarterien darstellen.

Die MRA der basalen Hirnarterien sollte stets zusammen mit der MRT des Gehirns erfolgen, weil hiermit die Auswirkungen einer Gefäßpathologie (Blutung oder Ischämie) auf das Hirngewebe erfaßt werden. In der vorliegenden Studie konnte die Beurteilbarkeit der basalen Hirnarterien bei normalen und pathologischen Befunden gezeigt werden, wobei das Vorhandensein einer Pathologie bei allen Patienten (7 von 7) erkannt wurde. Eine grundsätzliche Limitation der MRA liegt allerdings in ihrer räumlichen Auflösung begründet, was insbesondere bei kleinen Aneurysmen ($< 1,0$ cm) von Belang sein wird. Weiterhin führen Turbulenzen und Sättigungseffekte zu Einschränkungen der Bildqualität, und zukünftige Studien werden die Spezifität der MRA zeigen müssen. In jedem Fall bereichert die Magnetresonanzangiographie unsere diagnostischen Möglichkeiten.

Danksagung. Wir danken Herrn A. Rudin für seine exzellente technische Hilfe bei der Durchführung der Magnetresonanzangiographien und Frau J. Lehmann für die Erstellung des Manuskripts.

Literatur

1. Alfidi RJ et al (1982) Preliminary experimental results in humans and animals with a superconducting whole-body nuclear magnetic resonancescanner. Radiology 143:175–181
2. Alfidi RJ et al (1987) MR angiography of peripheral, carotid and coronary arteries. AJR 149: 1097–1109
3. Edelman RR et al (1990) Extracranial carotid arteries: evaluation with "black blood" MR angiography. Radiology 177:45–50
4. Marchal G et al (1990) Intracranial vascular lesions: optimization and clinical evaluation of three-dimensional time-of-flight MR angiography. Radiology 175:443–448
5. Masaryk TJ et al (1989) Three-dimensional (volume) gradient-echo imaging of the carotid bifurcatin: preliminary clinical experience. Radiology 171:801–806
6. Peters PE et al (1990) Magnetresonanzangiographie der hirnversorgenden Arterien. ROFO 152: 528–533
7. Ruggieri PM et al (1989) Intracranial circulation: pulse-sequence considerations in three-dimensional (volume) MR angiography. Radiology 171:785–791

MR-Angiographie
der Becken- und Oberschenkelarterien

M. Koch, S. E. Maier, C. von Weymarn, A. Bollinger und G. K. von Schulthess

Die Magnetresonanztomographie (MRT) konnte bei der Darstellung von Gefäßen rasch ihre Überlegenheit gegenüber der Computertomographie zeigen [3]. Mit der Entwicklung zweidimensionaler (2D) und dreidimensionaler (3D) Gradienten-Echo-(GE-)Pulssequenzen wurde die Basis für die Magnetresonanzangiographie (MRA) geschaffen. In der MRA werden die Eigenschaften des fließenden Bluts zur Gefäßdarstellung genutzt, so daß weder Kontrastmittel (KM) noch ionisierende Strahlung angewendet werden müssen [9].

Flußkompensierte GE-Sequenzen sind zur Darstellung der Gefäße besonders geeignet. Das fließende Blut erscheint dabei auf den Bildern signalreich („hell") im Gegensatz zum signalarmen („dunklen") stationären Gewebe [5].

Darstellung der Gefäßmorphologie

Patienten und Methoden

Unsere Erfahrungen basieren derzeit auf der Untersuchung von 23 Patienten (5 Frauen, 18 Männer) im Alter von 52–75 Jahren mit arterieller Verschlußkrankheit der Iliakal- und Femoralarterien im Stadium II und III nach Fontaine. Bei 16 Patienten lagen Gefäßveränderungen am Oberschenkel vor und in 7 Fällen im Beckenbereich. Alle Patienten waren zur perkutanen transluminalen Angioplastie (PTA) vorgesehen und konnten vor und nach PTA untersucht werden. Zur Datenakquisition kam die Methode der Inflow-Angiographie zur Anwendung [3]. Diese Technik beruht auf dem sog. „Schichteintrittsphänomen" („entry slice effect") frischer, ungesättigter Spins in das Untersuchungsvolumen [8]. Bei der Inflow-Angiographie können zunächst mehrere Schichten senkrecht zur Blutflußrichtung aufgenommen und anschließend 3-D-rekonstruiert werden. Durch Anwendung selektiver Vorsättigungspulse entsprechend der Flußrichtung des Bluts ist eine überlagerungsfreie Darstellung der arteriellen Gefäße möglich (Abb. 1).

Die Untersuchungen erfolgten an einem 1,5-T-System (Gyroscan S15, Philips). Anhand eines koronaren Übersichtsbilds konnten 46 sich überlappende Schichten entsprechend der Untersuchungsregion plaziert werden (Abb. 2). Die Untersuchungsparameter umfaßten eine Repetitionszeit (TR = 55 ms), eine Echozeit (TE = 16 ms), einen Auslenkwinkel von 60°, Schichtdicken von 5–6 mm und Schichtfaktoren von

Friedmann/Gross-Fengels/Neufang (Hrsg.)
Stent-Implantationen und vaskuläre MR-Diagnostik
© Springer-Verlag Berlin Heidelberg 1991

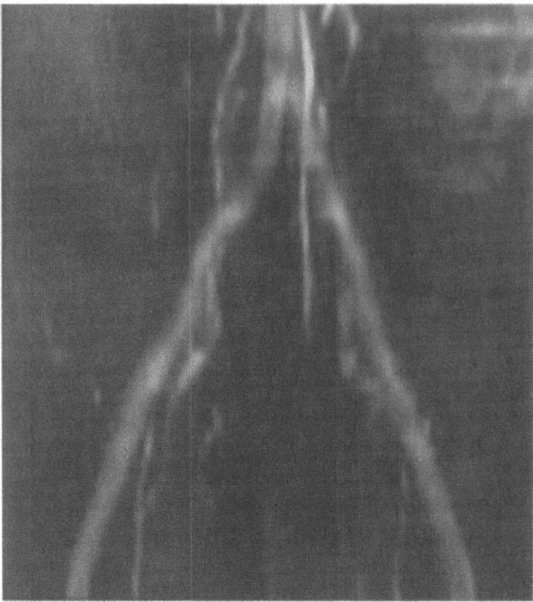

Abb. 1. Inflow-Angiographie eines gesunden Probanden mit 3-D-Darstellung der Iliakalarterien bei Unterdrückung des venösen Flußsignals durch distale Vorsättigung

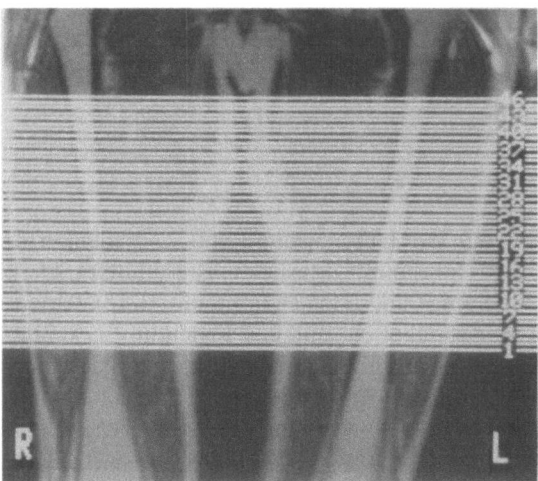

Abb. 2. Koronares Übersichtsbild der Oberschenkel mit Positionierung des Schichtpakets entsprechend der MR-angiographischen Untersuchungsregion

0,7–0,9; Flußkompensation 1. Ordnung und distale Vorsättigung. Bei einem Gesichtsfeld von 300–350 mm und einer Matrixgröße von 256 · 256 Bildpunkten resultierte eine örtliche Auflösung von 1–2 mm.

Die Gefäßmorphologie im MR-Angiogramm wurde mit den konventionellen Angiogrammen als „Goldstandard" verglichen. In Abb. 3a konnte im MR-Angiogramm einer 52jährigen Patientin ein subakuter Verschluß der A. femoralis superficialis sinistra über eine Distanz von ca. 6 cm dargestellt werden. Die Verschluß-

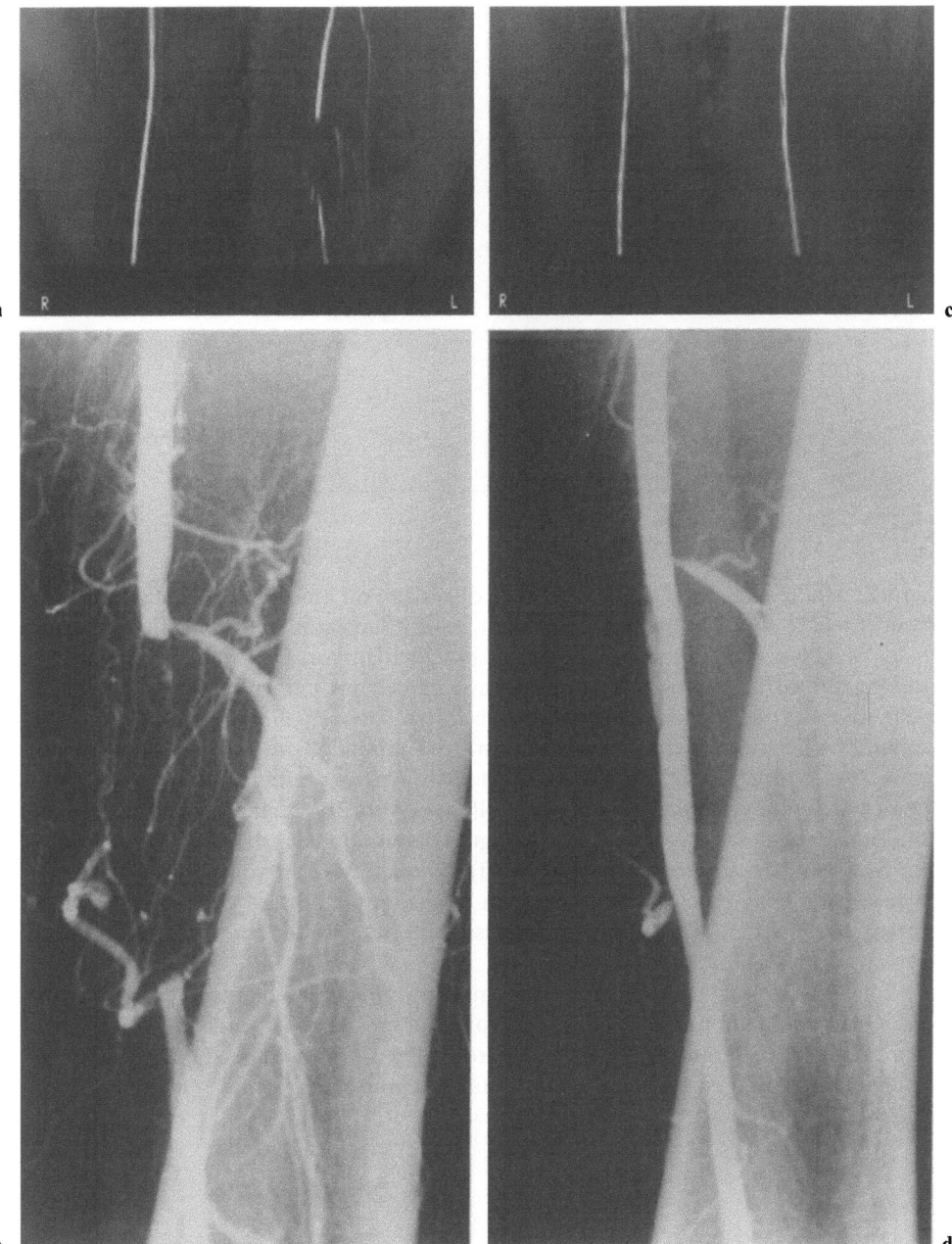

Abb. 3a–d. 52jährige Patientin mit arterieller Verschlußkrankheit im Oberschenkelbereich im Stadium IIb nach Fontaine mit subakutem Verschluß der A. femoralis superficialis sinistra über eine Distanz von ca. 6 cm. Es kommen sowohl die betroffene linke als auch die kontralaterale gesunde Seite zur Darstellung. **a** MRA vor PTA, **b** konventionelle Angiographie vor PTA, **c** MRA nach PTA, **d** konventionelle Angiographie nach PTA

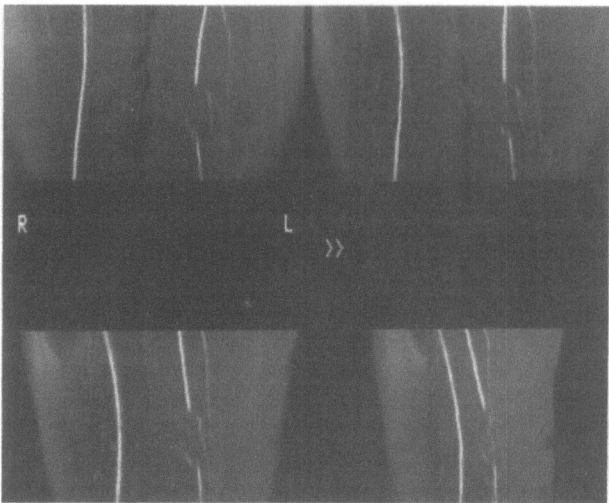

Abb. 4. Unterschiedliche Projektionen eines 3-D-rekonstruierten MR-Angiogramms der in Abb. 3 vorgestellten Patientin

strecke stellte sich als signalloses Areal dar, das von einzelnen Kollateralen über-brückt wurde. Die Vergleichsmöglichkeit zur mitdargestellten gesunden kontralate-ralen Seite hob den linksseitigen Befund zusätzlich hervor. Das unmittelbar vor PTA durchgeführte konventionelle Angiogramm zeigte das entsprechende morphologi-sche Korrelat des Verschlußprozesses (Abb. 3b). Aus dem Gefäß wurden auf perku-tanem Weg Thrombenfragmente entfernt und anschließend eine PTA vorgenom-men. Das posttherapeutisch durchgeführte MR-Angiogramm (Abb. 3c) und die ent-sprechende konventionelle Gefäßdarstellung (Abb. 3d) zeigten übereinstimmend die Behebung des Verschlusses und belegten damit den PTA-Erfolg. Sowohl mittels konventioneller Angiographie (Abb. 3d) als auch MR-angiographisch (Abb. 3c) wurde nach PTA eine Doppelkontur am medialen Gefäßrand der linken Femoral-arterie beschrieben, die auf eine Intimaläsion im Bereich der ehemaligen Verschluß-region zurückzuführen war.

Die 3-D-Rekonstruktion der MR-Angiogramme ermöglichte die Betrachtung der Gefäßbäume in unterschiedlichen Projektionen (Abb. 4), so daß die im konven-tionellen Angiogramm gelegentlich auftretenden Beurteilungsschwierigkeiten auf-grund von Überlagerungen einzelner Gefäßabschnitte ausgeschlossen werden konn-ten [4].

Ergebnisse

Die PTA verlief bis auf 3 therapieresistente Fälle erfolgreich. Ein Patient mit erneut aufgetretenem linksseitigen Femoralisverschluß (Abb. 5a) wurde erfolgreich mit ei-nem autologen femoropoplitealen Venenbypass versorgt, der in Abb. 5b in seiner gesamten Länge dargestellt werden konnte.

Die arteriellen Läsionen wurden anhand unterschiedlicher Kriterien wie Lokali-sation, Anzahl, Länge und Stenosegrad beurteilt und mit den konventionellen An-

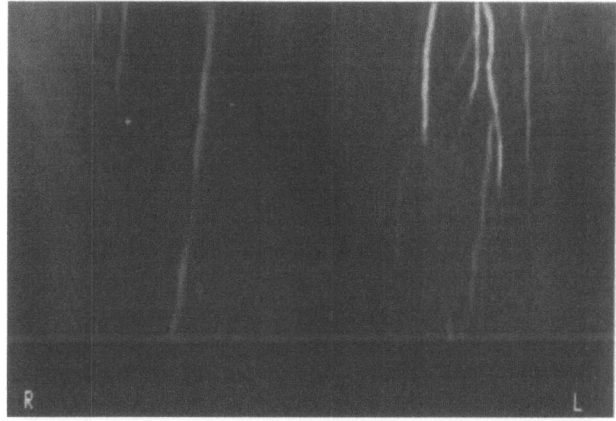

a

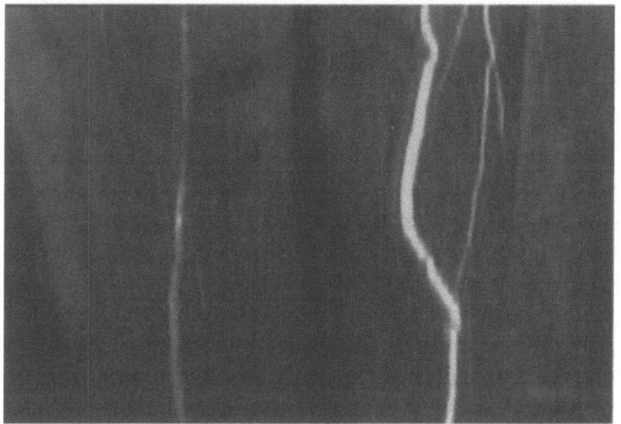

b

Abb. 5a, b. 68jähriger Patient mit arterieller Verschlußkrankheit der Beine (Stadium IIb nach Fontaine). **a** Mit Re-Verschluß der linken Femoralarterie nach PTA. **b** Nach Anlage eines femoropopliteralen Venenbypasses

giogrammen verglichen. Bezüglich des örtlichen Auflösungsvermögens und der Detailerkennbarkeit war die konventionelle Angiographie der MRA überlegen. Da jedoch die Gefäßdarstellung in der MRA nicht wie auf konventionellem Wege von einem kohärenten KM-Bolus abhängig war, gelang hier häufiger eine kontrastreiche Darstellung der Gefäße. Kollateralkreisläufe und die in 4 Fällen nach PTA konventionell beobachteten Intimaläsionen wurden im MR-Angiogramm korrekt nachgewiesen.

Im Vergleich mit der KM-Angiographie traten MR-angiographisch keine falschnegativen Befunde auf. Lokalisation und Anzahl der Läsionen konnten bei allen Patienten richtig eingeordnet werden. Stenoselänge und Stenosegrad wurden bei bis zu 80%igen Stenosen korrekt bestimmt. Kurze (≤ 1 cm) und hochgradige ($>80\%$ Durchmesserreduktion) Stenosen hatten in Übereinstimmung mit den Resultaten von Cramer et al. [1] flußbedingt das Erscheinungsbild von Verschlüssen im MR-Angiogramm. Diese falsch-positiven Verschlußdiagnosen traten lediglich bei einem filiformen Restlumen von weniger als 1 mm Durchmesser auf und hatten hier therapeutisch keinerlei Konsequenz, da funktionell ohnehin ein Verschluß vorlag.

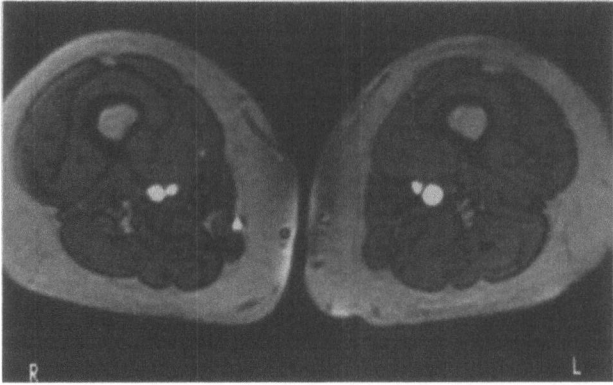

Abb. 6. Axiale Schnittebene durch beide Oberschenkel in Höhe des Adduktorenkanals in FLAG-Technik zur Flußquantifizierung im Bereich der A. femoralis superficialis der betroffenen Seite und kontralateral

Quantitative Blutflußmessungen

Zusätzlich zur Gefäßmorphologie wurden bei den Patienten quantitative Blutflußwerte bestimmt.

Die MRT hat sich in letzter Zeit als neues, alternatives Verfahren zur nichtinvasiven Quantifizierung des Blutflusses beim Menschen erwiesen [7]. Unsere Untersuchungen basierten auf dem Prinzip der flußinduzierten Phasenverschiebung [4, 7]. In je einer axialen Ebene (Abb. 6) proximal und distal der Stenose bzw. des Verschlusses konnten mit einer flußsensitiven GE-(= „flow adjusted gradient")Sequenz die quantitativen Flußwerte im Mehrphasenverfahren bei EKG-Triggerung ermittelt werden. Aus diesen Daten wurden die Flußgeschwindigkeiten und Flußraten im zeitlichen Verlauf vor und nach PTA sowohl auf der behandelten Seite als auch (zu Vergleichszwecken) in gleichen Schnitthöhen kontralateral berechnet. Die Berechnungen erfolgten mittels eines speziell zur Flußquantifizierung entwickelten Computerprogramms [6, 7].

Die in Abb. 7a, b dargestellten Kurven veranschaulichen anhand eines Beispiels das Verhalten der mittleren Blutflußgeschwindigkeiten über den Herzzyklus und der Flußraten vor und nach PTA. Die Werte wurden an einem 68jährigen Patienten mit arteriosklerotisch bedingter hochgradiger Stenose der linken Femoralarterie prästenotisch (Abb. 7a) und im Seitenvergleich (Abb. 7b) gemessen. Auf der erkrankten linken Seite wies die mittlere Flußgeschwindigkeit vor PTA ein Maximum von 0,1 m/s auf. Nach PTA normalisierten sich die Geschwindigkeitswerte auf maximal 0,3 m/s (Abb. 7a). Die im Diagramm angegebene Flußrate steigerte sich von 1,1 ml/s (vor PTA) auf einen posttherapeutischen Wert von 5,9 ml/s und erreichte sogar höhere Werte als auf der nichtbehandelten rechten Seite in identischer Schnitthöhe ermittelt werden konnten (Abb. 7b). Trotz Normalisierung von mittlerer Flußgeschwindigkeit und Flußrate im Bereich der A. femoralis superficialis sinistra wurde die in Abb. 7b dargestellte regelrechte Pulsatilität der gesunden rechten Femoralarterie auf der behandelten linken Seite nicht erreicht.

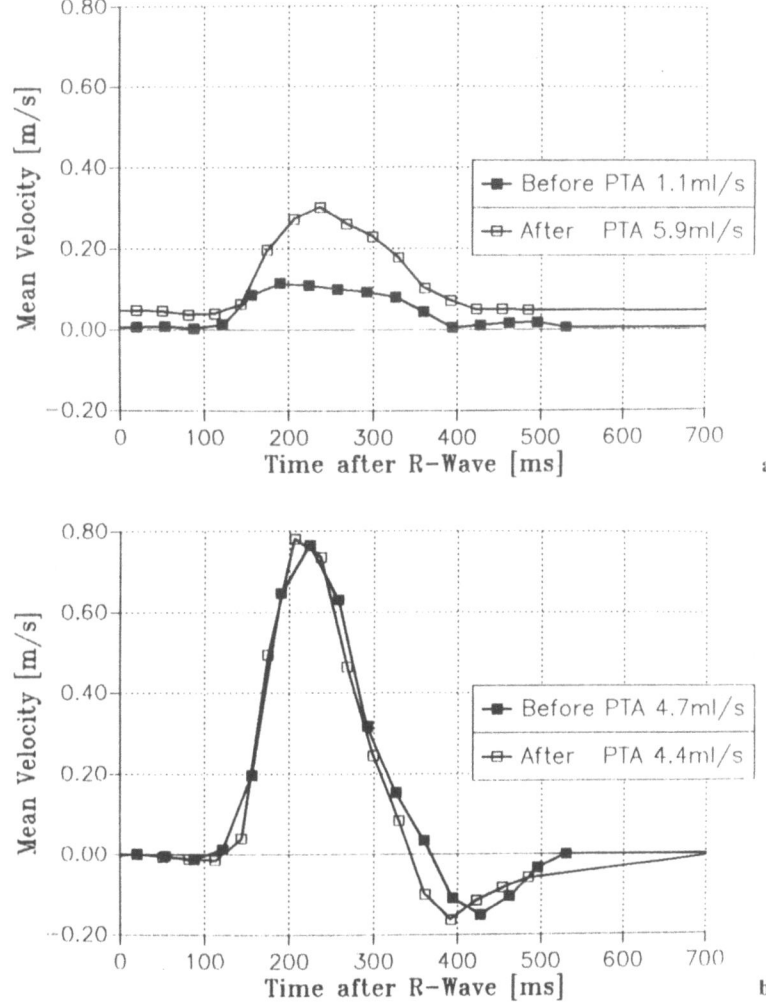

Abb. 7a, b. Beispiel für das Verhalten der mittleren Blutflußgeschwindigkeiten über den Herzzyklus und der Flußraten (Einschub rechts im Diagramm) vor und nach PTA einer hochgradigen Stenose der linken Femoralarterie. **a** Kurvenverlauf auf der betroffenen linken Seite vor und nach PTA. **b** Regelrechter Kurvenverlauf auf der zu Vergleichszwecken mitgemessenen rechten Seite vor und nach linksseitiger PTA

Zusammenfassung

Die MRA hat sich als geeignetes Verfahren zum Nachweis arterieller Verschlußprozesse im Becken- und Oberschenkelbereich erwiesen. Die 3-D-Darstellung der Arteriogramme ermöglicht eine überlagerungsfreie Darstellung der interessierenden Gefäßregionen in unterschiedlichen Projektionen. Der Nachteil des geringeren örtlichen Auflösungsvermögens der MRA im Vergleich zur konventionellen Angiographie wird durch den Vorteil der im Gegensatz zur KM-Angiographie sehr hohen Flußsensibilität auch bei langsam fließendem Blut ausgeglichen [1]. MRA und Blutflußquantifizierung liefern sowohl morphologische als auch funktionelle Informationen über den Gefäßzustand vor und nach PTA und sind posttherapeutisch zur nichtinvasiven Verlaufskontrolle geeignet.

Literatur

1. Cramer BM, Schlegel E, Boos M, Laub G (1990) MR angiography in patients with arterial occlusive disease of the femoropopliteal region. electromedica 58:89–98
2. Edelman RR, Wentz KU, Mattle HP, Zhao B, Liu C, Kim D, Laub G (1989) Projection arteriography and venography: initial clinical results with MR. Radiology 172:351–357
3. Edelman RR, Mattle HP, Atkinson DJ, Hoogewoud HM (1990) MR angiography. AJR 154: 937–946
4. Koch M, Schulthess GK von (in press) MR angiography in the abdomen and pelvis. Curr Opin Radiol
5. Laub G (1990) Displays of MR angiography. Magn Reson Med 14:222–229
6. Maier SE (1988) Comparative measurements of blood flow of the human abdominal aorta with MR imaging and multigated Doppler ultrasound. Med Dissertation, Universität Zürich
7. Maier SE, Meier D, Boesiger P, Moser U, Vieli A (1989) Human abdominal aorta: comparative measurements of blood flow with MR imaging and multigated Doppler US. Radiology 171:487–492
8. Schulthess GK von, Fisher M, Crooks LE, Higgins CB (1985) Gated MR imaging of the heart: intracardiac signals in patients and healthy subjects. Radiology 156:125–132
9. Wehrli FW (1990) Fast-scan magnetic resonance: principles and applications. Magn Reson Q 6: 165–236

Magnetresonanztomographie der abdominellen Gefäße

G. P. Krestin und G. K. von Schulthess

Die Magnetresonanztomographie ist ein für jegliche Bewegung sehr empfindliches Verfahren. Dies hat einerseits den Vorteil, daß sich fließendes Blut und somit Gefäße bereits ohne Verwendung eines Kontrastmittels kontrastreich vom umgebenden stationären Gewebe abheben, andererseits hat die Bewegungsempfindlichkeit des Verfahrens auch zahlreiche, die Bildqualität beeinträchtigende Artefakte zur Folge. Nicht zuletzt aus diesem Grunde eignete sich die kernspintomographische Bildgebung zunächst nur zur Untersuchung unbewegter Organe, so vor allem des ZNS und des Muskuloskeletalsystems. Wegen der atmungs- und blutflußbedingten Artefakte setzte sich die Methode im Thorax- und Abdominalbereich dagegen zunächst nur begrenzt durch. Die Einführung artefaktkompensierender Verfahren und schneller Gradienten-Echo-(GE-)Sequenzen hat aber eine Neubewertung der MRT im Abdominalbereich notwendig gemacht.

Flußphänomene im Spin-Echo- und Gradienten-Echo-Verfahren

In der „multiple-slice-spin-echo" (SE) Sequenz werden die Protonen durch einen schichtselektiven 90°-Impuls angeregt und mit einem ebenfalls schichtselektiven 180°-Impuls rephasiert. Dabei können schnellfließende Protonen bereits während des Zeitintervalls zwischen den zwei Impulsen die selektierte Schicht verlassen und tragen somit nicht mehr zum entstehenden Signal bei. Aus diesem Grund kommt es in SE-Bildern bei hohen Flußgeschwindigkeiten zu einem vollständigen Signalverlust im Gefäßlumen („high velocity signal loss"). Bei niedrigeren Geschwindigkeiten kann es demgegenüber zu einer Signalverstärkung („flow related enhancement") kommen. Diese ist durch in die Schicht hineinfließende Spins bedingt, die im Vergleich zu den sich in der Schicht befindlichen stationären Spins, eine wesentlich höhere Magnetisierung tragen [2, 3].

Besonders beachtet werden muß dieses sog. „Eintrittsschichtphänomen" bei der Anwendung der Mehrschicht-Spin-Echo-Technik. Das in den abzubildenden Bereich hineinfließende Blut bringt ungesättigte Protonen in die dem einfließenden Blut nächstgelegenen Schichten hinein, wodurch die entsprechenden Gefäßquerschnitte signalreich abgebildet werden. Unter Beachtung der Schichtabfolge kann dieses Phänomen jedoch richtig interpretiert und meist von einem Gefäßthrombus differenziert werden [3, 12].

Friedmann/Gross-Fengels/Neufang (Hrsg.)
Stent-Implantationen und vaskuläre MR-Diagnostik
© Springer-Verlag Berlin Heidelberg 1991

Im Abdominalbereich wurde durch die Einführung von schnellen Gradienten-Echo-(GE)-Sequenzen die Untersuchung während kurzer Atempausen ohne störende Bewegungsartefakte möglich. Bei diesem Verfahren werden schichtselektive Anregungsimpulse mit einem Winkel von typischerweise weniger als 90° eingestrahlt, während die Echos mit einer auf das gesamte Meßvolumen wirkenden Gradienteninversion erzeugt werden. Dadurch tragen alle angeregten Spins zur Signalentstehung bei, auch wenn sie die Schicht inzwischen verlassen haben. Im Unterschied zum SE-Verfahren tritt somit kein Signalverlust durch sich schnell bewegende Spins ein; die Signalintensität im Gefäßlumen nimmt sogar mit zunehmender Flußgeschwindigkeit bis zu dem Zeitpunkt zu, bei dem innerhalb der gewählten Repetitionszeit (TR) alle vorher angeregten Spins aus der Schicht heraus- und nichtgesättigte Spins in die Schicht hineingeflossen sind. Die Signalintensität nimmt bis zu einer Flußgeschwindigkeit von:

$$V_{max} = d/TR \tag{1}$$

zu, wobei d die Schichtdicke darstellt. Für d = 10 mm und TR = 40 ms entspricht V_{max} = 25 cm/s und somit durchaus physiologischen Flußgeschwindigkeiten, die lediglich während der Systole in der Aorta noch überschritten werden können [1, 5, 13, 15].

Einfluß der Meßparameter auf Signalintensität und Bildqualität

Die pulsierende Bewegung des Bluts in Arterien und teilweise auch in herznahen Venen hat auch einen störenden Flußeffekt zur Folge: die periodischen Flußgeschwindigkeitsänderungen verursachen Phasenverschiebungen und Amplitudenmodulationen des MR-Signals, die zu einer Abbildungsunschärfe führen. Die Periodizität der Pulsationen ruft umschriebene Doppelungen signalintensiver Körperstrukturen hervor, so daß deutliche „Geisterbilder" entstehen. Diese Artefakte werden nur in pulsierenden Gefäßen, nicht aber bei konstanter Flußgeschwindigkeit beobachtet [5].

Da auf GE-Aufnahmen fließende Flüssigkeiten mit hoher Signalintensität zur Darstellung kommen und diese Signalintensität im Verhältnis zum umgebenden Gewebe – abhängig vom Sättigungszustand der übrigen bereits mehrmals angeregten stationären Spins – unterschiedlich hohe relative Werte aufweist, besteht auch eine unterschiedliche Ausprägung der Pulsationsartefakte in Abhängigkeit von den eingesetzten Meßparametern. Da bei großen Anregungswinkeln die Sättigungseffekte größer sind, bringen ungesättigte Spins der fließenden Flüssigkeiten eine verhältnismäßig höhere Magnetisierung mit sich als bei der Anregung mit kleineren Winkeln; durch höhere Signalamplituden des fließenden Bluts nehmen auch die Intensitäten der entstehenden Artefakte zu. So kommt es bei größeren Flipwinkeln zu einer deutlicheren Überlagerung der Gewebesignale durch störende pulsationsbedingte „Geisterbilder" [3, 5].

Für die Minimierung der Pulsations- und Bewegungsartefakte ist auch die Wahl der Phasenkodierungsrichtung entscheidend. So können die „Geisterartefakte" so gelenkt werden, daß sie wichtige Strukturen im Bild nicht überlagern [11].

Die Änderung der Echozeit bei gleichbleibender Repetitionszeit vermag ebenfalls eine deutliche Änderung der Bildqualität hervorzurufen. Die Gefäßkonturen können u. a. durch die zwischen Wasserprotonen der Gefäßwand und umgebenden Fettprotonen entstehenden, TE-abhängigen Wasser-Fett-Dephasierungseffekte künstlich betont werden. Dieser Effekt ist bei 1,5 Tesla Feldstärke z. B. bei TE = 16 ms deutlich sichtbar („opposed phase") und bei TE = 19 ms nur gering ausgeprägt („in phase") [11].

Bei laminarer Strömung ist die Verteilung der Flußgeschwindigkeit über dem Gefäßquerschnitt unterschiedlich: im Zentrum des Gefäßlumens ist die Geschwindigkeit am höchsten, während entlang der Gefäßwand nur ein sehr langsamer Fluß besteht. Diese unterschiedlichen Geschwindigkeiten führen zu Phasendifferenzen zwischen den Spins innerhalb eines Volumenelements, so daß eine Signalauslöschung resultieren kann. Das Einschalten zusätzlicher Gradientenfelder ermöglicht eine Kompensation der durch unterschiedliche Flußgeschwindigkeiten auftretenden Dephasierungseffekte. So kann eine über den gesamten Gefäßquerschnitt konstante Signalintensität während des Herzzyklus erzielt werden. Bewegungsänderungen höherer Ordnung, z. B. unterschiedliche Beschleunigungen bei turbulenter Strömung, führen ebenfalls zu einer Dephasierung und somit zu einem Signalverlust [15].

Mit der Gradienten-Echo-Methode steht darüber hinaus ein Verfahren zur Verfügung, das mit Hilfe der kurzen Repetitionszeiten die Darstellung unterschiedlicher Phasen innerhalb des Herzzyklus ermöglicht. EKG-getriggerte Multiphasensequenzen erlauben die Darstellung von bis zu 36 Aufnahmen innerhalb eines Herzzyklus. Somit können flußbedingte Signalintensitätsänderungen der Systole oder Diastole zugeordnet und durch Berücksichtigung der Flußeigenschaften interpretiert werden.

Gefäßanatomie

Die Magnetresonanztomographie erlaubt insbesondere im Abdominalbereich die übersichtliche und dem situs gerechte Darstellung großer Gefäße. In der koronaren Ebene lassen sich Aorta, V. cava inferior, Abgang der Iliakal- und Nierengefäße, aber auch Lebervenen, Mesenterialstiel und Pfortadersystem beurteilen. Anomalien dieser Gefäße wie Azygoskontinuation oder Doppelung der V. cava können auch am besten in dieser Schichtorientierung erfaßt werden. Für die Untersuchung der Abgänge des Truncus coeliacus und der A. mesenterica superior eignen sich besser transversale und sagittale Schichten, während für die Darstellung der A. und V. lienalis und A. hepatica vor allem die transversale Schichtorientierung verwendet werden kann. So können auch eine retroaortale Nierenvene und ein retrokavaler Ureter in der transversalen Ebene gut erfaßt werden [6, 8, 16].

Die beste Bildqualität läßt sich mit der protonendichtegewichteten GE-Sequenz erzielen. Hierfür wird eine kurze Repetitions- und Echozeit (TR = 30 ms, TE = 16 ms) in Verbindung mit einem kleinen Flipwinkel (15°) eingesetzt. Obwohl mit diesen Parametern die Gewebekontraste gering sind, können durchblutete Gefäße aufgrund der sehr hohen Signalintensität gut abgegrenzt werden. Die Echozeit von 16 ms

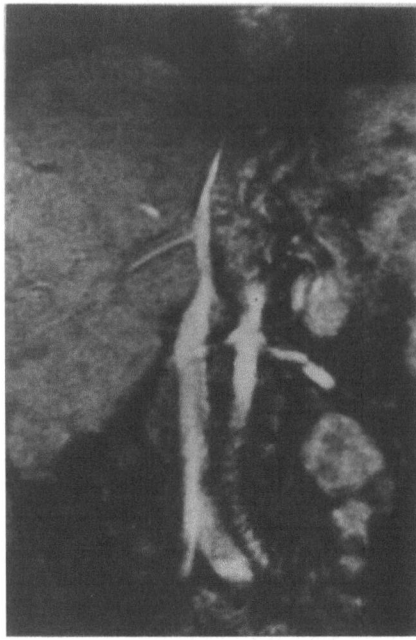

Abb. 1. Tumorbedingte (Leber-Metastasen) Kompression des intrahepatischen Segments der V. cava inferior. GE-Sequenz in Atempause: TR = 30 ms, TE = 16 ms, Flipwinkel = 15°

(bei 1,5 T) führt zudem zu einer Betonung der Gefäßkonturen, wenn sie von Fett umgeben sind. Durch Einsatz eines größeren Flipwinkels lassen sich die T1-Wichtung im Bild zwar verstärken und somit die Kontraste erhöhen, dies führt aber gleichzeitig zu einer stärkeren Beeinträchtigung der Bildqualität durch Artefakte [11].

Abdominale Tumoren mit Gefäßbeteiligung

Die Magnetresonanztomographie ist die beste nichtinvasive Methode für die Darstellung einer tumorbedingten Beeinträchtigung abdomineller Gefäße. So können sehr übersichtlich die Beziehungen zwischen Raumforderung und Gefäßwand erfaßt werden. Eine Differenzierung zwischen Gefäßkompression bzw. -verlagerung und Wandinfiltration ist dabei nicht möglich. Allerdings können langstreckige Ummauerungen mit konsekutiver Stenosierung („encasement") sowohl durch die veränderte Morphologie als auch durch das oft geänderte Flußsignal diagnostiziert werden. Intrahepatisch erlaubt die Darstellung der Tumorbeziehung zu den Venen die exakte Lokalisation der Läsion. Auch vergrößerte Lymphknoten entlang der Gefäße können übersichtlich dargestellt werden, wobei insbesondere die kraniokaudale Ausdehnung im Hinblick auf die Stadieneinteilung und die Therapiewahl bestimmt werden kann (Abb. 1).

Eine besondere Bedeutung kommt der Erfassung von Tumorthromben in venösen Gefäßen zu. Dies spielt vor allem bei der präoperativen Stadieneinteilung von Nierenzellkarzinomen eine wichtige Rolle, da ein T3B-Stadium mit Ausdehnung des Thrombus in die V. cava inferior eine schlechtere Prognose besitzt als das gleiche

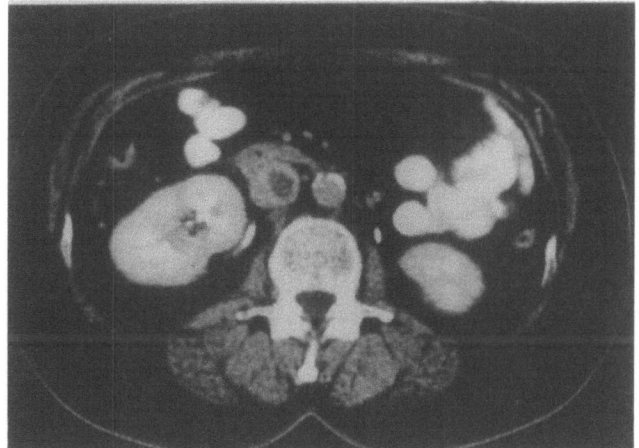

a

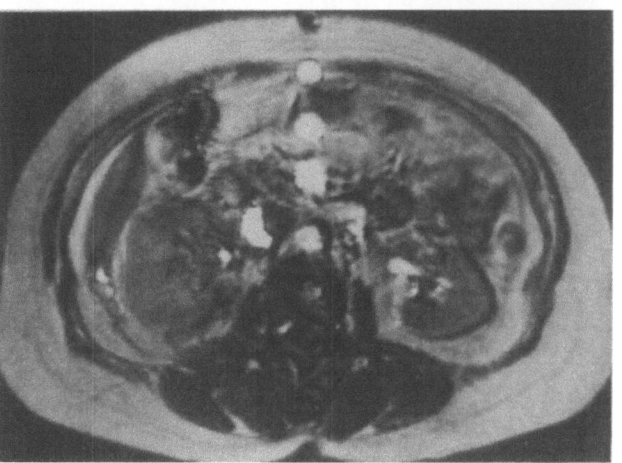

b

Abb. 2a, b. Tumorthrombus in der V. cava inferior bei Nierenzellkarzinom rechts. **a** CT: Verdacht auf umspülten Thrombus. **b** MRT: nicht erkennbarer Blutfluß zwischen Thrombus und Gefäßwand als Hinweis auf die Wandadhärenz, Infiltration des perirenalen Fettgewebes rechts, GE-Sequenz in Atempause: TR = 30 ms, TE = 16 ms, Flipwinkel = 15°

T3B-Stadium mit Beteiligung der Nierenvene allein und andere niedrigere Tumorstadien. Flottierende Thromben lassen sich dabei durch Flußartefakte an ihrer Oberfläche abgrenzen, während eine Wandadhärenz des Thrombus und somit eine stark erschwerte bis unmögliche Resezierbarkeit durch fehlende Flußphänomene zwischen Thrombus und Gefäßwand gekennzeichnet ist [8] (Abb. 2).

Durch i.v.-Gabe des paramagnetischen Kontrastmittels Gadolinium-DTPA kommt es meist zu einer Anreicherung im Tumorthrombus, die eine Differenzierung von frischen Blutkoageln zuläßt. Ist allerdings der Appositionsthrombus bereits organisiert, kann es auch hier zu einer Signalanhebung durch das Kontrastmittel kommen. In Tumorthromben können aber oft kanalikuläre Strukturen nachgewiesen werden, die auf eine Neovaskularisation und somit Malignität hinweisen.

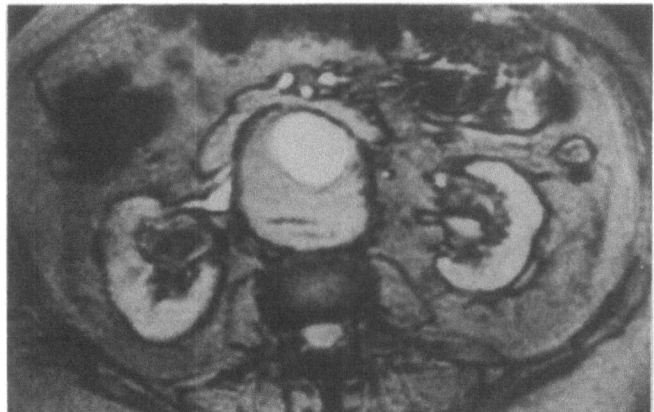

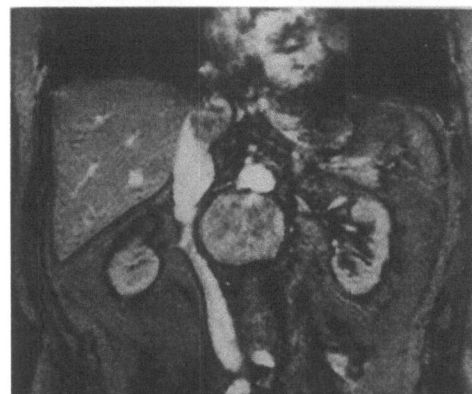

Abb. 3a, b. Infrarenales Bauchaortenaneurysma. GE-Sequenz in Atempause: TR = 30 ms, TE = 16 ms, Flipwinkel = 15°. **a** Axiale Schichtorientierung mit guter Differenzierung zwischen ventral gelegenem durchblutetem Lumen und dorsalem Thrombosesaum. **b** Koronare Schichtführung mit Darstellung der Abgänge der Nierenarterien oberhalb des Aneurysmas und einer Kompression der V. cava inferior

Aneurysmen

Für die Abklärung einer aneurysmatischen Erweiterung der Bauchaorta stellt die Magnetresonanztomographie nach der Sonographie die Methode der Wahl dar. In der sagittalen Schichtführung können dabei der Abgang des Truncus coeliacus und der A. mesenterica superior, in koronarer und axialer Schichtorientierung die Abgänge der Nieren- und Iliakalarterien dargestellt werden. Lediglich die gleichzeitig vorhandene Ektasie und Schlängelung erschweren die Darstellung in einer Ebene, so daß für die Gesamtbeurteilung mehrere parallele Schichten erforderlich sind. Die Erfassung aneurysmatischer Erweiterungen in kleineren Gefäßen wie A. lienalis, A. renalis oder den Iliakalarterien ist etwas schwieriger, gelingt aber meist in der transversalen Schichtorientierung bei Verwendung des GE-Verfahrens [16].

Thrombotische Wandauflagerungen in Aneurysmen lassen sich meist gut erfassen. In SE-Sequenzen zeichnen sie sich durch im Vergleich zum fließenden Blut erhöhte, im GE-Verfahren durch erniedrigte Signalintensitäten aus. Eine sichere Entscheidung erlauben auch sog. Phasenbilder, bei denen nur bewegte Spins abgebildet

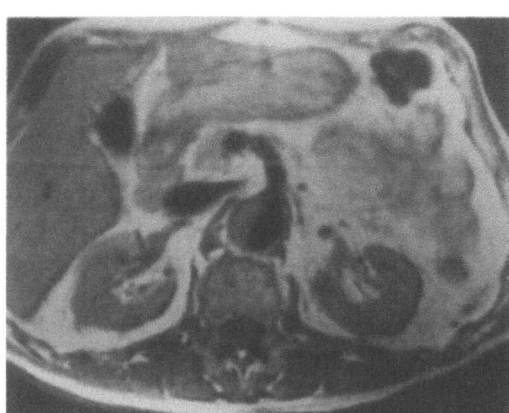
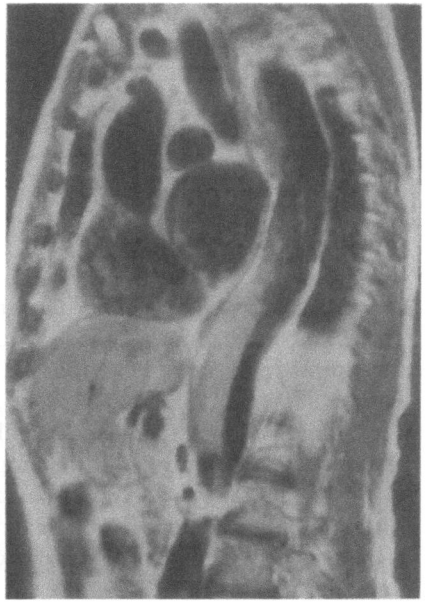

a   b

Abb. 4a, b. Dissezierendes Aneurysma der Aorta descendens: SE-Sequenz mit EKG-Triggerung: TR = 1 RR-Intervall, TE = 25 ms. **a** Axiale Darstellung am Abgang des Truncus coeliacus aus dem signalfreien „wahren" Lumen. **b** Sagittale Schichtorientierung mit Darstellung der kraniokaudalen Ausdehnung der Dissektion

werden. Die Verwendung der Multiphasentechnik mit EKG-Synchronisation und dynamischer Darstellung im „cine-mode" ermöglicht die Beurteilung der Strömungseigenschaften innerhalb des durchbluteten Gefäßlumens. Dies ist für die Erfassung einer turbulenten und verlangsamten Strömung hilfreich [7] (Abb. 3).

Periaortale Gewebsvermehrungen lassen sich magnetresonanztomographisch ebenso gut wie computertomographisch erfassen. Ein inflammatorisches Aneurysma kann dann angenommen werden, wenn das periaortale, im T1-gewichteten Bild signalarme Gewebe, bei T2-Wichtung oder nach intravenöser Kontrastmittelgabe inhomogen an Signalintensität zunimmt. Ähnlich kann postoperativ nach Prothesenimplantation aufgrund des charakteristischen Signalverhaltens oft zwischen Infektion und Fibrose differenziert werden. Lediglich in der frühen postoperativen Phase bis etwa 3 Monate nach Implantation kann zwischen normalen postoperativen Heilungsprozessen und einer Infektion nicht unterschieden werden [16].

Auch für die Abklärung eines Aneurysma dissecans der Aorta ist die MRT gut geeignet. Die Intimaablösung kann dabei erfaßt werden, wenn sie senkrecht zur Schichtebene verläuft. Die gute Darstellung der dünnen, dissezierten Intima beruht auf dem hohen Kontrast zwischen stationärem Weichteilgewebe und fließendem Blut. So ist in manchen Fällen in einem einzigen Bild die gesamte kraniokaudale Ausdehnung der Dissektion beurteilbar. Voraussetzung für die richtige Wahl der Schichtorientierung ist die vorausgehende Darstellung in axialer Ebene, bei der der Verlauf der Intimaablösung sichtbar wird. Wahres und falsches Lumen lassen sich dann differenzieren, wenn die unterschiedlichen Flußgeschwindigkeiten zu unterschiedlichen

Signalintensitäten führen. Fließt jedoch in beiden Lumina das Blut gleich schnell, so kann im SE-Verfahren aufgrund des dann fehlenden Signals und im GE-Verfahren aufgrund des gleich hohen Signals keine Unterscheidung erfolgen. Regelmäßig kann jedoch ein thrombosiertes falsches Lumen identifiziert werden, wobei hier die Trennung vom Aneurysma verum mit wandständigen Thromben schwierig werden kann [9] (Abb. 4).

Stenosen

Die Darstellung einer Kaliberschwankung bzw. einer auf Plaques zurückzuführenden Wandverdickung gelingt magnetresonanztomographisch lediglich im Bereich der Aorta. In kleineren Gefäßen ist die räumliche Auflösung bei Verwendung der Körperspule nicht mehr ausreichend, um eine solche Diagnose zu stellen. Geachtet werden muß zudem auch auf Artefakte durch chemische Verschiebung, die als exzentrische Gefäßwandverdickung imponieren können [16].

Stenosen der Nierenarterien lassen sich mitunter bei Verwendung der Gradienten-Echo-Sequenz mit EKG-Triggerung auch ohne spezielle MR-angiographische Techniken erfassen. Durch die gleichzeitige Darstellung sowohl morphologischer Veränderungen der Gefäßkontur (Unregelmäßigkeiten und Konturverwerfungen) als auch durch den Nachweis einer über allen Herzphasen konstanten Herabsetzung der Signalintensität im Gefäßlumen, können Stenosen sichtbar gemacht werden. Um durch Partialvolumeneffekte hervorgerufene Signalminderungen auszuschließen, können in gleicher Position dickere Schichten gemessen werden: eine auch auf der dickeren Schicht an derselben Stelle erkennbare Herabsetzung der Signalintensität kann auf Turbulenzphänomene zurückgeführt und somit als Beweis für eine Stenose betrachtet werden [7, 11, 14].

Allerdings werden dabei auch einige, mitunter hochgradige Stenosen übersehen. Hierfür sind eine durch Atmungsartefakte oder suboptimale Triggerung entstehende mangelhafte Bildqualität oder ein geschlängelter Gefäßverlauf verantwortlich. Auch kann mit dieser Methode der Stenosegrad nicht quantifiziert werden. Die räumliche Auflösung des Verfahrens reicht allenfalls zur Erfassung von Stenosen des Gefäßhauptstamms; sowohl Polarterien als auch Einengungen der Segmentarterien liegen unterhalb der Nachweisbarkeitsgrenze [11].

Venenthrombosen

Obstruktionen des Blutflusses stellen die häufigste Ursache einer venösen Pathologie im Abdominalraum dar. Die Ursachen der Obstruktion lassen sich meist auch magnetresonanztomographisch diagnostizieren. Ein Thrombus in venösen Strukturen kann in Abhängigkeit vom Thrombusalter in SE- oder GE-Bildern unterschiedliche Signalintensitäten aufweisen. Durch Hämoglobinabbauprodukte verursachte Suszeptibilitätsartefakte führen zu einer signalarmen (SE) bis signalfreien (GE) Darstellung frischer Thromben. Die Differenzierung zwischen sehr langsamem Fluß und Thrombose kann mit dem SE-Verfahren mitunter schwierig sein. Hilfreich sind dabei Phasenbilder oder die GE-Sequenz, bei der fließendes Blut immer signalreich zur Darstellung kommt [4, 17, 18].

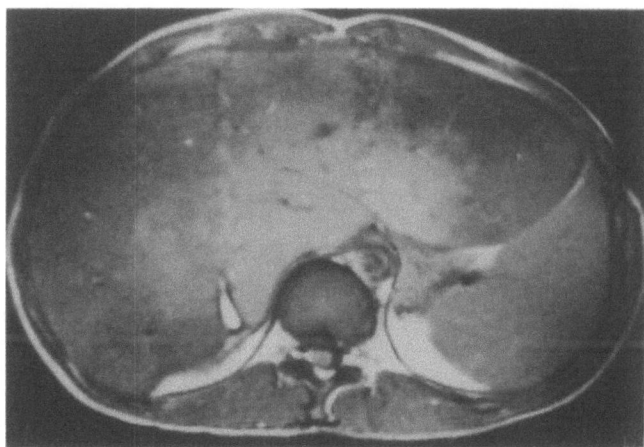

Abb. 5. Budd-Chiari-Syndrom mit inhomogener Darstellung des Leberparenchyms, fehlender Abgrenzung durchbluteter Lebervenen, deutlicher Hypertrophie des Lobus caudatus und konsekutiver Kompression der V. cava inferior, die sich aufgrund der Strömungsverlangsamung signalreich abhebt („flow related enhancement"). SE-Sequenz: TR = 550 ms, TE = 20 ms

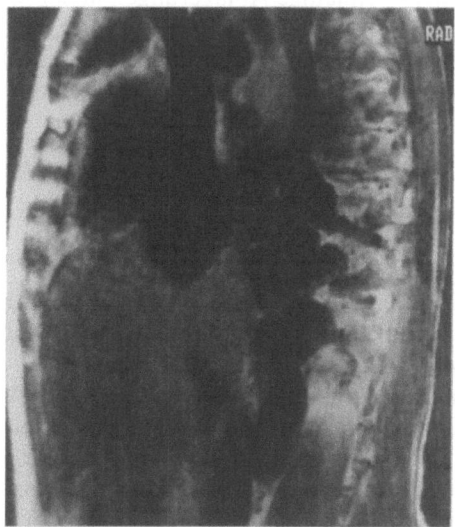

Abb. 6. Bild nach Operation eines Budd-Chiari-Syndroms nach Senning mit hepato-atrialer Anastomose. SE-Sequenz mit EKG-Triggerung

Das Fehlen der hellen Darstellung venöser Gefäße im GE-Bild erlaubt leicht den Nachweis eines Budd-Chiari-Syndroms. Die GE-Technik ist hierfür besser geeignet als die SE-Sequenz. Hilfreich sind auch Phasenbilder, die ebenfalls das Fehlen jeglicher Flußphänomene erkennen lassen. Das intrahepatische Kavasegment kann dabei ebenfalls beurteilt und eine eventuelle Kompression durch intra- oder extrahepatische Raumforderungen sicher diagnostiziert werden (Abb. 5). Postoperative Befunde lassen sich ebenfalls gut im MRT objektivieren (Abb. 6).

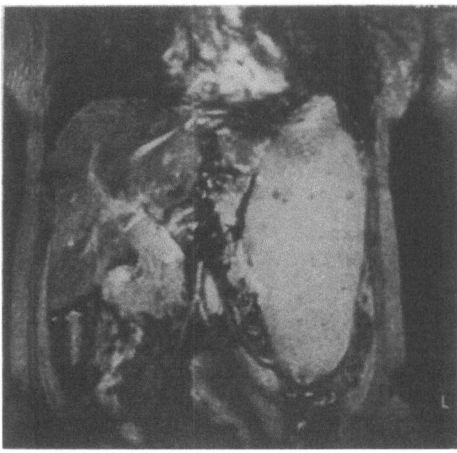

Abb. 7. Pfortaderhypertonie mit Erweiterung der V. portae, Splenomegalie und Nachweis signalarmer Eisenablagerungen in der Milz (Gamna-Gandhi-Körper). GE-Sequenz in Atempause: TR = 30 ms, TE = 16 ms, Flipwinkel = 15°

Die Magnetresonanztomographie ist auch in der Diagnose pathologischer Veränderungen des Pfortadersystems hilfreich. Eine Pfortaderhypertonie kann durch sekundäre Zeichen wie Lumenerweiterung, Kollateralgefäße, Splenomegalie, Aszites oder eisenhaltige Ablagerungen in der Milz (Gamna-Gandhi-Körper) erfaßt werden (Abb. 7). Der Verschluß der Pfortader manifestiert sich wie bei anderen Gefäßen durch eine Signalintensitätsänderung. Die anschaulichste Darstellung auch eines segmentalen Verschlusses gelingt dabei mit der GE-Sequenz [10].

Zusammenfassung

Die Magnetresonanztomographie des Abdomens hat sich für einige Diagnosen anderen Schnittbildverfahren als zumindest ebenbürtig erwiesen. Auch für den Nachweis vaskulärer Veränderungen besitzt die Methode bereits einen hohen Stellenwert. Die multiplanare Darstellung in Verbindung mit der kontrastreichen Abbildung fließenden Bluts im Vergleich zum stationären Gewebe auch ohne Verwendung eines Kontrastmittels macht die MRT nach der Sonographie zur Methode der Wahl für die nichtinvasive Diagnostik pathologischer Veränderungen der Aorta, der V. cava inferior und des Pfortadersystems.

Literatur

1. Alfidi RJ, Masaryk TJ, Haacke EM, Lenz GW, Ross JS, Modic MT, Nelson AD, LiPuma JP, Cohen AM (1987) MR angiography of peripheral, carotid, and coronary arteries. AJR 149: 1097–1109
2. Axel L, Shimakawa A, McFall J (1986) A time-of-flight method of measurement flow velocity by magnetic resonance imaging. Magn Res Imag 4: 199–205

3. Bradley WG Jr, Waluch V (1985) Blood flow: magnetic resonance imaging. Radiology 154: 443–450
4. Erdman WA, Weinreb JC, Cohen JM, Buja LM, Chaney C, Preshock RM (1986) Venous thrombosis: clinical and experimental MR imaging. Radiology 161:233–238
5. Evans AJ, Hedlund LW, Herfkens RJ, Utz JA, Fram EK, Blinder RA (1987) Evaluation of steady and pulsatile flow with dynamic MRI using limited flip angles and gradient refocused echoes. Magn Res Imaging 5:475–482
6. Gehl HB, Bohndorf K, Klose KC, Günther RW (1990) Two-dimensional MR angiography in the evaluation of abdominal veins with gradient refocused sequences. J Comput Assist Tomogr 14:619–624
7. Glover GH, Pelc NJ, Shimakawa A (1987) Grass movie technique for gated studies. Magn Res Imaging 5:540
8. Hricak H, Amparo E, Fisher MR, Crooks L, Higgins CB (1985) Abdominal venous system: assessment using MR. Radiology 156:415–422
9. Kersting-Sommerhoff BA, Higgins CB, White RD, Sommerhoff CP, Lipton MJ (1988) Aortic dissection: sensitivity and specificity of MR imaging. Radiology 166:651–655
10. Levy HM, Newhouse JH (1988) MR imaging of portal vein thrombosis. AJR 151:283–286
11. Linden A, Krestin GP, Theissen P, Friedmann G, Schicha H (1989) Nierenarterienstenose: Möglichkeiten der Kernspintomographie. Nuklearmedizin 28:226–233
12. Mills CM, Brant-Zawadzki M, Crooks LE et al. (1984) Nuclear magnetic resonance: principles of blood flow imaging. AJR 142:165–170
13. Patz S, Hawkes RC (1986) The application of steadystate free precession to the study of very slow fluid flow. Magn Reson Med 3:140–145
14. Pettigrew RI (1987) Fast multiphase MRI of the heart and great vessels. Magn Reson Imaging 5: 541–543
15. Schulthess GK von, Higgins CB (1985) Blood flow imaging with MR: spin-phase phenomena. Radiology 157:687–695
16. Seiderer M (1990) Abdominelle Gefäßdiagnostik. In: Steinbrich W, Krestin GP (Hrsg) Kernspintomographie der Abdominal- und Beckenorgane. Springer, Berlin Heidelberg New York Tokyo, S 173–184
17. Spritzer CE, Sussman SK, Blinder RA, Saeed M, Herfkens RJ (1988) Deep venous thrombosis evaluation with limited-flip-angle, gradient-refocused MR imaging: preliminary experience. Radiology 166:371–375
18. White EM, Edelman RE, Wedeen VJ, Brady TJ (1986) Intravascular signal in MR imaging: Use of phase display for differentiation of blood-flow signal from intraluminal disease. Radiology 161:245–249

Magnetresonanztomographie der thorakalen Aorta

M. Jungehülsing, U. Sechtem, P. Theissen, H. H. Hilger und H. Schicha

Zur Darstellung der thorakalen Aorta stehen mehrere bildgebende Verfahren zur Verfügung. Die Angiographie und die Computertomographie (CT) sind auf Kontrastmittelapplikation angewiesen und setzen den Patienten ionisierender Strahlung aus. Zudem ist die CT-Diagnostik auf transversale Schnittbilder beschränkt. Neben der transthorakalen Echokardiographie stellt die neuere transösophageale Echokardiographie eine Untersuchungsmethode zur Beurteilung der thorakalen Aorta dar, deren Vorteil in niedrigen Kosten, „real time imaging" und der Möglichkeit der „bedside application" besteht. Die transthorakale Echokardiographie ist in ihrer Anwendung begrenzt durch Thoraxdeformitäten, Verminderung der Bildqualität durch Luft und Knochen, und einen relativ kleinen Bildausschnitt [20], während die transösophageale Technik für den Patienten belastender ist und die Interposition der Trachea die Darstellung der Aorta ascendens erschweren kann [47].

Der zwischen fließendem Blut und Gefäßwand ohne zusätzliches Konstrastmittel bestehende Kontrast macht die Magnetresonanztomographie (MRT) zu einem nichtinvasiven Untersuchungsverfahren für die thorakale Aorta [1, 7, 19, 24, 48]. Mit EKG-getriggerten Spin-Echo-(SE-)Sequenzen können Schichtbilder in frei wählbaren Schnittebenen erzeugt werden, auf denen auch die übersichtliche Darstellung der aus der Aorta thorakalis entspringenden größeren supraaortalen Gefäße möglich ist [12, 16, 35, 37]. Die Gradienten-Echo-(GE-)Technik gestattet die Darstellung von einzelnen Herz- und Blutflußphasen, die, als Bildschleifen (Cine-GE-MRT) aneinandergereiht, zusätzlich die Beurteilung von Herzfunktion und Blutflußphänomenen erlaubt [1]. Darüber hinaus sind Methoden zur Quantifizierung der Flußgeschwindigkeit in den großen Gefäßen erarbeitet worden [7, 8, 17, 28].

Methode

Folgende Technik zur Untersuchung der thorakalen Aorta hat sich bisher in der klinischen Anwendung bewährt. Nach Durchführung eines sagittalen Orientierungsscans werden zur Beurteilung der Anatomie der thorakalen Aorta transversale EKG-getriggerte SE-Sequenzen mit einer Schichtdicke von 8–10 mm, beginnend in Höhe des linksventrikulären Ausflußtrakts (LVOT) bis zum Abgang der großen Gefäße durchgeführt. Zusätzlich werden sagittale, parallel zum Aortenbogen gewinkelte

Friedmann/Gross-Fengels/Neufang (Hrsg.)
Stent-Implantationen und vaskuläre MR-Diagnostik
© Springer-Verlag Berlin Heidelberg 1991

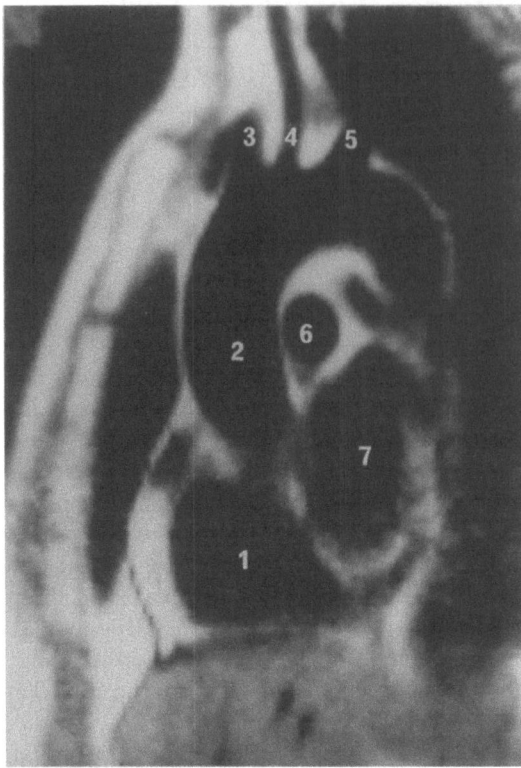

Abb. 1. T1-gewichtete Darstellung eines normalen Aortenbogens; TE = 30 ms, TR = 700 ms, Schichtdicke 10 mm, EKG-Triggerung. Sagittale, parallel zum Aortenbogen gewinkelte Schnittebene. *1* Rechter Vorhof, *2* Aorta ascendens, *3* Truncus brachiocephalicus, *4* A. carotis sinistra, *5* A. subclavia sinistra, *6* A. pulmonalis dextra, *7* linker Vorhof

(Abb. 1) und, je nach Fragestellung, koronare Schichten in Multislice-Technik angefertigt. Bei unseren Untersuchungen beträgt die Echozeit (TE) 30 ms, die Repetitionszeit (TR) entspricht dem RR-Intervall (400–1200 ms). Bei Verdacht auf eine Aortendissektion sowie bei unklaren thorakalen Raumforderungen werden 2 Echos mit TE = 30 und 60 ms angefertigt.

Zusätzlich können GE-Bilder mit einer Schichtdicke von 8–10 mm in den angegebenen Ebenen angefertigt werden; die Echozeit liegt üblicherweise bei 13 ms, während die Repetitionszeit zwischen 23 und 28 ms und der Flipwinkel zwischen 25 und 45° beträgt. Die Untersuchungszeit liegt im Mittel zwischen 45 und 90 Minuten.

Degenerative Aortenerkrankungen

Thorakales Aortenaneurysma

Die Abklärung thorakaler Aortenaneurysmen stellt mittlerweile eine gesicherte Indikation der MRT dar [13, 23, 29]. Die SE-MRT ermöglicht eine Analyse der Art und Ausdehnung des Aneurysmas (Abb. 2, 3). Transversale und gewinkelte sagittale Schnittebenen erlauben die Darstellung des Abgangs der großen supraaortalen Ge-

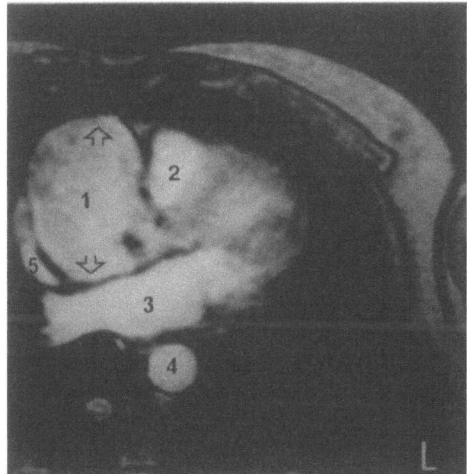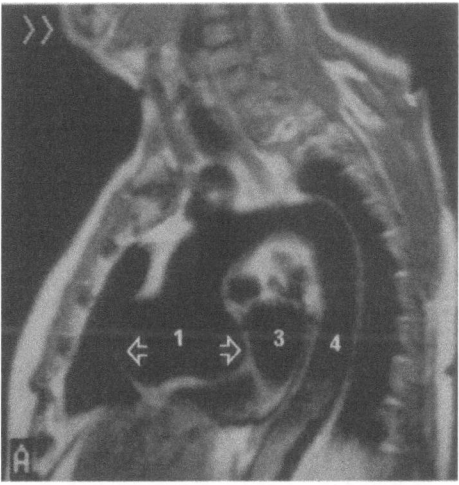

a   b

Abb. 2a, b. Sakkuläres Aortenwurzelaneurysma. **a** Transversales GE in Höhe der Aortenwurzel; TE = 13 ms, TR = 23 ms, Diastole. **b** Sagittales, parallel zum Aortenbogen gewinkeltes SE; TE = 30 ms, TR = 740 ms. *1* Aortenwurzel mit ektatischen Sinus Valsalvae, *2* Ausflußtrakt RV, *3* linker Vorhof, *4* Aorta descendens, *5* V. cava sup.; ⇨ ektatische Sinus Valsalvae

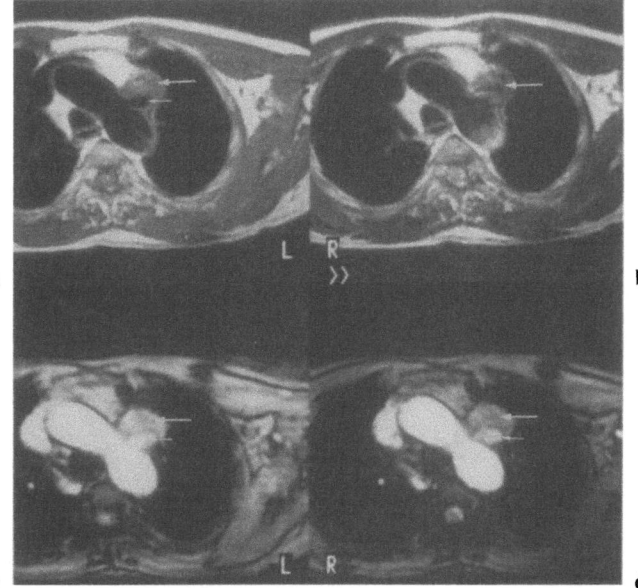

Abb. 3a–d. Sakkuläres, teiltrombosiertes Aortenaneurysma im Bereich des Aortenbogens. **a, b** Transversales SE, TE = 30 ms (**a**) und 60 ms (**b**), TR = 666 ms. **c, d** Transversales GE, TE = 13 ms, TR = 26 ms, Diastole (**c**) und Systole (**d**). ⟶ = thrombosierter Anteil, ⟶ = Lumen mit Blutfluß

fäße und ihrer Beziehung zum Aneurysma. Mit Hilfe des 2. Echos (TE = 60 ms) kann meist zwischen langsamem Blutfluß und thrombotischem Material unterschieden werden. Gleichzeitig werden die übrigen mediastinalen Strukturen erfaßt, so daß Aussagen über die anatomische Lage des Aneurysmas und seine Folgen wie eine Kompression des Lumens der V. cava superior oder des linken Vorhofs möglich sind

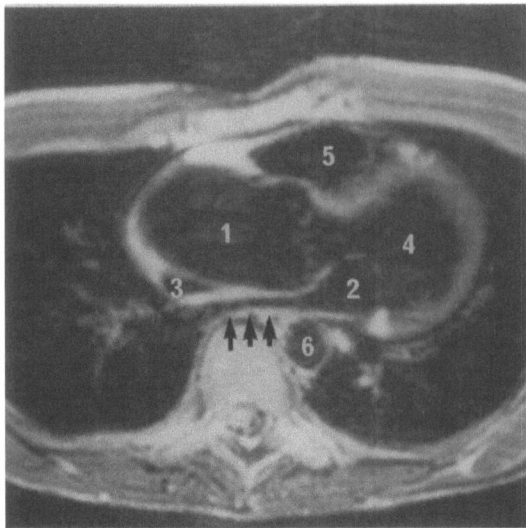

Abb. 4. Ektasie der Aortenwurzel *(1)*, die das Lumen des linken Vorhofs *(2* und **→**) und der V. cava superior *(3)* komprimiert. Transversales SE, TE = 30 ms, TR = 840 ms. *4* Linker Ventrikel, *5* rechter Ausflußtrakt, *6* Aorta descendens

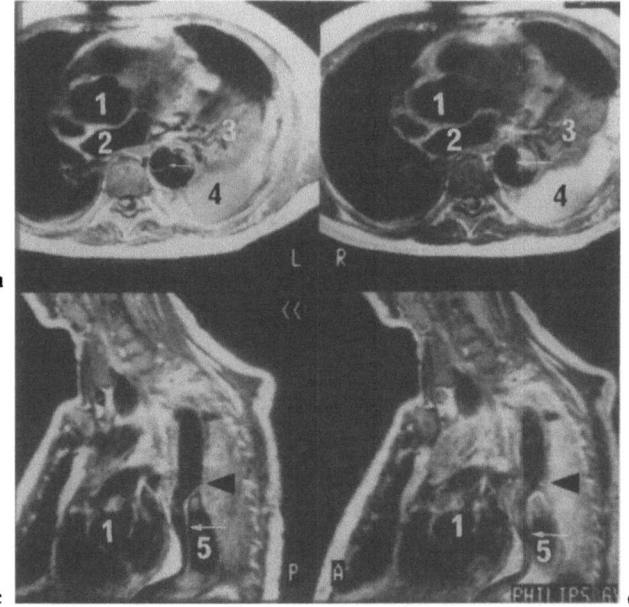

Abb. 5a–d. Patient mit Aortendissektion DeBakey Typ III, Zustand nach Aortenbogenersatz. **a, b** Transversales SE mit TE = 30 ms (**a**) und 60 ms (**b**), TR = 540 ms. **c, d** Sagittales SE mit TE = 30 ms (**c**) und 60 ms (**d**), TR = 540 ms. Aortenwurzelektasie *(1)*, unmittelbar nach Prothesenende (**▶**) persistierendes Aneurysma dissekans mit weitem falschem Lumen *(5)*, hier teilweise signalintensive Darstellung des Bluts, entsprechend dem langsamen Fluß. Lungenatelektase *(3)* und großer, wahrscheinlich blutiger Pleuraerguß *(4)*. **→** Dissektionsmembran, *2* linker Vorhof

(Abb. 4). Darüber hinaus werden ein Perikard- oder Pleuraerguß in ihrer Lagebeziehung zum Aneurysma als Hinweis auf eine gedeckte Perforation oder Ruptur erkennbar (Abb. 5).

Die für Blutflußphänomene besonders sensitive GE-MRT ermöglicht außerdem die Beurteilung der Aortenklappenfunktion. Systolische Auslöschphänomene durch turbulenten Fluß („jets") im Bereich der Aortenwurzel lassen Rückschlüsse auf Aor-

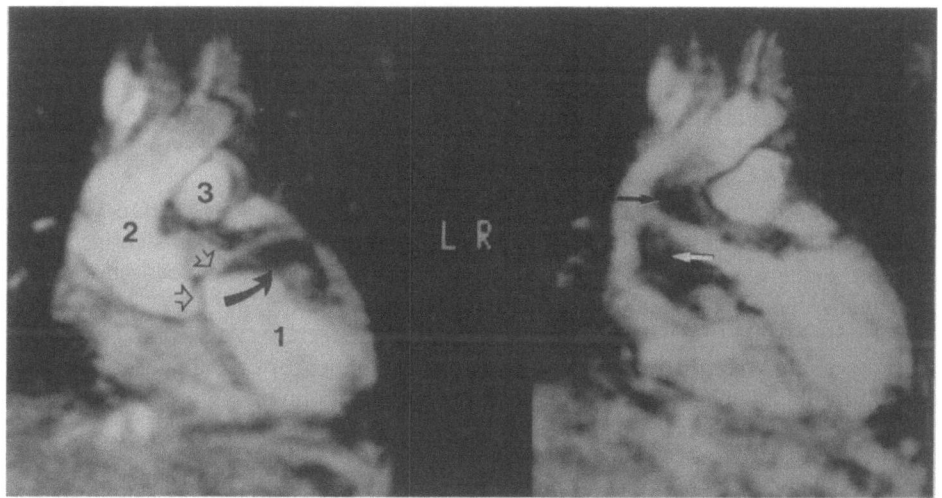

a

b

Abb. 6a, b. Patient mit bikuspider Aortenklappe und Aorteninsuffizienz. Coronales, parallel zum Septum gewinkeltes GE, TE = 13, TR = 26, Systole (**a**) und Diastole (**b**). Diastolisch von der Aortenklappe (⇨) ausgehender Jet (↗) im linken Ventrikel *(1)*. Systolisch turbulenter Fluß (→) in der Aortenwurzel *(2)*. *3* A. pulmonalis (Stamm)

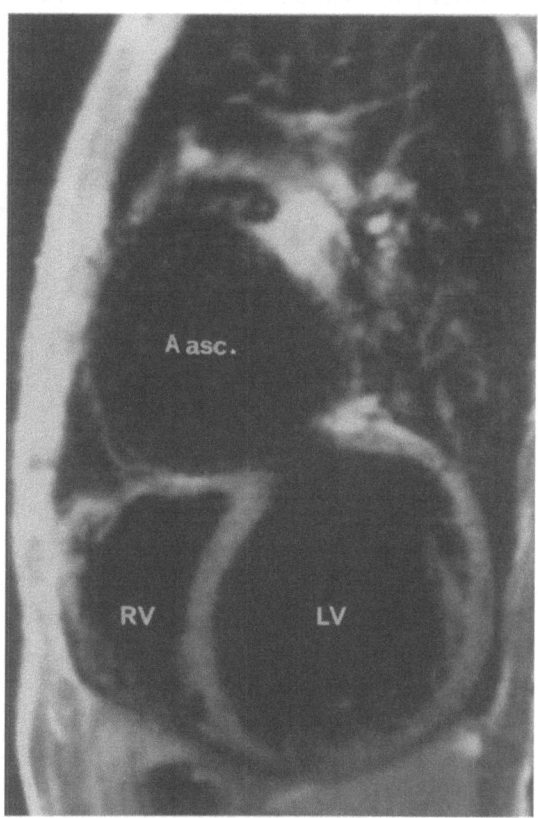

Abb. 7. Aneurysma verum der Aorta ascendens bei einem Patienten mit Marfan-Syndrom. Koronaler, senkrecht zum Septum gewinkelte, einer kurzen Achse entsprechende Schnittebene. TE = 30 ms, TR = 940 ms, Schichtdicke 8 mm, EKG-Triggerung. Diastole, deutliche Dilatation des linken Ventrikels. *RV* Rechter Ventrikel, *LV* linker Ventrikel, *A asc.* Aorta ascendens

tenklappenanomalien wie eine bikuspide Aortenklappe oder eine Aortenstenose als
mögliche Ursachen für die Entstehung eines Aortenaneurysmas zu.

Eine Aortenklappeninsuffizienz, die bei Dilatation des Klappenrings sekundär
entstehen kann, wird durch diastolische „jets" im LVOT sichtbar (Abb. 6). Das Volumen des „jets" steigt mit dem Volumen des regurgitierten Bluts, so daß semiquan-
titative Aussagen zum Grad der Insuffizienz möglich werden [34].

Eine Erweiterung der aszendierenden Aorta bei Patienten mit Marfan-Syndrom
ist mit der MRT quantifizierbar [40]. Beim Marfan-Syndrom stellen sich insbesondere die Sinus Valsalvae stark erweitert dar, was differentialdiagnostisch die Abgrenzung von Aortenerweiterungen anderer Ursache zuläßt [26] (Abb. 7). Dazu eignet sich die MRT zur Verlaufskontrolle, indem Veränderungen der Lumenweite der
Aorta ascendens quantifiziert und ein sich entwickelnder Aortenklappenprolaps oder
eine Aortenklappeninsuffizienz diagnostiziert werden können.

Thorakale Aortendissektion

Beim Aneurysma dissecans weist die SE-MRT Vorteile gegenüber anderen Untersuchungsverfahren auf und macht sie bei klinisch stabilen Patienten, die nicht beatmet

a 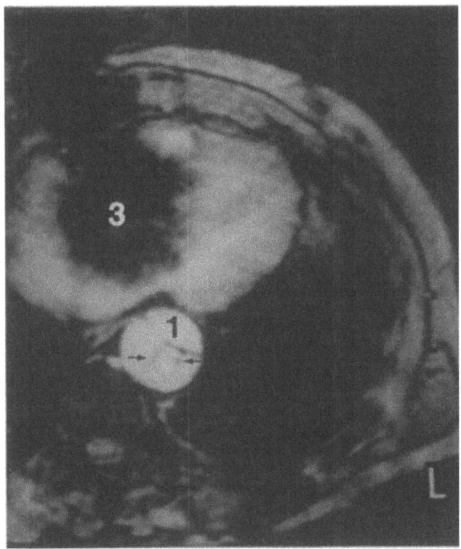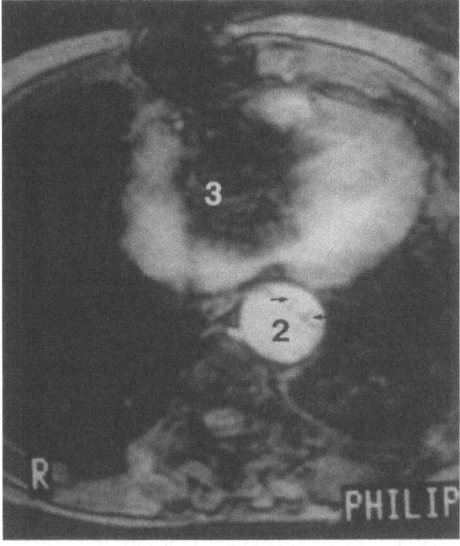 b

Abb. 8a, b. Patient mit klappentragendem Aorta-ascendens-Ersatz und persistierender Dissektionsmembran in der Aorta descendens nach Operation wegen Aneurysma dissecans DeBakey Typ III.
Transversales GE in Höhe der Aortenklappe, TE = 13 ms, TR = 26 ms, Systole (a) und Diastole (b).
a Systolisch wölbt sich die Dissektionsmembran vom wahren Lumen (1) in das falsche Lumen (2)
vor, durch 2 kleine „entries" strömt Blut, dem Druckgradienten folgend, in das falsche Lumen (→).
b Diastolisch fließt das Blut durch dieselben Defekte der Dissektionsmembran vom falschen in das
wahre Lumen. 3 Metallartefakt durch Aortenklappenersatz

werden müssen und keinen Herzschrittmacher tragen, zu einer aussagefähigen diagnostischen Methode [2, 4, 27, 36]. Neben der genauen Lokalisation des Beginns und Endes einer Dissektionsmembran und Aussagen über den Einbezug der Aortenbogengefäße lassen sich mit der GE-MRT auch stark bewegliche oder sehr dünne Dissektionsmembranen darstellen sowie Entry- und Reentrystellen durch Kontinuitätsunterbrechung der Membran, aber vor allem durch Flußphänomene sicher lokalisieren [12] (Abb. 8).

Die Differenzierung von wahrem und falschem Lumen der Dissektion gelingt im SE-Bild, vor allem im 2. Echo, aufgrund der unterschiedlichen Signalintensitäten beider Lumina. Hier ist die MRT der dynamischen CT überlegen. Der langsame Blutfluß im falschen Lumen führt infolge der Spin-Dephasierung zur Signalanhebung, während die schnelle Blutströmung im wahren Lumen eine niedrige Signalintensität verursacht. Im GE-Bild ohne Flußkompensation stellt ein ringförmiger dunkler Linienartefakt im wahren Lumen eine gute Differenzierungshilfe dar. Messungen der Flußgeschwindigkeit erlauben quantitative Aussagen [5]. Dadurch, daß weder ionisierende Strahlen noch eine arterielle Punktion oder i.v.-injizierte Kontrastmittel notwendig sind, eignet sich die MRT besonders zur Verlaufskontrolle bei chronischen Dissektionen [11, 36].

Nachteile der MRT im Vergleich zur transösophagealen Echokardiographie sind der größere technische Aufwand und die Beschränkung auf klinisch stabile Patienten wegen der zur Zeit noch problematischen Überwachungs- und Beatmungsmöglichkeiten. Im Gegensatz zur Arteriographie sind die Koronargefäße nicht beurteilbar. Artefakte können in der MRT eine Dissektion vortäuschen [44], so z. B. Wasser-Fett-Verschiebungsartefakte [30].

Gefäßanomalien

Vor allem bei Kindern mit angeborenen Herz- und Gefäßanomalien ist die derzeit als Standard geltende Cineangiokardiographie mit einer unerwünschten Strahlenexposition und Komplikationen am Ort der Arterienpunktion verbunden [9]. Im Vergleich mit der Echokardiographie ermöglicht die MRT als gleichfalls nichtinvasives Verfahren in einer einzigen Untersuchung eine übersichtlichere Darstellung der Anatomie des Herzens und der mediastinalen Gefäße, verbunden mit funktionellen Informationen [42, 45]. Sie zeigt eine deutlich höhere diagnostische Sensitivität und Spezifität als die Echokardiographie bei der Beurteilung von Gefäßanomalien. Das gilt vor allem für ältere Kinder und Jugendliche, bei denen die Anschallbedingungen zunehmend ungünstiger werden [22].

Aortenisthmusstenose

Der Nachweis einer Aortenisthmusstenose mit der MRT stellt bereits ein etabliertes Verfahren dar [3, 46]. Bei der typischen postduktalen Isthmusstenose stellt sich die Ausdehnung am besten in einer parallel zum Aortenbogen gewinkelten, sagittalen

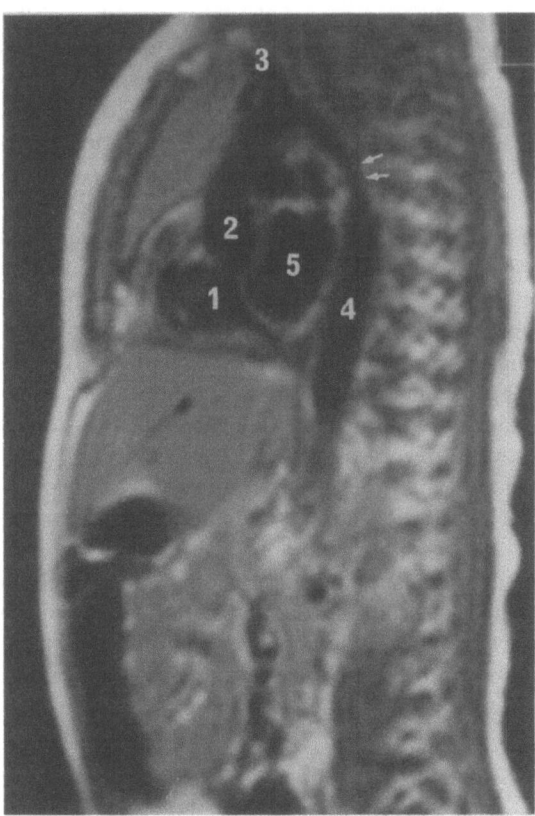

Abb. 9. Patient mit distal gelegener Aortenisthmusstenose (→). Sagittales, parallel zum Aortenbogen gewinkeltes SE, TE = 30 ms, TR = 570 ms. *1* Rechter Ventrikel, *2* Aortenwurzel, *3* Truncus brachiocephalicus, *4* Aorta descendens, *5* linker Vorhof

Schicht dar (Abb. 9), während sie auf den üblichen transversalen Schichten oft nicht oder nur als Kalibersprung sichtbar ist [21]. Die Diagnose wird erleichtert durch die GE-MRT, bei der am Ort der Stenose systolisch ein „jet" beginnt, dessen Länge mit der Höhe des Druckgradienten korreliert [43]. Allerdings sollten nicht nur axiale GE-Schichten angefertigt werden, da durch Bewegungen der Aorta aus der Bildebene heraus durch Teilvolumeneffekte der Eindruck eines „jets" entstehen kann, selbst wenn keine Koarktation vorliegt [33].

Ductus Botalli apertus

Zur Diagnose eines offenen Ductus arteriosus Botalli sind häufig zusätzliche, angulierte Schichten neben den routinemäßig durchgeführten sagittalen und transversalen Schnittebenen erforderlich. Auf einen offenen Ductus kann indirekt eine Asymmetrie des Aortenbogens, verbunden mit einer Erweiterung der rechten Pulmonalarterie, hinweisen, da kleine, oft gewunden verlaufende aortopulmonale Verbindungen mit der MRT nur schlecht direkt darzustellen sind [22]. In diesen Fällen ist ein in der Nähe der Pulmonalisbifurkation entstehender „jet" auf GE-Bildern richtungsweisend.

Andere angeborene Anomalien des Aortenbogens wie Hypoplasie, rechter oder doppelter Aortenbogen, Trunkusanomalien sowie die Transposition der großen Gefäße machen zur exakten Diagnose ebenfalls häufig die Untersuchung in zusätzliche Schichtebenen erforderlich. Eine begleitende Kompression oder Verdrängung von Trachea oder Hauptbronchien ist mit der MRT gut diagnostizierbar, so daß Aortographien oder Bronchoskopien oft vermieden werden können [41, 45].

Postoperative Verlaufskontrollen

Die MRT ermöglicht die Dokumentation der Ergebnisse operativer Maßnahmen bei Verzicht auf Kontrastmittel und ionisierende Strahlung schon in einem frühen Stadium nach der Operation als Vergleichsgrundlage für spätere Nachuntersuchungen, die vor allem bei Aorten- oder Klappenersatz, aber auch nach operativen Korrekturen von Gefäßanomalien ohne Implantation allogenen Materials notwendig sind [43]. Sowohl Frühkomplikationen wie Nachblutung oder Nahtruptur als auch Spätkomplikationen wie Anastomosenaneurysma, (Re-)Dissektion oder Protheseninfektion sind mit der MRT rechtzeitig erkennbar.

Aortenersatz

Bei Patienten mit operiertem Aortenaneurysma wird heute die MRT als die Methode der ersten Wahl angesehen. Im Vergleich zur CT bietet sie gleichwertige Informationen über das Vorhandensein von Thromben und über die Gefäßweite sowie bei Aortendissektionen über persistierende Dissektionsmembranen. Wegen der varia-

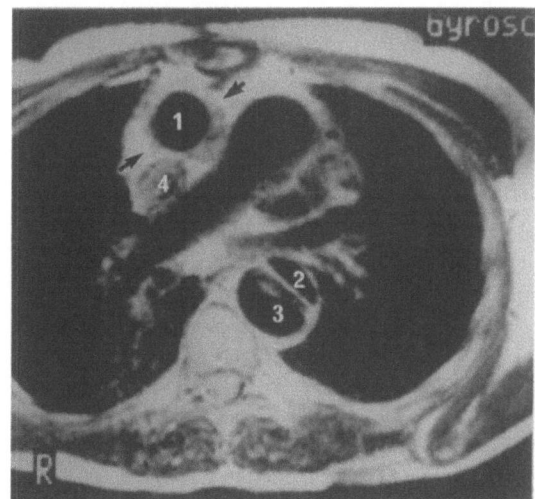

Abb. 10. Zustand nach Aorta-ascendens-Ersatz wegen Aortendissektion DeBakey Typ III. Transversales SE, TE = 60 ms, TR = 540 ms. Der Aortaascendens-Ersatz *(1)* ist von einer leicht signalgeminderten Struktur (→) umgeben, die der um den Graft geschlagenen ursprünglichen Aortenwand entspricht. Persistierende Dissektionsmembran mit wahrem *(2)* und falschem *(3)* Lumen in der Aorta descendens; signalintensive Darstellung des Bluts der V. cava superior *(4)* bei langsamem Blutfluß

blen Schnittführung hat sie Vorteile bei der Beurteilung von Anastomosenverhält-
nissen und wegen der höheren Flußsensitivität bei der Unterscheidung von wahrem
und falschem Lumen (Abb. 10) [36]. Aussagen über den Abgang von Gefäßen aus
dem falschen Lumen sind möglich, werden allerdings durch das Auflösungsvermö-
gen der MRT begrenzt [49].

Bei Patienten mit Aorta-ascendens-Ersatz durch einen klappentragenden „com-
posite graft" treten im CT störende Artefakte durch Metallanteile des Klappenersat-
zes auf, während im SE-MRT derartige Artefakte kaum oder gar nicht sichtbar werden und so die perivalvuläre Region besser beurteilbar ist [15]. Dabei scheint die
MRT der CT im Nachweis von Graft-Infektionen überlegen zu sein [38].

Operativ behandelte Aortenisthmusstenose

Bei Patienten mit operierter Aortenisthmusstenose treten häufig postoperativ Beschwerden auf, die ihre Ursache in Gefäßveränderungen haben. Bekannt sind distale Verlagerung oder Dilatation des Ursprungs der A. subclavia sinistra, Hypoplasie des Aortenbogens oder Dilatation der A. ascendens. Weiterhin werden aneurys-
matische Erweiterungen der Aorta im Operationsgebiet oder Re-Stenosen beschrie-

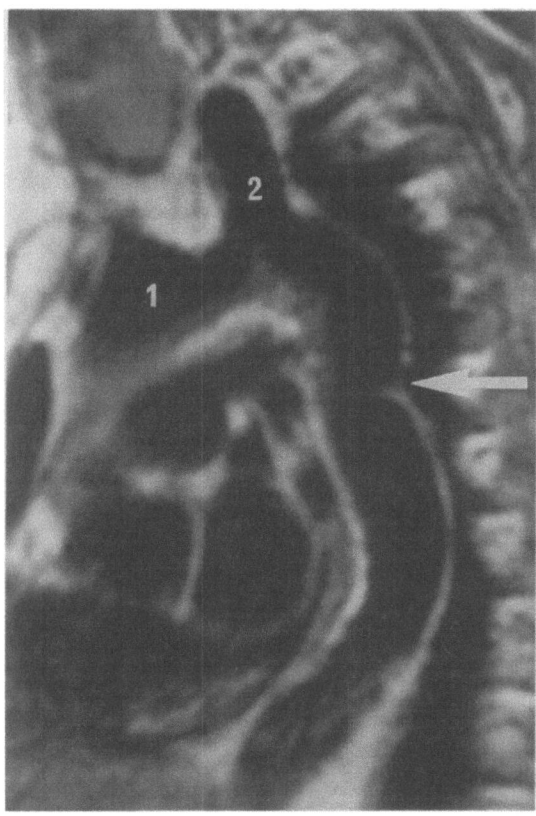

Abb. 11. Zustand nach operativer Aor-
tenisthmusstenosenerweiterung mit einem patch. Parallel zum Aortenbogen
gewinkeltes, sagittales SE, TE = 30 ms,
TR = 1000 ms. Am Ort der Erweiterung leichte Reststenosierung (→).
1 Aorta ascendens, 2 A. subclavia sinistra

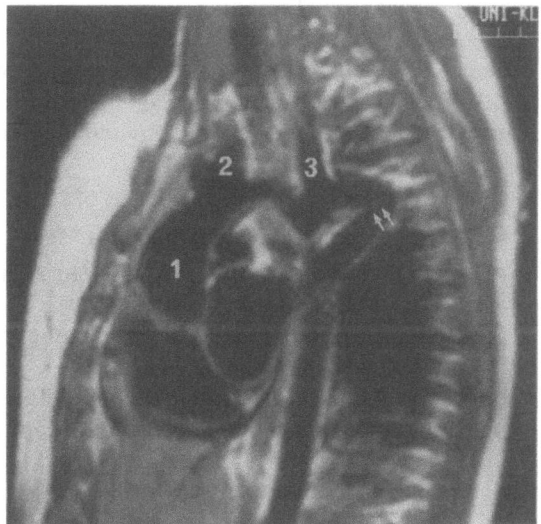

Abb. 12. Zustand nach Korbhenkel-prothese zwischen A. subclavia sinistra und Aorta descendens wegen hochgra-diger Aortenisthmusstenose. Sagittales SE, TE = 30 ms, TR = 870 ms. Regel-rechte Darstellung der Aorta ascendens *(1)*, des Abgangs des Truncus brachio-cephalicus *(2)*, der A. subclavia sinistra *(3)*. Der implantierte Graft weist ein „kinking" (→) auf

ben [25, 36] (Abb. 11 und 12). Vor allem Patienten mit Re-Stenose und aneurysmati-scher Erweiterung im Operationsgebiet bedürfen einer regelmäßigen Nachkontrolle. Die MRT hat sich auch hier hinsichtlich Sensitivität und Zuverlässigkeit als der An-giographie zumindest gleichwertig erwiesen, während sie, außer bei Kleinkindern, gegenüber der Echokardiographie überlegene Ergebnisse liefert [39].

Gefäßwandveränderungen

In der Diagnostik von Aortengefäßwandveränderungen wie beim Takayasu-Syndrom oder atherosklerotischen Plaques zeigt die MRT bisher keine befriedigenden Ergeb-nisse. Während gröbere Veränderungen sich als Verdickung der Gefäßwand oder Gefäßwandunregelmäßigkeiten darstellen, zeigt die MRT bei diskreteren Verände-rungen v. a. an den aus dem Aortenbogen entspringenden Gefäßen eine zu geringe Sensitivität [6, 32].

Zusammenfassung

Die Vor- und Nachteile der MRT sowie Indikationen und Kontraindikationen sind nachfolgend zusammengefaßt:

Vorteile der MRT

— Fehlende Invasivität,
— keine Kontrastmittelapplikation,

- keine ionisierende Strahlung,
- beliebig wählbare Schnittebenen,
- Beurteilbarkeit von Anatomie und Flußphänomenen aller großen thorakalen Gefäße in einer Untersuchung,
- großes Untersuchungsfeld mit Darstellung der übrigen Thoraxorgane.

Nachteile der MRT

- Keine Untersuchung am Patientenbett,
- beatmete Patienten und Patienten mit Herzschrittmacher können nicht untersucht werden,
- keine Quantifizierung von Druckgradienten,
- z. Z. kein „real-time-imaging",
- eingeschränkte Beurteilbarkeit kleiner Gefäße, insbesondere der Koronargefäße,
- eingeschränkte Beurteilbarkeit von diskreteren Gefäßwandveränderungen,
- z. Z. noch geringe Verfügbarkeit,
- lange Untersuchungsdauer (45–90 min).

Indikationen zur MRT der thorakalen Aorta

- Aortenaneurysma und Aortendissektion: Diagnose, Verlaufskontrolle,
- angeborene Gefäßanomalien: Diagnostik und Verlaufskontrolle, insbesondere bei Kindern,
- peri- und postoperative Kontrolle bei Zustand nach operativen Eingriffen an der Aorta.

Neuere Verfahren zur MRT Bilderstellung stellen die Snapshot-Bildgebung [31] und die Echoplanar-Bildgebung [18] dar, die eine Bildakquisition in 200–300 beziehungsweise 40 ms erlauben. Ihre Vorteile bestehen vor allem in einer Reduktion der Bewegungs- und -Flußartefakte bei gleichzeitiger Verkürzung der Untersuchungszeit. Durch diese neuen Techniken rücken ein „real-time-imaging" und eine dreidimensionale Bildakquisition näher.

Literatur

1. Amparo EG, Higgins CB, Hoddick W, et al (1984) Magnetic resonance imaging of aortic disease: preliminary results. AJR 43:1203–1209
2. Amparo EG, Higgins CB, Hricak H, Solitto R (1985) Aortic dissection: magnetic resonance imaging. Radiology 155:399–406
3. Amparo EG, Higgins CB, Shafton EP (1984) Demonstration of coarctation of the aorta by magnetic resonance imaging. AJR 143:1192–1194
4. Anderson MW, Higgins CB (1990) Should the patient with suspected acute dissection of the aorta have MRI, CAT scan, or aortography as the definitive study? Cardiovasc Clin 21:293–306
5. Bogren HE, Underwood SR, Firmin DN, Mohiaddin RH, Klipstein RH, Rees RSO, Longmore DB (1988) Magnetic resonance velocity mapping in aortic dissection. Br J Radiol 61:456–462
6. Bond JR, Charboneau JW, Stanson AW (1990) Cases of the day. Ultrasound. Takayasu arteriitis. Radiographics 10:725–727
7. Bradley WG, Waluch V (1985) Blood flow: magnetic resonance imaging. Radiology 154:443–450

8. Bryant DJ, Payne JA, Firmin DN, Longmore DB (1984) Measurement of flow with NMR imaging using a gradient pulse and phase difference technique. J Comput Assist Tomogr 8:588–593

9. Culham JA, Freedom RM (1985) Complications of cardiac catheterisation and angiography. In: Cassner EG (ed) Iatrogenic disorders of the fetus, infant, and child. Springer, New York Berlin Heidelberg Tokyo, pp 39–60

10. Dinsmore RE, Wismer GL, Miller WS, et al (1985) Magnetic resonance imaging of the heart using image planes oriented to cardiac axis: experience with hundred cases. AJR 145:1177–1183

11. Dinsmore RE, Libertson RR, Wismer GL (1986) Magnetic resonance imaging of thoracic aortic aneurysms: comparison with other imaging methods. AJR 146:309–314

12. Dinsmore RE, Van Weeden J, Miller SE, et al (1986) MRI of dissection of the aorta: recognition of the intimal tear and differential flow velocities. AJR 146:1286–1288

13. Dooms GC, Higgins CB (1986) The potential of magnetic resonance imaging for the evaluation of thoracic arterial diseases. J Thorac Surg 92:1088–1095

14. Ennker J, Schneider R, Felix R, Hetzer R (1989) Prä- und postoperative Bewertung thorakaler Aneurysmen mittels Kernspintomographie. In: Sandmann W, Kniemeyer HW (Hrsg) Aneurysmen der großen Arterien. Huber, Bern

15. Ennker J, Schubert C, Schneider R, Felix R, Hetzer R (1989) Postoperative Erfolgs- und Verlaufskontrollen thorakaler Aortenerkrankungen mittels Kernspintomographie. Langenbecks Arch Chir 374:349–357

16. Feglin DH, George CR, MacIntyre WJ, O'Donnel JK, Go RT, Pavlicek W, Meaney TF (1985) Gated cardiac magnetic resonance structured imaging: optimization by electronic axial rotation. Radiology 154:129–132

17. Firmin DN, Nayler GL, Klipstein RH, Underwood SR, Rees RSO, Longmore DB (1987) In vivo validation of MR velocity imaging. J Comput Assist Tomogr 11:751–756

18. Friedburg H, Hennig J, Nauerth A (1986) RARE MR imaging. Magn Reson Med 2:234–241

19. Glazer HS, Gutierrez FR, Levitt RG, Lee JK, Murphy WA (1985) The thoracic aorta studied by MR imaging. Radiology 157:149–155

20. Goldman AP, Kother NN, Scanlon MH, Ostrum B, Paramaswaran R, Parry RW (1986) The complementary role of magnetic resonance imaging, Doppler echocardiography and computed tomography in the diagnosis of dissecting thoracic aneurysms. Am Heart J 111:970–981

21. Gomes AR (1989) MR imaging of congenital anomalies of the thoracic aorta and pulmonary arteries. Radiol Clin North Am 27:1171–1181

22. Gomes AS, Lois JF, George B (1987) Congenital abnormalities of the aortic arch: MR imaging. Radiology 165:691

23. Hahn D, Seelos K, Nägele M (1988) Wertigkeit der Kernspintomographie in der Diagnostik thorakaler Aortenerkrankungen. ROFO 148:359–362

24. Higgins CB, Stark D, McNamara M, Lanzer P, Crooks LE, Kaufmann L (1984) Multiplane magnetic resonance imaging of the heart and major vessels: study in normal volunteers. AJR 142:661–667

25. Kaemmerer H, Theissen P, König U, et al (1989) Klinische und magnetresonanztomographische Verlaufskontrollen operativ behandelter Aortenisthmusstenosen im Erwachsenenalter. Z Kardiol 78:777–783

26. Kersting-Sommerhof BA, Sechtem U, Schiller NB (1987) MR imaging of the thoracic aorta in Marfan patients. J Comput Assist Tomogr 11:633–639

27. Kersting-Sommerhof BA, Higgins CB, White RD, Sommerhof CP, Lipton MJ (1988) Aortic dissection: sensitivity and specificity of MR imaging. Radiology 166:651–655

28. Klipstein R, Firmin DN, Underwood SR, Rees RSO, Longmore DB (1987) Blood flow patterns in the human aorta studied by magnetic resonance. Br Heart J 58:316–323

29. Lois JF, Gomes AS, Brown K, Mulder D, Laks H (1987) Magnetic resonance imaging of the thoracic aorta. Am J Cardiol 60:358–362

30. Lotan CS, Cranney GB, Doyle M (1989) Fat-shift artifact simulating aortic dissection on MR images. AJR 152:385–386

31. Matthaei MD, Haase A, Henrich D, Dühmke E (1990) Cardiac and vascular imaging with an MR snapshot technique. Radiolog 177:527–532

32. Miller DL, Reinig JW, Volkman DJ (1986) Vascular imaging with MRI: inadequacy in Takayasu's arteriitis compared with angiography. AJR 146:949–954

33. Mirowitz SA, Lee JKT, Gutierrez FR, Brown JJ, Eilenberg SS (1990) "Pseudocoarctation" of the aorta: pitfall on cine MR imaging. J Comput Assist Tomogr 14:753–755
34. Mitchell L, Jenkins JP, Watson Y, Rowlands DJ, Isherwood I (1989) Diagnostic and assessment of mitral and aortic valve disease by cine-flow magnetic resonance imaging. Magn Reson Med 12:181–197
35. Murphy WA, Gutierrez FR, Levitt RG, Glazer HS, Lee JK (1985) Oblique views of the heart by magnetic resonance imaging. Radiology 154:225–226
36. Neufang KFR, Theissen P, Deider S, Sechtem U (1989) Thorakale Aortendissektion-Stellenwert von MRT und CT in der Verlaufskontrolle nach prothetischem Aortenersatz. ROFO 151: 659–665
37. O'Donnovan PB, Ross JS, Sivak ED, O'Donnel JK, Meaney TF (1984) Magnetic resonance imaging of the thorax: the advantage of coronal and sagittal planes. AJR 143:1183–1188
38. Olofsson PA, Auffermann W, Higgins CB (1988) Diagnosis of prosthetic aortic graft infection by magnetic resonance imaging. J Vasc Surg 8:99–105
39. Rees S, Sommerville J, Ward C, Martinez J, Mohiaddin RH, Underwood R, Longmore DB (1989) Coarctation of the aorta: MR imaging in late postoperative assessment. Radiology 173: 499–502
40. Schaefer S, Peshock RM, Malloy CR (1987) Nuclear magnetic resonance imaging in Marfan's syndrome. J Am Coll Cardiol 9:70–74
41. Schuster T, Hecker WC, Ring-Mrozik E, Mantel K, Vogt T (1990) Trachealkompression durch Truncus brachiocephalicus im Säuglingsalter-operative Behandlung in 30 Fällen. Z Kinderchir 45:86–91
42. Sechtem U, Pflugfelder PW, White RD (1987) Cine-MR imaging: potential for the evaluation of cardiovascular function. AJR 148:239–246
43. Simpson IA, Chung KJ, Glass RF, Sahn DJ, Sherman FS, Hesselink J (1988) Cine magnetic resonance imaging for evaluation of anatomy and flow relations in infants and children with coarctation of the aorta. Circulation 78:142–148
44. Solomon SL, Brown JJ, Glazer HS, Mirowitz SA, Lee JKT (1990) Thoracic aortic dissection: pitfalls and artifacts in MR imaging. Radiology 177:223–228
45. Stern H, Bauer R, Schröter G, Emmrich P, Bühlmeyer K (1990) Bedeutung der Kernspintomographie in der Diagnostik angeborener Herz- und Gefäßfehler im Kindes- und Jugendalter. Röntgenpraxis 43:233–236
46. Stern H, Locher D, Wallnöfer K, Weber F, Scheid KF, Bühlmeier K (1988) New noninvasive quantification of coarctation of the aorta: magnetic resonance imaging in comparison to invasive angiography. Pediatr Cardiol 9:193
47. Takamoto S, Omoto R (1987) Visualization of thoracic dissecting aortic aneurysm by transesophageal Doppler color flow mapping. Heart 12:187–193
48. Schulthess GK von, Higgins CB (1985) Blood flow imaging with MR spin phase phenomena. Radiology 157:687–695
49. White RD, Ullyuot DJ, Higgins CB (1988) MR imaging of the aorta after surgery for aortic dissection. AJR 150:87–92

Magnetresonanztomographie bei koronarer Herzerkrankung

P. THEISSEN, F. M. BAER, K. SMOLARZ, U. SECHTEM, M. JUNGEHÜLSING, H. H. HILGER und H. SCHICHA

Bei der Diagnostik von morphologischen Veränderungen des kardiovaskulären Systems, insbesondere bei angeborenen Vitien, kardialen Raumforderungen und aortalen Erkrankungen, hat die Magnetresonanztomographie einen wichtigen Platz unter den nichtinvasiven Verfahren eingenommen. Die Möglichkeiten der Magnetresonanztomographie (MRT) bei der Diagnostik der koronaren Herzkrankheit erscheinen jedoch noch begrenzt. Da die MRT teuer und nicht, wie z. B. die Echokardiographie, am Krankenbett einsetzbar und noch nicht verbreitet ist, bleibt dieses nichtinvasive Verfahren bisher auf diagnostische Problemfälle beschränkt.

Welchen Beitrag die MRT zur Zeit bei der Beurteilung der koronaren Herzkrankheit und den mit ihr verbundenen kardialen Veränderungen leisten kann und welche Perspektiven für zukünftige Möglichkeiten magnetresonanztomographischer Diagnostik bestehen, soll im folgenden skizziert werden.

Koronararterien

Bei der Beurteilung der Herzkranzgefäße und deren Stenosen stellt die selektive Angiographie bei der Herzkatheteruntersuchung den „Goldstandard" dar. Sowohl mit der Spin-Echo- wie auch mit der Gradienten-Echo-Technik gelingt der Magnetresonanztomographie nur die Abbildung der proximalen Koronararterien (Abb. 1). Bei der Spin-Echo-Technik erscheint das Gefäßvolumen signalarm, wogegen es bei der Gradienten-Echo-Methode [13, 21, 23] signalintensiv dargestellt wird. Aus einer eigenen Untersuchung [12] geht hervor, daß die Darstellung der Koronararterien mit dem Gradienten-Echo-Verfahren häufiger und besser als mit der Spin-Echo-Technik gelingt. Der Hauptstamm und die proximalen Anteile von R. intraventricularis anterior (RIVA), R. circumflexus (RCX) und rechter Koronararterie (RCA) wurden mit der Spin-Echo-Technik bei Patienten ohne koronare Herzkrankheit in 52–63% (im Mittel 56%); $n = 88$) abgebildet, mit dem Gradienten-Echo-Verfahren jedoch in 64–100% (im Mittel 86%). Dies ist bedingt durch den besseren Kontrast zwischen Myokard und den signalintensiven Kranzgefäßen im Gradienten-Echo-Bild und durch die Erfassung mehrerer Phasen des Herzzyklus, wodurch die Gefäße in ihrer Bewegung gegen die Aufnahmeebene zumindest auf einigen der Phasenbilder dargestellt werden. Die distalen Anteile der Koronararterien waren insgesamt mit beiden Verfahren deutlich seltener abgrenzbar.

Friedmann/Gross-Fengels/Neufang (Hrsg.)
Stent-Implantationen und vaskuläre MR-Diagnostik
© Springer-Verlag Berlin Heidelberg 1991

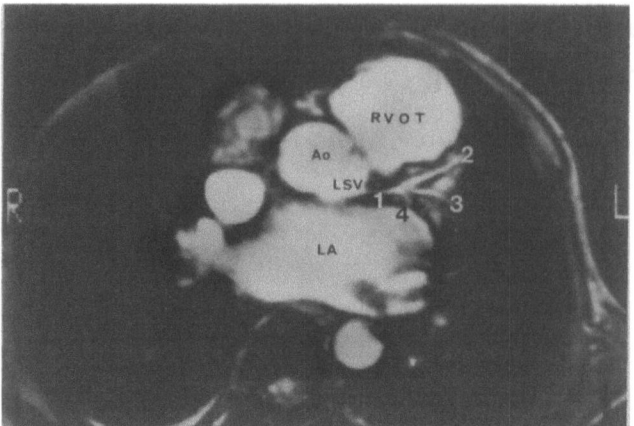

Abb. 1. Transversales Gradienten-Echo-Bild auf Höhe des anterobasalen Myokardsegments des linken Ventrikels mit Darstellung des Hauptstamms *(1)* der linken Kranzarterie, des proximalen R. interventricularis anterior (RIVA) *(2)*, eines Intermediärasts *(3)* sowie des Abgangs des Ramus circumflexus *(4)*; *Ao* Aortenwurzel, *LSV* linker Sinus Valsalvae, *RVOT* rechtsventrikulärer Ausflußtrakt, *LA* linker Vorhof

Da der Koronararteriendurchmesser mit 2–4 mm an der Grenze der magnetresonanztomographischen Auflösung liegt, wird die Darstellung dieser dünnen Gefäßstrukturen besonders leicht durch Partialvolumeneffekte mit Myokardanteilen und durch Artefakte, wie Atmung, Fett-Wasser-Shift oder Bewegung des Herzens selbst gestört. Generell sind Schichtverfahren zur Abbildung gewundener Gefäßstrukturen weniger geeignet als projektive Verfahren.

Da im Spin-Echo-Bild ein normal durchflossenes Gefäßlumen und verkalkte Plaques gleichermaßen signalarm erscheinen, ist eine Abgrenzung von Stenosen mit diesem Verfahren nicht zu erwarten. Auch im Gradienten-Echo-Bild sind Stenosen der Koronararterien bei der zur Zeit möglichen räumlichen Auflösung nicht erkennbar, zumal die beschriebenen Artefakte, Partialvolumeneffekte und die unterschiedlichen Winkel, unter denen die kurvig verlaufenden Kranzgefäße angeschnitten werden, eine lokale Abgrenzung der zum Myokard hell kontrastierenden Koronarien häufig nicht zulassen. Darüber hinaus sind die theoretisch gut zum signalintensiven Lumen kontrastierenden signalarmen verkalkten Gefäßanteile nicht unterscheidbar von einem distal der Stenose auftretenden, ebenfalls signalarmen turbulenten Blutfluß. Wie derzeit schon bei der Darstellung der Hirnarterien [7], so können von einer gesteigerten Ortsauflösung und einer dreidimensionalen Rekonstruktion der Gefäße aus einem Satz isotroper dreidimensionaler Akquisitionsdaten auch Verbesserungen in der Darstellung der Koronararterien erwartet werden. Auflösungen bis zu 0,1 oder 0.05 mm wie bei der Koronarangiographie liegen derzeit nicht in technischer Reichweite.

Aortokoronarer Bypass

Die Möglichkeiten einer nichtinvasiven Bypass-Beurteilung wurden bisher mit Computertomographie, i.v.-DSA, nichtselektiver i.a.-DSA, Echokardiographie und

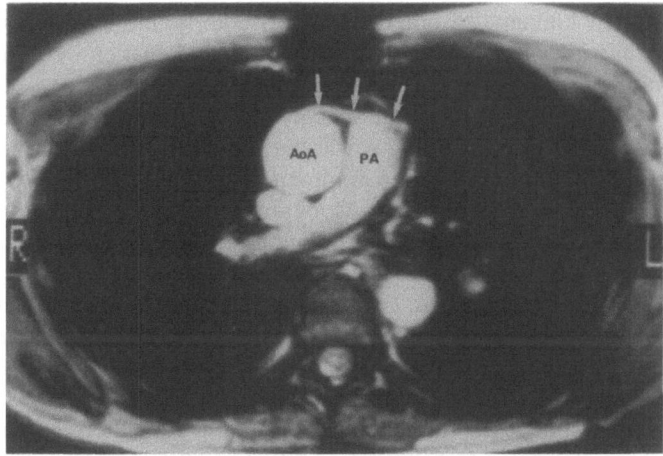

Abb. 2. Transversales Gradienten-Echo-Bild auf Höhe des Pulmonalarterienhauptstamms *(PA)* mit durchgängigem RIVA-Bypass *(Pfeile)*, dessen hier erfaßter proximaler Teil von seinem Ursprung aus der Aorta ascendens *(AoA)* über den Truncus pulmonalis zieht, bevor er nach kaudal umbiegt

Szintigraphie geprüft. Gegenüber diesen Methoden besitzt die Magnetresonanztomographie den Vorteil der dreidimensionalen Darstellungsweise, der beliebigen Schnittebenenwahl und der relativ einfachen Durchführung ohne ionisierende Strahlung oder Kontrastmittel. Offene aortokoronare Venenbrücken stellen sich aufgrund des Blutflusses im Spin-Echo-Bild signalarm dar. Im Gradienten-Echo-Bild sind sie signalreich, und eine phasische Verminderung der Signalintensität während des Herzzyklus weist auf erhaltenen Blutfluß hin. Verschlossene Venenbrücken kommen mit beiden Verfahren nicht zur Darstellung. In einer eigenen Studie [18] konnten im Vergleich zur selektiven Angiographie im Spin-Echo-Bild 90% der Venenbrücken korrekt als durchgängig diagnostiziert werden, im Gradienten-Echo-Bild 86%. Deutlich niedriger hingegen fiel die Sensitivität, d. h. das Erkennungsvermögen verschlossener Venenbrücken mit 66% beziehungsweise 76% aus. Wurden beide Verfahren angewandt und zur Beurteilung herangezogen, so ergänzten sie sich. Hierdurch stieg die Sensitivität zur Erkennung verschlossener Venenbrücken auf 79% bei einer Spezifität von 90%. Bei der Gradienten-Echo-MRT [22] wird aufgrund der besseren Erfassung bewegter Strukturen und dadurch zuverlässigerer Abgrenzbarkeit offener Venenbrücken die diagnostische Sicherheit erhöht (Abb. 2).

Artefakte erschweren oder vereiteln die Beurteilung von koronaren Venenbrükken mit der Magnetresonanztomographie. Signalarme längliche Zonen im Verlauf eines Bypasses können verursacht werden durch metallene Hämostaseclips sowie Metallringe zur Bypass-Markierung, durch Atmungs- oder Chemical-shift-Artefakte sowie darüber hinaus durch ein unregelmäßig verdicktes Perikard und perikardiale Flüssigkeitsvermehrung. Die mit einer Signalminderung einhergehenden Artefakte können im Spin-Echo-Bild mit offenen Venenbrücken verwechselt werden. Artefakte durch Metallimplantate erscheinen im Gradienten-Echo-Bild wesentlich größer als mit der Spin-Echo-Technik und können die eigentlich signalintensiven, offenen Venenbrücken verdecken, wodurch diese fälschlicherweise als verschlossen angesehen

werden können. In einer eigenen Studie konnten wegen multipler Artefakte von
Hämostaseclips Arteria-mammaria-interna-Brücken weder mit der Spin-Echo- noch
mit der Gradienten-Echo-Technik beurteilt werden.

Wegen der niedrigeren Sensitivität, die durch die für diese dünnen Gefäße noch
zu geringe Ortsauflösung sowie die Artefakte durch Atmung und Triggerprobleme
bei Arrhythmien zustande kommen dürfte, stellt die MRT derzeit keine Alternative
zur Angiographie und zur Myokardszintigraphie zur Bypass-Beurteilung dar. Sie
bietet jedoch den Vorteil, in einem einzigen Untersuchungsgang zusätzliche morphologische und funktionelle Parameter, z.B. die Myokarddicke und bei Anwendung der dynamischen Technik die regionale Kontraktilität, beurteilen zu können
[6, 13]. In Einzelfällen wäre es denkbar, die MRT bei Patienten mit pektanginösen
Beschwerden in der frühen oder späten postoperativen Phase als Entscheidungshilfe
zur Re-Angiographie hinzuzuziehen. Auch könnten Fortschritte bei der Messung
von Blutflußgeschwindigkeiten in Zukunft detailliertere Aussagen über den Funk-
tionszustand von Gefäßbrücken erlauben [19].

Myokardperfusion und -funktion

Im Gegensatz zur fehlenden Möglichkeit, Koronarstenosen bei der koronaren Herzkrankheit zu erkennen, kann die MRT zur Beurteilung des ischämisch geschädigten
Myokards beitragen. Bei guter räumlicher und zeitlicher Auflösung erlaubt die Gradienten-Echo-MRT eine gute epi- und endokardiale Abgrenzung des Myokards in
allen 3 Raumebenen. Über die Erfassung der regionalen Myokarddicke (Abb. 3) sowie der segmentalen systolischen Wanddickenzunahme ergeben sich Aufschlüsse
über die myokardiale Funktion [13]. Zum Beispiel kann bei Patienten mit abgelaufe-
nem Infarkt und persistierenden Beschwerden der magnetresonanztomographische
Nachweis von Restmyokard im Infarktbereich für die weiteren therapeutischen Ent-
scheidungen von Bedeutung sein.

Zur Erkennung und Abgrenzung einer Narbe bei chronischem Myokardinfarkt
kann mit Hilfe von konturerkennenden Computerprogrammen halbautomatisch in
den Gradienten-Echo-Bildern die myokardiale Endo- und Epikardgrenze bestimmt
werden. Bereiche mit verminderter diastolischer Wanddicke sowie einer fehlenden
oder verminderten systolischen Wanddickenzunahme korrelieren in ihrer Ausdehnung gut mit Narbengebieten in der Myokard-SPECT („single-photon-emission-
computer-tomography") mit dem Perfusionsmarker ^{99m}Tc-MIBI (Technetiumisonitril). In einer eigenen Vergleichsstudie an Infarktpatienten fand sich bei Einstufung
der Myokardsegmente kongruenter Tomogramme als narbig oder vital eine Übereinstimmung von 96% zwischen Magnetresonanztomographie und Myokardszintigraphie (Abb. 3 und 4) [16].

Eine fehlende oder verminderte systolische Wanddickenzunahme ohne diastolische Myokardverdünnung ist hingegen als Hinweis auf eine Ischämie zu werten. Bei
der szintigraphischen Überprüfung belastungsabhängiger Myokardischämien kommt
außer der Ergometriebelastung die intravenöse Anwendung von Dipyridamol in Frage. Da die Magnetresonanztomographie sehr empfindlich gegen Bewegungen ist,

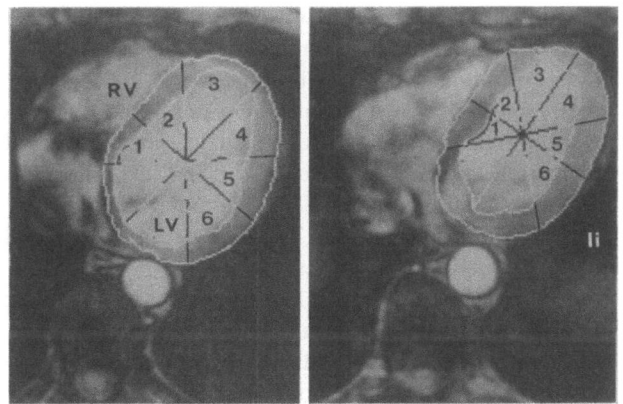

a   b

Abb. 3a, b. Diastolisches (**a**) und systolisches (**b**) transversales Gradienten-Echo-Bild des linken Ventrikels *(LV)* bei einem Patienten mit umschriebenem Vorderwandspitzeninfarkt. Die Beurteilung von Wanddicke und Wanddickenzunahme sowie der Vergleich mit dem Myokardszintigramm zur Unterscheidung von vitalem und narbigem Myokard wurde anhand von 6 Segmenten vorgenommen. Im Myokardsegment *3* deutlich erkennbare Wandverdünnung während der Diastole und stark verminderte systolische Wanddickenzunahme

	MIBI-SZ					MIBI-SZ		
	vital	narbig				vital	narbig	
MRT vital	139	6	145		**MRT** vital	141	8	149
narbig	3	80	83		narbig	1	78	79
	142	86	228			142	86	228

a   **Übereinstimmung insgesamt=96%**   **Übereinstimmung insgesamt=96%**   b

Abb. 4a, b. Vergleich zwischen der segmentalen Nuklidbelegung im Myokardszintigramm mit Technetiumisonitril *(MIBI-SZ)* und der enddiastolischen Wanddicke (**a**) sowie der systolischen Wanddickenzunahme des Myokards (**b**) in der Magnetresonanztomographie für alle 6 beurteilten Wandsegmente. (Vgl. Abb. 3)

stellt die pharmakologische Belastung derzeit die beste Möglichkeit zur Provokation von Belastungsischämien dar. Neuere Arbeiten [8] zeigen, daß eine Verminderung der systolischen Wanddickenzunahme als Folge einer Ischämie nach intravenöser Dipyridamolgabe mit der Gradienten-Echo-MRT dargestellt werden kann und hinsichtlich der Lokalisation mit reversiblen Defekten in der Myokardszintigraphie mit [201]Thallium übereinstimmt.

Durch kombinierten Einsatz der Wandbewegungsanalyse mit neuen Kontrastmitteln [9, 11] und deutlich verkürzten Aufnahmezeiten wird sich die Beurteilung der Myokardperfusion mit der Magnetresonanztomographie verbessern. Durch Software-Modifikationen sind bereits heute bei Einsatz der sog. „Snapshot-flash-MR-Technik" Aufnahmezeiten von etwa 200 ms für ein Gradienten-Echo-Bild möglich

[5]. Hierdurch kann eine Kontrastmittelanflutung am Signal-Enhancement im Myokard unter Real-time-Bedingungen gemessen werden. Eine verminderte oder fehlende Anflutung von Gadolinium-DTPA weist dabei auf Ischämie- oder Narbenareale hin. Um zwischen normalem und minderperfundiertem vitalen Myokard differenzieren zu können, wurde zusätzlich nach myokardaffinen Substanzen mit paramagnetischen Liganden gesucht, welche sich hinsichtlich ihrer Retention im normalen und ischämischen Muskelgewebe unterscheiden. So erlaubt z.B. Manganäthylendiamintetraphosphonat im Tierversuch eine Unterscheidung von normalem und minderperfundiertem Myokard [11].

Ein frischer Infarkt ist nichtinvasiv magnetresonanztomographisch auf zwei Arten abgrenzbar: Bei der Spin-Echo-Technik kann nicht nur ein erstes, sondern auch ein 2. und 3. Spin-Echo, z.B. 30, 60 und 90 ms nach dem Anregungsimpuls, akquiriert werden. Hierbei gibt das Bild des ersten Echos am besten die anatomischen Verhältnisse wieder, das des 2. Echos Informationen über den Blutfluß, und das des 3. Echos zeigt in einem akuten Infarktareal Signalveränderungen durch das Gewebeödem. Das vom Infarkt betroffene Myokardareal erscheint im 2., stärker noch im 3. Echo signalintensiviert. Tierexperimentelle Untersuchungen haben jedoch ergeben, daß die Region mit höherer Signalintensität den eigentlichen Infarktbereich überschätzt [1]. Da zudem die myokardialen Signalintensitäten schon bei den Aufnahmen herzgesunder Probanden zwischen den verschiedenen Myokardabschnitten erheblich schwanken können, sind Unsicherheiten bei der Bestimmung der Ausdehnung eines Infarkts nicht auszuschließen.

Auch nach der i.v.-Gabe des Kontrastmittels Gadolinium-DTPA kommt es im Areal eines frischen Infarkts zu einer deutlich meßbaren Steigerung der Signalintensität [20]. Eine Unterscheidung zwischen ischämischem, aber noch vitalem, und irreversibel infarziertem Myokard gelingt möglicherweise nach i.v.-Applikation von eisenhaltigen Kontrastmitteln [9]. Diese Untersuchungen befinden sich derzeit noch im tierexperimentellen Stadium.

Funktionsparameter

Bei der Untersuchung ischämiebedingter kardialer Veränderungen können magnetresonanztomographisch verschiedene Funktionsparameter bestimmt werden. Zur Berechnung des ventrikulären Schlagvolumens, der Ejektionsfraktion und des endsystolischen und enddiastolischen Volumens des linken Ventrikels kann ein zweidimensionales Verfahren basierend auf dem Modell des Rotationsellipsoids benutzt werden [2]. Dieses Verfahren ist anhand von Spin-Echo-Bildern einfach durchzuführen und ergibt eine gute Korrelation mit den Werten der Radionuklidventrikulographie und der Lävokardiographie [3, 6]. Für unregelmäßig geformte linke Ventrikel (Aneurysma) und für den rechten Ventrikel mit seiner komplizierten geometrischen Form ist dieses zweidimensionale Verfahren aber nicht geeignet. Hier ist die dreidimensionale Analyse einer Serie übereinander liegender Gradienten-Echo-Bilder vorzuziehen. Hierzu werden die Flächen des rechten und des linken Ventrikelkavums im systolischen und diastolischen Phasenbild computergestützt in jeder Schicht berechnet. Nach Multiplikation mit der Schichtdicke und Addition aller Schichtvolumina vom Diaphragma bis zur Pulmonalarterie können die rechts- und linksventrikulären Volumina bestimmt sowie Schlagvolumina, Ejektionsfraktionen und gegebenenfalls Shunt-Fraktionen berechnet werden. Diese Messungen können besonders bei Kardiomyopathien, Aneurysmen und kongenitalen Vitien Aufschluß über die links- und rechtsventrikuläre Funktion geben. Methoden, die Annahmen über die Ventrikelgeometrie machen müssen, wie die Angio- und Echokardiographie, sind hier mit größeren Ungenauigkeiten behaftet [6, 13].

Postinfarzielle Komplikationen

Unter den postinfarziellen Komplikationen, die mit bildgebenden Verfahren erfaßt werden können, ist das linksventrikuläre Aneurysma am häufigsten. Die Magnetresonanztomographie erlaubt wegen der guten Ortsauflösung und der beliebigen Schnittführung eine genaue anatomische Beschreibung des Aneurysmas und die Bestimmung der Ausdehnung der Myokardnarbe (Abb. 3 und 5). In der Cine-Darstellung des Herzzyklus sind mit der dynamischen MRT Wandkinetik (Dyskinesie) und Flußverhältnisse im Aneurysma beurteilbar.

Häufig bilden sich in linksventrikulären Aneurysmen Thromben aus, deren Identifikation mit anderen Methoden schwierig sein kann. Bei einer eigenen vergleichenden Untersuchung [15] mit Echokardiographie, Angiokardiographie, Computertomographie und Spin-Echo-Magnetresonanztomographie zeigten sich CT und MRT in Sensitivität und Spezifität den beiden anderen Verfahren überlegen. Im Gegensatz zu den in allen Fällen interpretierbaren Studien im CT und der MRT wies die

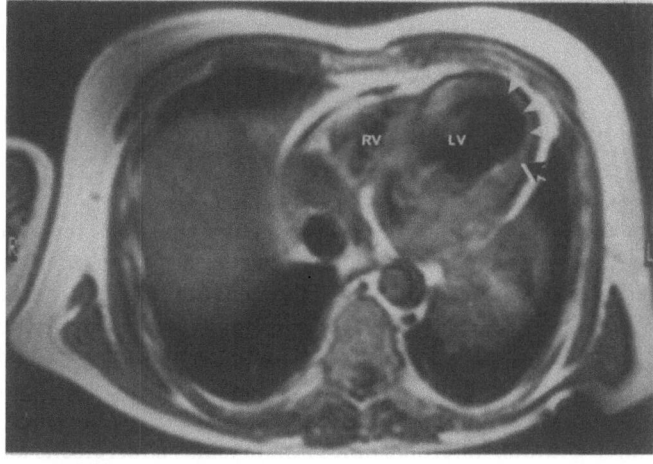

Abb. 5. Transversales Spin-Echo-Bild durch den linken Ventrikel: Gut abgrenzbares Vorderwandaneurysma *(Pfeilköpfe)*, deutlich erkennbare Wandverdünnung mit relativ scharfen Übergang der Narbenregion zum normalen Myokard der Seitenwand *(Pfeil)*; *LV, RV* linker und rechter Ventrikel

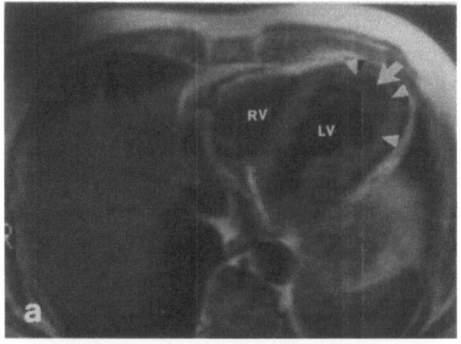

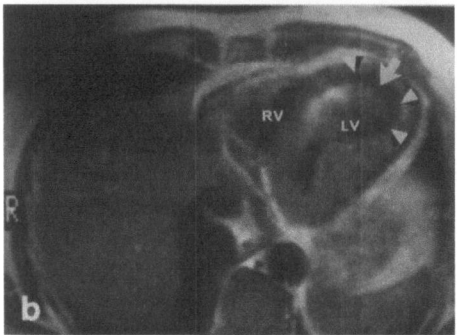

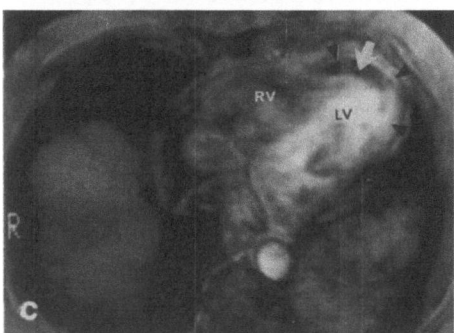

Abb. 6a–c. Transversale Tomogramme auf gleicher Höhe des linken Ventrikels: Gut abgrenzbares Vorderwandaneurysma *(Pfeilköpfe)* mit starker Wandverdünnung und wandauskleidendem linksventrikulärem Thrombus *(Pfeil).* **a** Spin-Echo-Technik mit 1. Echo (TE = 30 ms); **b** Spin-Echo-Technik mit 2. Echo (TE = 60 ms); **c** Gradienten-Echo-Technik (TR = 56 ms, TE = 13 ms, Flipwinkel 40°) mit im Vergleich zum SE-Bild besserer Abgrenzbarkeit des Thrombus mit geringerer Signalintensität als alle umliegenden Strukturen. *LV, RV* linker und rechter Ventrikel. (Vgl. Abb. 7a–c)

Angiographie 4% und die Echokardiographie 25% technisch ungenügende Ergebnisse auf. Wurden bei der Berechnung der positiven prädiktiven Werte die technisch inadäquaten Untersuchungen nicht miteinbezogen, so ergaben sich mit 76% und 78% die schwächsten Werte für die Angiographie und Echokardiographie, und mit 85% und 88% die besten für die Computertomographie und Magnetresonanztomographie. Bei der Spin-Echo-MRT können Schwierigkeiten bei der Unterscheidung zwischen Thrombus und Myokard einerseits sowie zwischen Thrombus und verlangsamten Blutfluß innerhalb eines Aneurysmas andererseits auftreten. In diesen Fällen ist die Kombination mit der Gradienten-Echo-Technik erforderlich. Bei einer eigenen Vergleichsstudie zwischen Gradienten-Echo- und Spin-Echo-Technik [4] wiesen die Thromben in allen Fällen (n = 15) mit der Gradienten-Echo-Technik signifikante

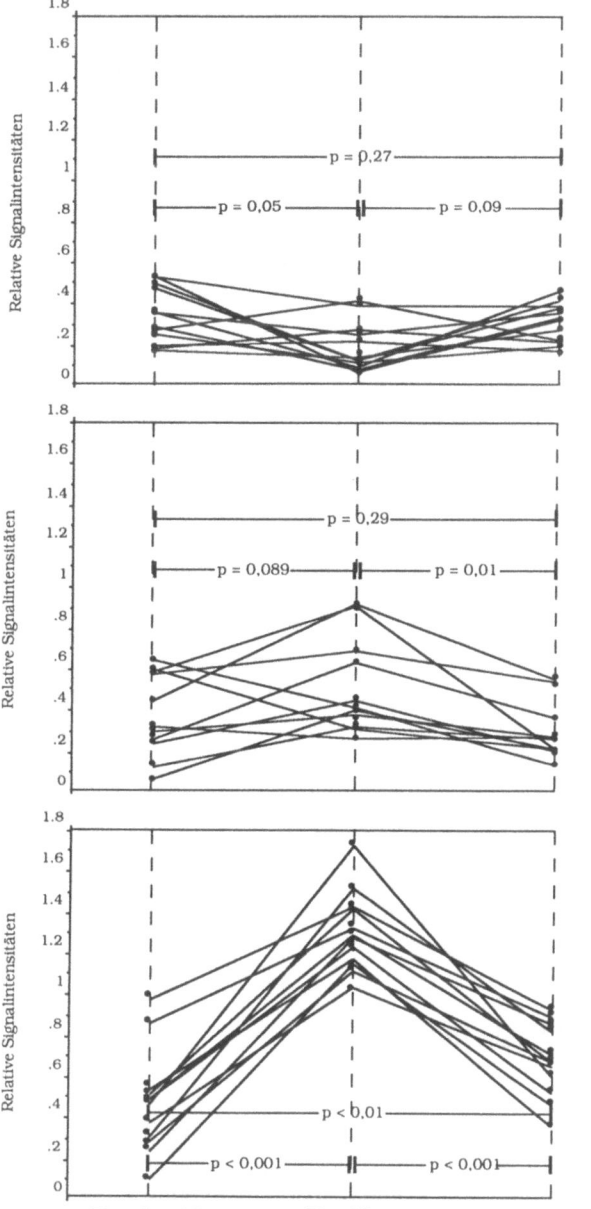

Abb. 7. a Vergleich der relativen Signalintensitäten im Spin-Echo-Bild bei 12 Patienten. TE = 30 ms, paired *t*-Test. Die Signalintensitäten von Thrombus und Myokard liegen auf ähnlichem Niveau, insgesamt jedoch zeigen die Signalintensitäten keine konsistenten Unterschiede zwischen den 3 Strukturen. **b** Vergleich der relativen Signalintensitäten im Spin-Echo-Bild bei 11 Patienten. TE = 60 ms, paired *t*-Test. Insgesamt hat Blut eine höhere Signalintensität als Myokard, jedoch zeigen die Signalintensitäten keine konsistenten Unterschiede zwischen Thrombus und kardialen Strukturen. **c** Vergleich der relativen Signalintensitäten im diastolischen Gradienten-Echo-Bild bei 11 Patienten. TE = 13 ms, Flipwinkel 40°. Die Signalintensitäten zeigen konsistente Unterschiede zwischen den 3 Strukturen

Signalunterschiede im Vergleich zu Myokard, normal und langsam fließendem Blut auf (Abb. 6a–c und 7a–c), so daß dadurch alle Thromben erfaßt werden konnten. Weiterhin gestattete die Cine-Wiedergabe der Gradienten-Echo-Bilder eine genauere Unterscheidung der Thromben von langsamem Blutfluß sowie die Beurteilung der Thrombusbeweglichkeit. Bei der etwa gleichen Sensitivität von CT und Spin-Echo-Technik läßt die verbesserte Abgrenzbarkeit von Thromben mit der Gradienten-

Echo-Technik die Magnetresonanztomographie gegenüber der CT vorteilhafter erscheinen. Obwohl die Echokardiographie die beste Screening-Methode zur Erkennung linksventrikulärer Thromben darstellt, bietet die MRT mit Spin-Echo- und Gradienten-Echo-Technik eine nichtinvasive Alternative bei den Patienten, die mit der Echokardiographie nicht adäquat untersucht werden können oder zweifelhafte Befunde aufweisen.

Postinfarzielle Ventrikelseptumdefekte werden heute meist echokardiographisch diagnostiziert. Die Magnetresonanztomographie kann bei solchen Patienten zur besseren Abklärung der anatomischen Verhältnisse auch im Hinblick auf eine operative Korrektur sinnvoll sein [17]. Darüber hinaus ist die MRT bei solchen Patienten indiziert, die sich echokardiographisch nicht oder nur schlecht untersuchen lassen. Zur vollständigen MR-tomographischen Untersuchung, besonders bei kleineren und unregelmäßig getunnelten oder mehrfachen Ventrikelseptumdefekten, gehört die Akquisition von Gradienten-Echo-Aufnahmen, da sie den signalarmen turbulenten Blutfluß vom linken in den rechten Ventrikel erfassen und so auch Defekte nachweisen können, die im Spin-Echo-Bild nicht oder nur unsicher abgrenzbar sind [17]. Zusätzlich kann bei Links-rechts-Shunt durch Vergleich der rechts- und linksventrikulären Schlagvolumina die Shunt-Fraktion in guter Übereinstimmung mit der Oximetrie bei der Herzkatheteruntersuchung abgeschätzt werden [17].

Eine nach Posterolateralinfarkt gegebenenfalls auftretende Mitralinsuffizienz kann durch die Darstellung des systolischen Regurgitationsjets im linken Vorhof in der Gradienten-Echo-MRT erfaßt werden. Das turbulent zurückfließende Blut stellt sich mit dieser Aufnahmesequenz signalarm dar, so daß es gut zum hellen, normal fließenden Blut im linken Vorhof kontrastiert. Zur semiquantitativen Schweregradeinteilung der Mitralinsuffizienz kann die Ausdehnung des so sichtbaren Regurgitationsjets mittels Computerprogramm halbautomatisch bestimmt werden. Mehreren Studien zufolge [10, 14] korreliert der so ermittelte Insuffizienzgrad gut mit der angiographischen und echokardiographischen Schweregradbestimmung. Die beste Unterscheidung der verschiedenen Schweregrade ist durch die Messung des Volumens des Regurgitationsjets möglich.

Schlußfolgerungen

Durch die Möglichkeit einer lückenlosen dreidimensionalen Erfassung des Herzens in Systole und Diastole mit beliebiger Schnittführung stellt die Magnetresonanztomographie ein mehrdimensionales, nichtinvasives Verfahren in der Diagnostik der koronaren Herzerkrankung zur Erfassung morphologischer und funktioneller Veränderungen dar. Die Wandbewegung und die systolische Wanddickenzunahme des linksventrikulären Myokards können auf dreidimensionalen Schichtaufnahmen auch in echokardiographisch schlecht darstellbaren Regionen gemessen werden. Komplikationen nach Infarkt lassen sich komplementär zur Echokardiographie und insbesondere bei diagnostischen Problemfällen präziser erfassen.

Für den Nachweis von Ischämien und Narben zeichnen sich für die Zukunft mit der Einführung schnellerer Aufnahmesequenzen und der Anwendung neuer Kontrastmittel Verbesserungen ab. Schwierig erscheint jedoch eine Verbesserung der Darstellung von Koronararterien, wobei dreidimensionale Datenakquisition sowie Flußmessungen in diesen kleinen Gefäßen auch hier neue Perspektiven für die Magnetresonanztomographie eröffnen könnten.

Literatur

1. Bouchard A, Reeves RC, Cranney G, Bishop SP, Pohost GM (1989) Assessment of myocardial infarct size by means of T2-weighted IH nuclear magnetic resonance. Am Heart J 117:281–289
2. Buschsieweke U, Kutzim H, Hilger HH (1986) Hemodynamic parameters of the left ventricle with nuclear magnetic resonance imaging. Ann Radiol 29:464–466
3. Deutsch H, Smolorz J, Sechtem U, Hombach V, Schicha H, Hilger HH (1988) Cardiac function by magnetic resonance imaging. Int J Cardiac Imag 3:3–12
4. Jungehülsing M, Sechtem U, Theissen P, Hungerberg K, Höpp HW, Schicha H (1990) Comparison of gradient-echo and spin-echo magnetic resonance imaging in detection of left ventricular thrombi. In: Schmidt HAE, Chambron J (eds) Nuclear medicine: quantitative analysis in imaging and function. Schattauer, Stuttgart, pp 57–59
5. Henrich D, Haase A, Matthaei D (1990) 3D-snapshot flash NMR imaging of the human heart. Magn Reson Imaging 8:377–379
6. Higgins CB (1988) MR of the heart: anatomy, physiology, and metabolism. AJR 151:239–248
7. Nitz WR, Mawad ME, Wendt RE (1989) Magnetic resonance angiography of the cerebral circulation. Book of abstract, Society of Magnetic Resonance in Medicine, 8th annual meeting, 158
8. Pennell DJ, Underwood SR, Burman ED, Ell PJ, Swanton RH, Walker M, Longmore DB (1989) Reversible ventricular wall motion abnormalities in coronary artery disease assessed by dipyridamol magnetic resonance imaging. Book of abstracts, Society of Magnetic Resonance in Medicine, 8th Annual Meeting, 54
9. Pettigrew RI, Brownell AL, Holmvang F (1989) Assessment of myocardial viability post acute infarction using cine and Fe contrast MRI: comparison to PET with N-14 ammonia and F-18 deoxyglucose. Book of Abstracts, Society of Magnetic Resonance in Medicine, 8th Annual Meeting, 1026
10. Pflugfelder PW, Sechtem U, White RD, Cassidy MM, Schiller NB, Higgins CB (1989) Noninvasive evaluation of mitral regurgitation by analysis of left atrial signal on cine magnetic resonance images. Am Heart J 117:1113–1139
11. Pflugfelder PW, Wendland MF, Holt WW, Quay SC, Worah D, Derugin N, Higgins CB (1988) Acute myocardial ischemia: MR imaging with Mn-TP. Radiology 167:129–133
12. Sechtem U, Kau P, Linden A, Deutsch H, Smolorz J, Höpp HW, Schicha H, Hilger HH (1988) Darstellung der Koronararterien mittels Kernspintomographie: Vergleich von Spin-Echo und dynamischer Technik. Z Kardiol 77 [Suppl 2]:91
13. Sechtem U, Pflugfelder PW, White RD, Gould RG, Holt W, Lipton MJ, Higgins CB (1987) Cine MR imaging: potential for the evaluation of cardiovascular function. AJR 148:239–246
14. Sechtem U, Sünger B, Kux R, Theissen P, Curtius JM, Höpp HW, Schicha H (1988) Nichtinvasive Beurteilung von Aorten- und Mitralinsuffizienzen mit dynamischer Magnetresonanztomographie. Z Kardiol 77:145–151
15. Sechtem U, Theissen P, Heindel W, et al (1989) Diagnosis of left ventricular thrombi by magnetic resonance imaging: comparison with angiography, computed by magnetic resonance imaging: comparison with angiography, computed tomography, and echocardiography. Am J Cardiol 64:1195–1199
16. Smolarz K, Baer FM, Theissen P, Jungehülsing M, Linden A, Sechtem U, Schicha H (1990) Quantitative evaluation of infarction size: A comparison of magnetic resonance imaging and MIBI-SPECT of the myocardium. Eur J Nucl Med 16:392
17. Theissen P, Sechtem U, Jungehülsing M, Linden A, Höpp HW, Schicha H (1990) Ventricular septal defect: evaluation of anatomy and shunt flow by magnetic resonance imaging. In: Schmidt HAE, Chambron J (eds) Nuklearmedizin. Nuclear medicine: quantitative analysis in imaging and function. Schattauer, Stuttgart, pp 237–240

18. Theissen P, Sechtem U, Langkamp S, Jungehülsing M, Höpp HW, Schicha H (1990) Coronary artery bypass grafts: assessment by magnetic resonance imaging and angiography. In: Schmidt HAE, Chambron J (eds) Nuclear medicine: quantitative analysis in imaging and function. Schattauer, Stuttgart, pp 234–236
19. Underwood SR, Firmin DN, Klipstein RH, Rees RSO, Longmore DB (1987) Magnetic resonance velocity mapping: clinical application of a new technique. Br Heart J 57:402–412
20. Van der Wall EE, De Roos A, Doornbos J, et al (1990) Gadolinium-enhanced magnetic resonance imaging in acute myocardial infarction. Eur J Radiol 11:1–9
21. Wehrli FW (1987) Fast-scan imaging: principles and contrast phenomenology. In: Higgins CB, Hricak H (eds) Magnetic resonance imaging of the body. Raven, New York, pp 23–41
22. White RD, Pflugfelder PW, Lipton MJ, Higgins CB (1988) Coronary Artery Bypass Grafts: Evaluation of Patency with Cine MR Imaging. AJR 150:1271–1274
23. Winkler ML, Ortendahl DA, Mills TC, Crooks LE, Sheldon PE, Kaufman L, Kramer DM (1988) Characteristics of partial flip angle and gradient reversal MR imaging. Radiology 166:17–26

Experimentelle Ansätze und klinische Untersuchungen zur Darstellung peripherer Gefäße und Gefäßstenosen mit der Magnetresonanzangiographie*

B. Krug und H. Kugel

Aus medizinischer Sicht ist neben der morphologischen Darstellung einer Stenose die Beurteilung ihrer hämodynamischen Relevanz von vorrangiger Bedeutung. Als neues, nichtinvasives bildgebendes Verfahren steht hierzu neben den etablierten Methoden der Angiographie und farbkodierten Doppler- bzw. Duplexsonographie die Magnetresonanzangiographie (MRA) zur Verfügung [1, 7, 8, 13, 14, 16]. Starke Beschleunigungen und Turbulenzen in Flüssigkeiten führen magnetresonanztomographisch zu einer Abnahme der Signalintensität, dem sogenannten „flow void" [4, 5]. Neben der Beurteilung der Bildmorphologie in der üblichen Darstellung als Modulusbild sind jedoch auch Aussagen über den Grad bewegungsinduzierter Dephasierungen der Bildelemente durch die Darstellung der Phasenlage der Signale in einem Phasenbild möglich [4, 5, 14]. Die Frage, ob an peripheren Gefäßen zum jetzigen Zeitpunkt magnetresonanztomographisch eine diagnostisch ausreichende morphologische Beurteilung des Gefäßstatus zu erzielen ist und ob darüber hinausgehend Aussagen über poststenotische Strömungsphänomene möglich erscheinen, wird im folgenden behandelt.

Methode

Die Untersuchung gliedert sich in einen experimentellen und einen klinischen Teil. Die magnetresonanztomographischen Messungen wurden an einem klinischen 1,5-T-Ganzkörper-System (Gyroscan S15, Philips) durchgeführt.

Experiment

Zum Studium der Flußcharakteristik im Bereich einer Gefäßeinengung wurde ein Funktionsmodell entwickelt, das die Perfusion definierter Stenosen mit variabel einstellbaren Flußraten erlaubt (Abb. 1). Das Strömungsprofil war zeitlich konstant gewählt. Der Volumenfluß wurde durch ein elektromagnetisches Flußmeßgerät (Statham-Elemente, Gould) registriert. Zunächst wurden 7 konzentrische Stenosen zwi-

* Unterstützt von der Deutschen Forschungsgemeinschaft (DFG)

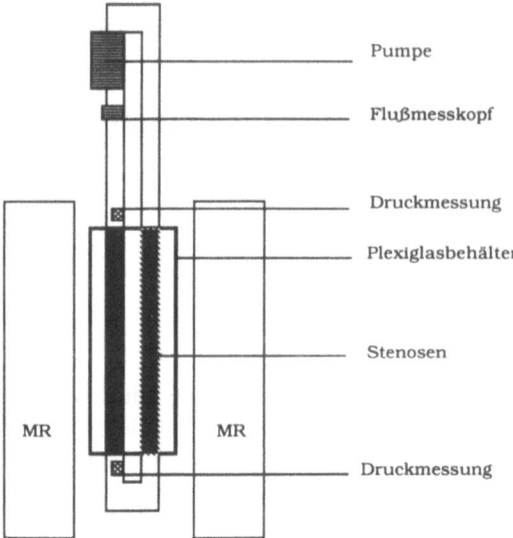

Abb. 1. Versuchsaufbau (schematisch)

schen 28% und 96% untersucht, die an Tygonschläuchen von 8 mm Innendurchmesser angebracht waren. Form und Grad der Stenosen wurde zuvor angiographisch bestimmt. Als Perfusionsmedium diente 0,9%ige NaCl-Lösung. Im MR-Tomographen wurden die stenosierten Schlauchabschnitte durch einen mit Agar-Agar gefüllen Plexiglaskasten geführt. Die Achsen der stenosierten Schläuche waren parallel zum Auslesegradienten ausgerichtet, bei aufeinanderfolgenden Serien wurde die Flußrichtung jeweils gegenläufig gewählt. Bei der 87%igen und der 96%igen Stenose wurde zusätzlich bei Achsenabweichungen von 17° und 22° zum Auslesegradienten gemessen.

Für jede Stenose und Ausrichtung zum Auslesegradienten erfolgten 2–3 Meßdurchgänge mit schrittweiser Erhöhung der Strömungsgeschwindigkeit von 0 auf 20 cm/s in Spin-Echo- (TR = 500 ms, TE = 27 ms) und GE-(Gradienten-Echo)-Technik (TR = 60 ms, TE = 27 ms, Flipwinkel 15°). Gemessen wurde mit der Körperspule, Bildausschnitt (FOV) 30 cm, Schichtdicke 10 mm, sagittale Schnittebene, Phasenkodierung senkrecht zur Flußrichtung, 256 · 256 Bildpunkte, Flußkompensation erster und zweiter Ordnung angewählt. Bei Datenakquisition in SE-Technik wurde sowohl das Modulus- als auch das Phasenbild rekonstruiert. Bei GE-Sequenzen wurde auf eine Rekonstruktion des Phasenbilds verzichtet, da nichtkorrigierbare Phasenverschiebungen durch Feldinhomogenitäten an den Objektgrenzen auftraten.

Neben der Analyse der Bildmorphologie wurde in allen Sequenzen die Länge des Gebiets veränderter Signalintensität hinter der Stenose ausgewertet. Hierzu wurde die Distanz zwischen dem Beginn der Stenose und der Hälfte des Wiederanstiegs der initialen Signalintensitätsänderung ermittelt. In den Phasendarstellungen sind die Grauwerte ein Maß für die Flußgeschwindigkeit, die intra- und poststenotisch einen vergleichsweise komplexen Kurvenverlauf aufweist. Daher wurde hier zusätzlich die Länge der vollständigen Signalintensitätsauslöschung bestimmt, die als Gebiet einer poststenotischen Turbulenz gedeutet wird. Um die Reproduzierbarkeit der Ergebnisse zu sichern, wurden die Messungen pro Einstellung wenigstens einmal wiederholt. Hierbei wurden die Längen der poststenotischen Signalintensitätsänderung in keiner der angewandten Untersuchungsmethoden durch eine Umkehr der Perfusionsrichtung um 180° beeinflußt. Angegeben sind die Mittelwerte der Messungen.

Klinik

Bislang wurden 20 Patienten (Alter 57 ± 12 Jahre) mit konventionell angiographisch nachgewiesenen Durchblutungsstörungen der Becken- und Beingefäße mittels MR-Angiographie der betroffenen Gefäßregion nach der Time-of-flight-Methode (TOF-MRA) untersucht. Die Datenakquisition erfolgte zweidimensional in mehreren transversalen Schichten mit flußrephasierten Gradienten-Echo-Sequenzen (TR = 40–46 ms, TE = 13–15 ms, Flipwinkel 30–60°, FOV = 30–40 cm, Schichtdicke 2–4 mm, Körperspule). Um zu vermeiden, daß auch venöse Strukturen dargestellt werden, wurde eine dicke Schicht (10 cm) kaudal der zu untersuchenden Schicht vorgesättigt. Auf diese Weise geben Spins, die von unten in den gemessenen Bereich einfließen, kein Signal. Die dreidimensionale Rekonstruktion des Bilds erfolgte nach dem Prinzip der „maximum-intensity-projection" aus den aufgenommenen Einzelschichten [2]. Zusätzlich zu einer Übersichtsdarstellung aller im untersuchten Körpervolumen sichtbaren arteriellen Gefäße („plane projection", Projektionsdarstellung senkrecht zur Ebene der gemessenen Schichten) wurden Rekonstruktionen der interessierenden Gefäßprovinz in 16 Projektionswinkeln von 0–90° angefertigt, die kinematographisch als Filmschleife wiedergegeben werden können. Datenakquisition und Rekonstruktion der Übersichtsdarstellung dauerten pro Untersuchungsserie je nach Untersuchungsvolumen 8–15 min.

Die MRA folgte den konventionellen Untersuchungen im Abstand von $5,4 \pm 5$ Tagen (Ausnahme: je eine i.v.-Untersuchung im Abstand von 6 bzw. 8 Wochen ohne zwischenzeitliche Änderung des klinischen Befunds). Das diagnostische Spektrum umfaßte atherosklerotische Stenosen und Verschlüsse der Becken- und Oberschenkelgefäße ($n = 20$), rekonstruktive Gefäßoperationen ($n = 9$) und Aneurysmen ($n = 2$). Die konventionelle Diagnostik basierte auf 11 i.a.- und 11 i.v.-DSA-Untersuchungen.

Die i.v.-DSA-Untersuchungen erfolgten in 4–5 Serien durch Injektion von jeweils 40 ml eines nichtionischen Kontrastmittels (Jodgehalt 370 mg/ml) mit einer Flußrate von 20 ml/s in die obere Hohlvene. Die i.a.-DSA-Untersuchungen wurden über einen transfemoral in die Aorta abdominalis vorgeführten 5-Charr-Pigtailkatheter durchgeführt. Das Injektionsvolumen betrug 20 ml eines nichtionischen Kontrastmittels (Jodgehalt 300 mg/ml) bei einer Flußrate von 15 ml/s. Bei 2 Patienten wurde die interessierende Gefäßregion selektiv durch manuelle Injektion von 10 ml eines nichtionischen Kontrastmittels (Jodgehalt 300 mg/ml) über einen 5-Charr-Sidewinderkatheter dargestellt. Die Standardprojektionen umfaßten sagittale Darstellungen der Becken- und Oberschenkelregion. In Einzelfällen wurden Schräg- (LAO- und RAO-) Projektionen der Femoralisgabel von 30–45° angefertigt.

Zwei Untersucher verglichen konventionelle und MR-angiographische Bildqualität einvernehmlich anhand eines topographisch strukturierten Fragebogenschemas. Für die A. iliaca communis, die Iliakalgabel, die A. iliaca externa, die Femoralisgabel, die A. femoralis superficialis und die A. femoralis profunda wurde seitengetrennt angegeben, ob a) der Gefäßverlauf optimal abgrenzbar, b) der Gefäßverlauf erkennbar, jedoch unscharf konturiert, c) der Gefäßverlauf erkennbar, jedoch unscharf konturiert und mit intraluminären Artefakten behaftet oder ob d) der Gefäßverlauf nicht abgrenzbar war. Bei dem nach gleichem Muster durchgeführten Vergleich der diagnostischen Aussage der MRA dienten die DSA-Untersuchungen als „Goldstandard". Hierbei konnten bei einem Patienten mehrere pathologische Befunde vorliegen. Für die Becken- und die Oberschenkelstrombahn wurde seitengetrennt ermittelt, ob ein unauffälliger Befund, Stenosen unter 50%, Stenosen zwischen 50 und 90%, Gefäßabbrüche, Kollateralkreisläufe, Aneurysmen und Folgen rekonstruktiver Gefäßoperationen vorlagen. Der Bewertungsmaßstab umfaßte die Kategorien a) Befunde magnetresonanzangiographisch vergleichbar nachzuweisen, b) Befund unterschätzt, c) Befund überschätzt, d) Befund nicht beurteilbar. Die Anzahl der Untersuchungen ist noch zu gering, um eine anonymisierte Vergleichsstudie durchzuführen.

Ergebnisse

Experiment

Wie für die 87%ige Stenose (Abb. 2) beispielhaft belegt, zeigt sich eine monoton steigende Abhängigkeit der Länge der poststenotischen Signalintensitätsminderung von der Perfusionsrate. Dies gilt sowohl für die SE-Technik in Modulus- und Phasendarstellung als auch für die GE-Sequenzen. Aufgrund eines steileren Gradientenanstiegs in den GE-Sequenzen ist der Betrag der poststenotischen Signalintensitätsauslöschung in den GE-Serien höher als auf den SE-Bildern. Die Betrachtung der

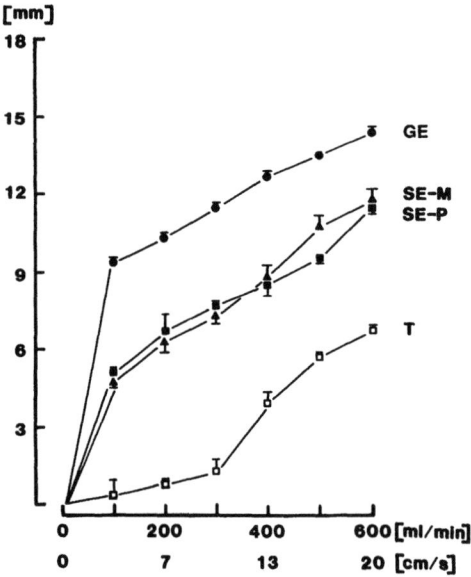

Abb. 2. Abhängigkeit der Länge der poststenotischen Signalintensitätsänderung (Ordinate) von der Flußgeschwindigkeit (Abszisse) bei einer 87%igen Stenose. *SE-M* SE-Modulusbild, *SE-P* SE-Phasenbild, *FFE* GE-Modulusbild, *T* vollständige Intensitätsauslöschung im SE-Phasenbild

Abb. 3a, b. 70%ige Stenose: Flußgeschwindigkeit 3,5 cm/s (links
oben), 7 cm/s (rechts oben), 13
cm/s (links unten), 20 cm/s (rechts
unten). **a** GE-Bild: Die Länge der
poststenotischen Signalintensitätsminderung nimmt bei konstantem
Stenosegrad mit der Perfusionsrate
zu. **b** SE-Phasenbild: Über die Aussage des Modulusbilds hinausgehend kommt es bei einer Geschwindigkeit von 20 cm/s poststenotisch
zu einer vollständigen Signalintensitätsauslöschung durch Turbulenz.
Die übrigen poststenotischen Signalintensitätsänderungen entsprechen nichtturbulent beschleunigten
Flußanteilen

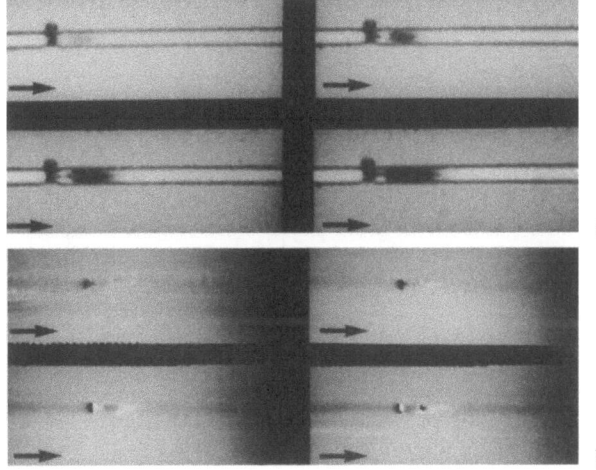

Abb. 4a, b. Phasendarstellung einer 70%igen Stenose, die mit einer
Geschwindigkeit von 13 cm/s parallel (**a**) und antiparallel (**b**) zum Auslesegradienten perfundiert wird. Die
bewegten Flüssigkeiten zeigen je
nach Ausrichtung zum Auslesegradienten ein spiegelbildliches Signal-
intensitätsverhalten, wohingegen
die stationäre Umgebung einem
mittleren Grauton zugeordnet ist

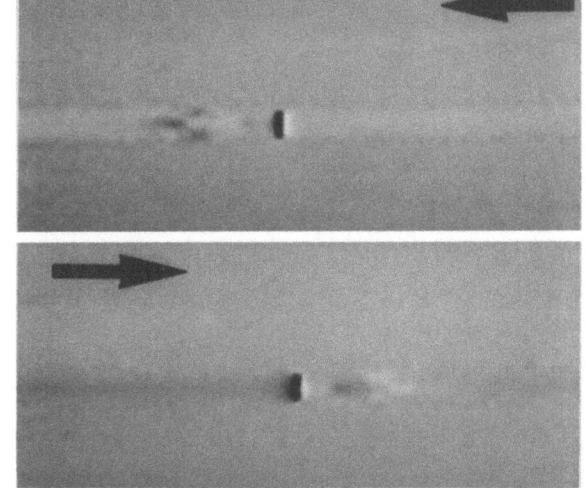

Phasendarstellung des poststenotischen Flusses zusätzlich zur reinen Bildmorphologie ermöglicht die Unterscheidung von turbulenter und nichtturbulent beschleunigter Strömung: Während der Kurvenverlauf der Gesamtveränderungen des Phasenbilds mit dem „flow void" des Modulusbilds übereinstimmt, zeigt nur ein kleiner Anteil des poststenotischen Strömungsprofils eine komplette Signalauslöschung entsprechend einer Turbulenz. Die restlichen Anteile der poststenotischen Strömungs-
kurve repräsentieren nichtturbulent beschleunigte Strömungsanteile (Abb. 3 und 4).
    Die graphische Darstellung aller Kurvenverläufe in den SE- und GE-Sequenzen
(Abb. 5) bestätigt diesen Zusammenhang: Die Länge der poststenotischen Signalintensitätsänderung nimmt mit zunehmender Perfusionsgeschwindigkeit und steigen-

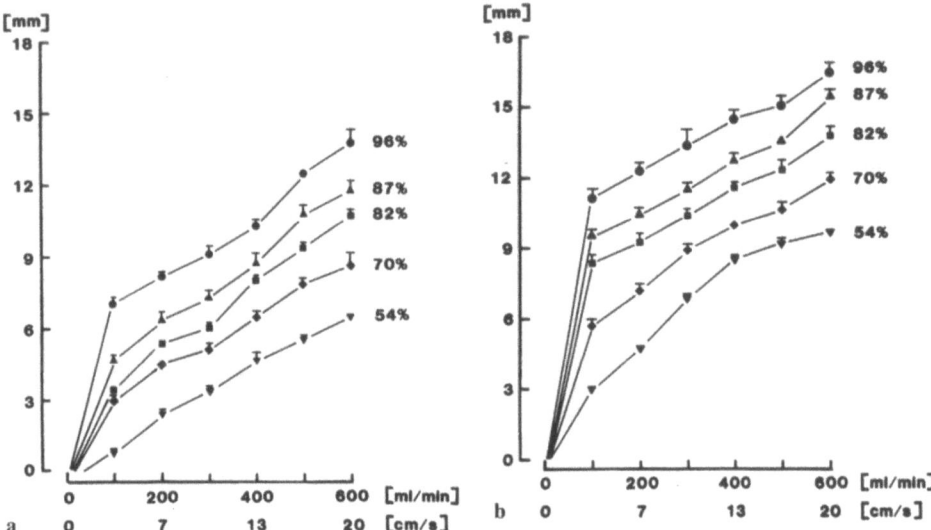

Abb. 5a, b. Länge der poststenotischen Signalintensitätsminderung (Ordinate) in Abhängigkeit von der Flußgeschwindigkeit (Abszisse) bei Stenosegraden über 50%. **a** SE-Modulusbild, **b** GE-Modulusbild

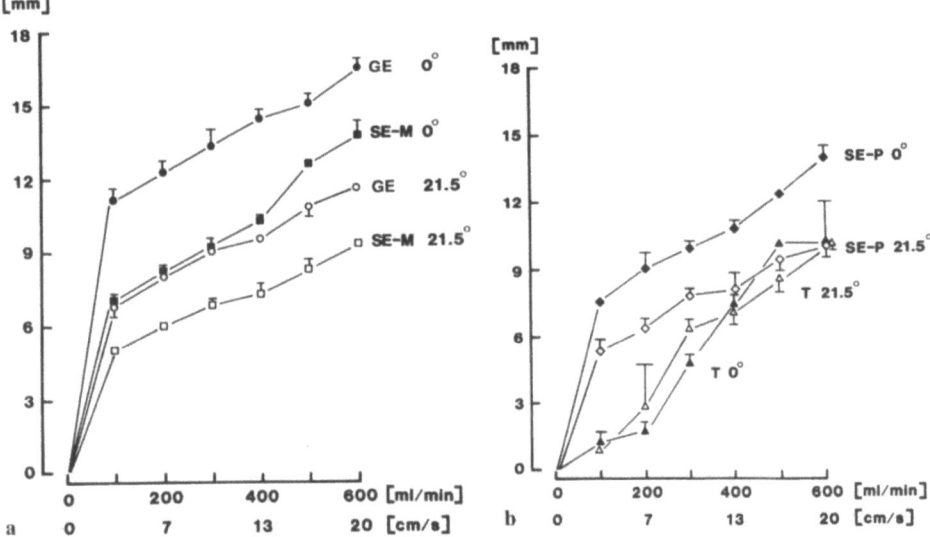

Abb. 6a, b. Länge der poststenotischen Signalintensitätsänderung bei einer Achsenabweichung von 22°, verglichen mit einer Ausrichtung parallel zum Auslesegradienten (0°) bei einer 96%igen Stenose. **a** SE-Modulusbild *(SE-M)* und GE-Modulusbild *(GE)*, **b** SE-Phasenbild *(SE-P)* mit Intensitätsauslöschung *(T)*

dem Stenosegrad zu. Bei physiologischen Flußgeschwindigkeiten zeigen Stenosen unter 50% keine poststenotischen Signalintensitätsänderungen. Auch die poststenotischen Turbulenzen nehmen mit steigendem Perfusionsfluß an Ausdehnung zu, sind jedoch erwartungsgemäß nur bei höhergradigen Stenosen nachweisbar und immer kürzerstreckig als die Gesamtveränderungen.

Wie die Untersuchungen der 87%igen und der 96%igen Stenose ergaben (Abb. 6), stellen sich die poststenotischen Signalintensitätsänderungen bei 17 bzw. 22° Achsenabweichung zum Auslesegradienten kürzer dar als bei Ausrichtung in Richtung des Auslesegradienten. Die monoton steigende Abhängigkeit der Länge des „flow voids" von der Perfusionsrate bleibt jedoch erhalten. Demgegenüber ist die Länge der poststenotischen Turbulenz in beiden Versuchsreihen unabhängig vom Grad der Richtungsabweichung.

Klinik

Bei 11/20 Patienten wurden 13 MRA-Serien mit einer i.v.-DSA und bei 11/20 Patienten 12 MRA-Serien mit einer i.a.-DSA verglichen. Bei 2 Patienten lagen Kon-

Tabelle 1. MRA und DSA im bildqualitativen Vergleich

	i.v.-DSA:				
	I	II	III	IV	Summe
MRA:					
I	1	9	1		11
II	2	22			24
III	5	6	3		14
IV		1	1		2
Summe	8	38	5		51

	i.a.-DSA:				
	I	II	III	IV	Summe
MRA:					
I	10				10
II	36	1			37
III	12				12
IV					
Summe	58	1			59

Ausgewertet wurden seitengetrennt die A. iliaca communis, die Iliakalgabel, die A. iliaca externa, die Femoralisgabel, die A. femoralis superficialis und die A. femoralis profunda jedes Patienten. Bewertungsmaßstab: I. Gefäßverlauf optimal abgrenzbar; II. Gefäßverlauf erkennbar, jedoch unscharf konturiert; III. Gefäßverlauf erkennbar, jedoch unscharf konturiert und mit intraluminären Artefakten; IV. Gefäßverlauf nicht abgrenzbar

Tabelle 2. Diagnostische Aussage der TOF-MRA verglichen mit den „Goldstandards" i.v.- und i.a.-DSA. (Seitengetrennte Angaben für die Becken- und Oberschenkelstrombahn)

Vergleich zur i.v.-DSA	a	b	c	d	Summe
O.B.					
Stenosen <50%	8		1		9
Stenosen 50%–90%	2		2		4
Filiforme Stenosen					
Abbruch	11				11
Kollateralen	11			1	12
Aneurysmen	3				3
Rekonstruktive Op.	5			1	6
Summe	40		3	2	45

Vergleich zur i.a.-DSA	a	b	c	d	Summe
O.B.	1				1
Stenosen <50%	5	1	3		9
Stenosen 50%–90%	5		1		6
Filiforme Stenosen	1				1
Abbruch	9				9
Kollateralen	9				9
Aneurysmen					
Rekonstruktive Op.	4				4
Summe	34	1	4		39

a Befund in der MRA vergleichbar nachzuweisen
b Befund in der MRA unterschätzt
c Befund in der MRA überschätzt
d Befund in der MRA nicht beurteilbar

trolluntersuchungen sowohl in i.v.- als auch in i.a.-DSA-Technik vor. Die Bildqualität der MRA wurde im Vergleich zur i.v.-DSA als annähernd gleichwertig und im Vergleich zur i.a.-DSA als schlechter eingestuft (Tabelle 1). Die abgefragten diagnostischen Kriterien wurden hingegen mit beiden Methoden in ähnlicher Weise erfaßt (Tabelle 2; Abb. 7 und 8). Aufgrund der venösen Absättigung gelang MR-angiographisch bei einem Verschluß der A. iliaca communis keine Darstellung der angiographisch gesicherten, retrograden Wiederauffüllung der peripheren Beckenstrombahn über Kollateralen. Bei späteren Patienten mit ähnlicher Pathologie konnte eine solche Fehleinschätzung durch eine zweite Serie ohne venöse Absättigung vermieden werden. Wegen einer ausgeprägten Flußverlangsamung war bei einem weiteren Patienten mit multiplen Prothesenaneurysmen ein iliakaler Bypass MR-angiographisch abschnittsweise nicht beurteilbar. Aufgrund der Befundkonstellation ergaben sich jedoch keine differentialdiagnostischen Probleme. Zudem war die i.v.-DSA aus gleichem Grunde in der genannten Region bildqualitativ stark eingeschränkt. Bei der gleichen Untersuchung grenzte sich die Oberschenkelstrombahn distal eines größeren femoralen Nahtaneurysmas MR-angiographisch deutlicher ab als in der i.v.-DSA,

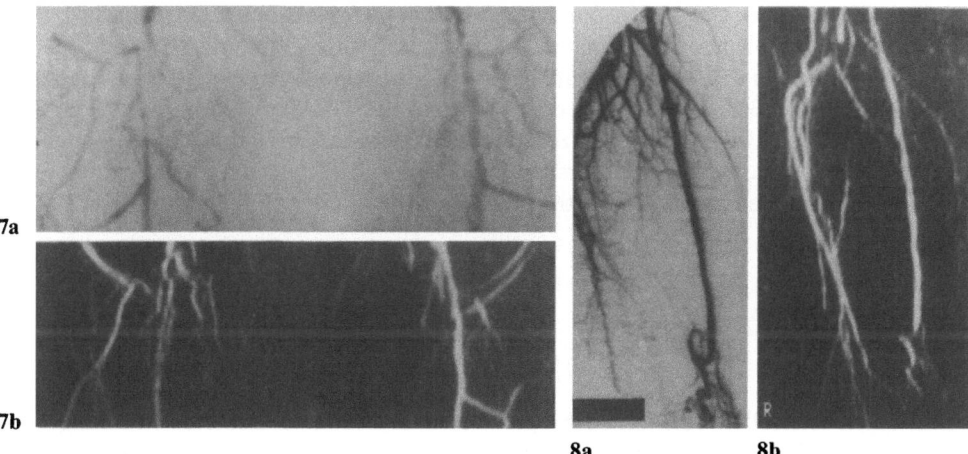

7a

7b

8a   8b

Abb. 7a, b. Vergleich der i.v.-DSA (**a**) und der TOF-MRA (**b**) bei einem Patienten mit beidseitigem Abbruch der A. femoralis superficialis in Höhe der Femoralisgabel. Die Gefäßabbrüche und die beidseitigen Veränderungen der A. femoralis profunda sind mit beiden Methoden vergleichbar abzugrenzen

Abb. 8a, b. Abbruch der A. femoralis superficialis in Höhe des Adduktorenkanals mit Ausbildung von Kollateralen. Die i.a.-DSA (**a**) und die TOF-MRA (**b**) stellen den Befund in ähnlicher Weise dar

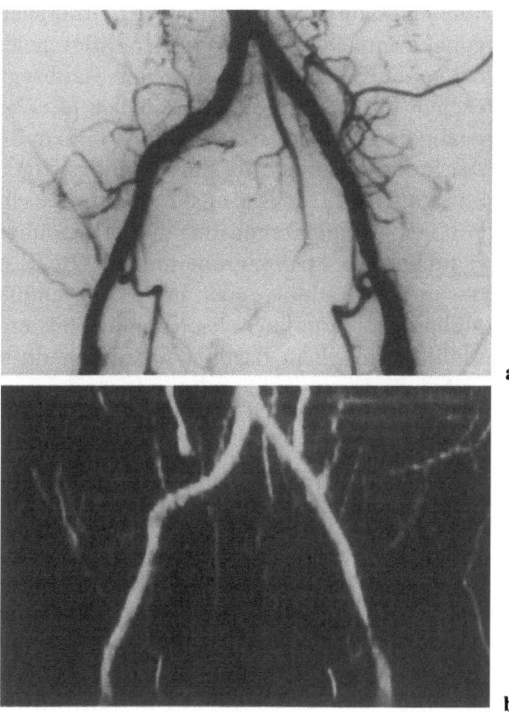

a

b

Abb. 9a, b. Vergleich der i.a.-DSA (**a**) und der TOF-MRA (**b**). Während der Grad der arteriosklerotischen Veränderungen in der rechten Beckenstrombahn MR-angiographisch überschätzt wurde, grenzt sich die Taillierung der linken Beckenstrombahn mit beiden Methoden vergleichbar ab da die Bildqualität der i.v.-DSA durch die Verdünnung des Kontrastmittelbolus innerhalb des Aneurysma weiter abnahm. 4/18 Stenosen unter 50% und 3/10 Stenosen über 50% wurden in der MRA hinsichtlich ihres Schweregrads tendenziell überschätzt (Abb. 9). Da bei 13 der Stenosen jedoch nur eine i.v.-DSA zum Vergleich vorlag, bleibt das Ausmaß einer Überschätzung in der vorliegenden Untersuchung jedoch letztlich spekulativ. Bei 8/20 Untersuchungen ermöglichten schräge und seitliche Bildrekonstruktionen einen diagnostischen Zugewinn in der MRA.

Diskussion

Frühstadien arterieller Gefäßschädigungen treten bevorzugt in Gebieten strömungsmechanischer Besonderheiten wie Gefäßaufzweigungen und Gefäßkrümmungen auf. Die Frage nach dem Zusammenhang zwischen entstehender Gefäßläsion und Strömungsphänomenen wurde experimentell an Gefäßmodellen und theoretisch durch Computersimulation auf der Basis hämodynamischer und biomechanischer Strömungsgleichung studiert. Hierbei wurden komplexe poststenotische Strömungskurven mit wandnahen Rückströmungen und hohen Geschwindigkeitsgradienten nachgewiesen [6, 12].

Ähnlich der Duplex- und farbkodierten Dopplersonographie erlaubt die Magnetresonanztomographie eine nichtinvasive Gefäßdarstellung. Im Gegensatz zu sonographischen Verfahren ist die Bilderstellung standardisiert und somit weitgehend unabhängig von der Erfahrung des Untersuchers [13]. Unter experimentellen Bedingungen sind MR-tomographisch differenzierte Aussagen zu den pathophysiologisch bekannten Beziehungen zwischen Stenosegrad, Flußgeschwindigkeit und poststenotischen Flußveränderungen möglich [6, 12, 15]: Die Länge der poststenotischen Signalintensitätsminderung steigt sowohl in SE- als auch in GE-Technik mit dem Grad der Stenose (konstante Geschwindigkeit) und der Perfusionsrate (konstanter Stenosegrad) an. Der Betrag der poststenotischen Signalintensitätsänderung hängt u. a. von dem Gradientenanstieg in den gewählten SE- und GE-Sequenzen und der Ausrichtung zum Auslesegradienten ab. Bei Stenosen unter 50% war experimentell weder in den Modulus- noch in den Phasenbildern eine poststenotische Flußänderung faßbar. Der Vergleich des Modulusbilds mit dem gleichzeitig aufgenommenen Phasenbild ermöglicht darüber hinausgehend die Unterscheidung von turbulenter und nichtturbulent beschleunigter Strömung, da Turbulenzen unabhängig von Stärke und Richtung der angelegten Feldgradienten zu einer Auslöschung der Phaseninformation führen.

Als invasiver „Goldstandard" zur Diagnostik arterieller Durchblutungsstörungen dient die Angiographie in i.a.-DSA- und Blattfilmtechnik. Sie erlaubt eine Abschätzung des Stenosegrads, zum einen geometrisch durch die Bestimmung der Breite des Gefäßschattens vor und innerhalb der Stenose und zum anderen durch den densitometrischen Vergleich der Röntgenabsorption vor und in der Stenose. Eine Darstellung der poststenotischen Flußcharakteristik ist angiographisch nicht möglich [3, 9, 10]. Während die Angiographie auf der Absorptionsdifferenz zwischen kontrastiertem Blut und der Umgebung beruht, wird bei der TOF-MRA der Signalintensitätsunterschied zwischen vorgesättigter stationärer Umgebung und ungesättigt in das Untersuchungsvolumen einfließender, bewegter Spins zur Bildgebung genutzt [1, 4, 5, 7, 11]. Somit ist theoretisch zu erwarten, daß Konturveränderungen, die durch stenosebedingte Abnahmen des Gefäßdurchmessers hervorgerufen werden, in DSA und MRA in ähnlicher Form abzugrenzen sind. Einschränkend wirkt sich bei der Beurteilung der Gefäßkontur hauptsächlich die mit etwa 0,5–1,3 LP/mm geringere Ortsauflösung als bei der DSA aus (512²-Matrix: 1,3–1,9 LP/mm, 1024²-Matrix: 2.0–3.2 LP/mm bei 25 cm und 17 cm BV-Format) [3]. Da in der MRA eine Abnahme der Voxelgröße durch eine Verschlechterung des Signal-zu-Rausch-Verhältnisses erkauft wird, die durch eine vermehrte Datenakquisition kompensiert werden muß, stellt die MR-angiographisch zu erreichende Ortsauflösung stets einen Kompromiß zwischen Bildqualität und Untersuchungsdauer dar. Ein möglicher Weg zur Verbesserung der Ortsauflösung ohne Meßzeitverlängerung besteht in der Anwendung von Oberflächenspulen, bei denen ein kleineres Untersuchungsvolumen in Kauf genommen wird. Die weitere Optimierung von Geräte- und Aufnahmetechniken läßt ebenfalls noch eine Verbesserung des erreichbaren Signal-zu-Rausch-Verhältnisses erwarten.

Während bei der konventionell-angiographischen Darstellung einer Stenose in die densitometrische Dichteabnahme innerhalb des Restlumens der Tiefendurchmesser des Gefäßes eingeht, beruht eine Signalintensitätsauslöschung innerhalb und direkt distal einer Stenose bei der MRA auf Signalintensitätsauslöschungen durch intra- und poststenotische Flußbeschleunigungen und Turbulenzen [4, 5, 10, 15]. Da die turbulenzbedingten Signalintensitätsminderungen innerhalb des Gefäßlumens bildmorphologisch nicht von der signalunterdrückten Umgebung des Gefäßes unterscheidbar sind, besteht theoretisch die Gefahr einer Überschätzung des Stenosegrads. Wahrscheinlichkeit und Ausmaß eines solchen Artefakts nehmen nach den experimentellen Ergebnissen mit dem Grad der Stenose zu, da bei Stenosen unter 50% experimentell keine intra- und poststenotischen Signalintensitätsänderungen nachzuweisen waren.

Form und Kontur der Becken- und Oberschenkelgefäße waren in der vorliegenden Untersuchung verglichen mit der i.v.-DSA in ähnlicher Form erfaßbar. Im Vergleich zur i.a.-DSA lag MR-angiographisch insbesondere aufgrund der geringeren Ortsauflösung eine schlechtere Bildqualität vor. Die Unterscheidung von leichten und hochgradigen, hämodynamisch wirksamen Stenosen, die Beurteilung von Gefäßabbrüchen, Kollateralkreisläufen, Aneurysmen und rekonstruktiven Gefäßveränderungen waren MR-angiographisch sowohl im Vergleich zur i.v.- als auch im Vergleich zur i.a.-DSA in ausreichender Weise möglich. Nur bei einem Patienten entstand aus untersuchungstechnischen Gründen (venöse Vorsättigung) eine Fehleinschätzung des peripheren Abstroms bei Abbruch der A. iliaca communis. Die Differenzierung zwischen Gefäßverschlüssen und hochgradigen Stenosen mit nachgeschalteter Turbulenz bereitete in den vorliegenden Fällen keine Schwierigkeiten, wohingegen der Stenosegrad MR-angiographisch erwartungsgemäß tendenziell überschätzt wurde. Aufgrund der geringen Untersuchungszahl sind abschließende Aussagen zu diesem Fragenkomplex zum jetzigen Zeitpunkt jedoch noch nicht möglich.

Als Vorteil der TOF-MRA erweist sich aufgrund der dreidimensionalen Bildrekonstruktion die Darstellung aus beliebigen Sichtwinkeln, so daß die bei DSA-Untersuchungen nicht selten notwendigen zusätzlichen Schrägserien (z.B. zur Beur-

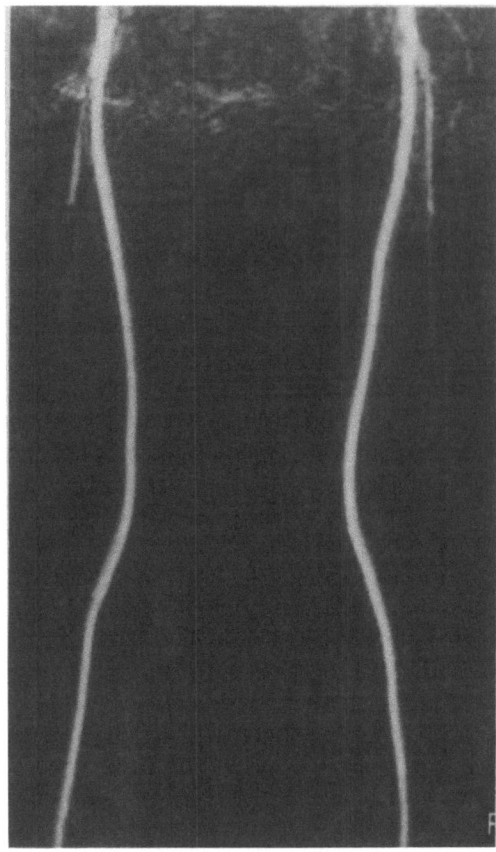

Abb. 10. Phasenkontrastdarstellung der A. femoralis superficialis (RSE-Technik) bei einem gesunden Probanden

teilung der Femoralisgabel) entfallen. Eine Betrachtung des Transversalbilds kann zusätzliche diagnostische Hilfestellung leisten. Die Einschränkung des Untersuchungsvolumens durch die räumliche Ausdehnung der verwandten Spule und die gewählte Anzahl und Dicke der transversalen Schichten bereitete keine Schwierigkeiten, da gegebenenfalls durch eine zusätzliche Meßsequenz die fragliche Gefäßprovinz in allen Fällen mit vertretbarem Zeitaufwand ausreichend dargestellt werden konnte. Als wesentlich für die klinische Routinediagnostik ist die Möglichkeit einer Kombination von MRA- und MRT-Sequenzen in einer Untersuchung bei MR-tomographischem Verdacht auf einen Gefäßprozeß hervorzuheben. Weitere Vorteile ergeben sich durch die Vermeidung punktions- bzw. kontrastmittelbedingter Komplikationen.

Bei phasensensitiven MRA-Sequenzen (FLAG und RSE) werden die Umgebungsstrukturen durch die Subtraktion von Bildsignalen einer flußsensitiven und einer flußkompensierten Meßsequenz unterdrückt (Abb. 10). Bildgebend wirken ausschließlich bewegungsinduzierte Phasendifferenzen [8, 16]. Da der gesamte Gefäßverlauf in einem Meßvolumen langstreckig im Längsschnitt erfaßt wird, ist in Anlehnung an die experimentellen Ergebnisse eine methodisch einfachere Quantifizierung des Stenosegrads und poststenotischer Flußphänomene bei bekannter Flußgeschwindigkeit zu erwarten. Hierdurch wäre eine bessere Interpretation von zu Überschätzungen des Stenosegrads führenden turbulenz- und beschleunigungsbedingten Artefakten in der TOF-MRA zu erreichen.

Zusammenfassung

Die Magnetresonanzangiographie ist zum jetzigen Zeitpunkt noch nicht zu einer klinischen Routinemethode ausgereift, sondern befindet sich im Stadium der Erprobung. Es lassen sich jedoch bereits jetzt folgende Vorteile bei der Beurteilung arterieller Durchblutungsstörungen der iliakalen und femoralen Strombahn hervorheben:

1. die insbesondere im Vergleich zur i.v.-DSA zuverlässige Treffsicherheit von Gefäßverschlüssen, hochgradigen Stenosen, Aneurysmen und rekonstruktiven Gefäßbefunden trotz schlechterer Ortsauflösung;
2. der differentialdiagnostische Zugewinn durch eine Kombination von MRA und MRT in einer Untersuchung bei entsprechenden Fragestellungen;
3. die Möglichkeit der Analyse eines pathologischen Befunds unter beliebigen Sichtwinkeln aufgrund der dreidimensionalen Bildrekonstruktion;
4. die weitgehende Unabhängigkeit der TOF-MRA von der Kreislaufzeit (z.B. bei herzinsuffizienten Patienten) sowie
5. der nichtinvasive Charakter der Untersuchung.

Literatur

1. Alfidi RJ, Masaryk TJ, Haacke EM, et al (1987) MR-angiography of peripheral, carotid, and coronary arteries. AJR 149:1097–1109
2. Anderson M, Saloner D, Tsuruda JS, Shapeero LG, Lee RE (1990) Artifacts in maximum-intensity-projection display of MR angiograms. AJR 154:623–629
3. Arlart IP (1989) Möglichkeiten und Grenzen der konventionellen Angiographie und der DSA beim femorocruralen Gefäßverschluß. Röntgenblätter 42:251–256
4. Axel L (1984) Blood flow effects in magnetic resonance imaging. AJR 143:1157–1166
5. Bradly WG, Waluch V (1985) Blood flow: magnetic resonance imaging. Radiology 154:443–450
6. Caro CG, Parker KH (1990) Mechanics and imaging of macrocirculation. Magn Reson Med 14:179–186
7. Haacke EM, Masaryk TJ (1989) The salient features of MR angiography. Radiology 173:611–612
8. Lanzer P, Bohning D, Groen J, Gross G, Nanda N, Pohost G (1990) Aortoiliac and femoro-popliteal phase-based NMR angiography: a comparison between FLAG and RSE. Magn Reson Med 15:372–385
9. Neufang KFR (1986) Zur Geometrie exzentrischer Gefäßstenosen bei unterschiedlichen Projektionen – Bedeutung für die angiographische Beurteilung des Stenosegrades, insbesondere mit der digitalen Subtraktionsangiographie. Digit Bilddiagn 6:187–191
10. Neufang KFR, Beyer D (1988) Digitale Subtraktionsangiographie in Klinik und Praxis. Springer, Berlin Heidelberg New York Tokyo
11. Nishimura DG (1990) Time-of-flight effects in MR imaging of flow. Magn Reson Med 14:194–201

12. Perktold K (1989) Mathematische Modellierung von Sekundärströmungsphänomenen in Abschnitten großer Arterien. Hämostaseologie 9:44–113
13. Peters PE, Bongartz G, Drews C (1990) Magnetresonanzangiographie der hirnversorgenden Arterien. RöFo 152:528–533
14. Schulthess G von, Higgins CB (1985) Blood flow imaging with MR: spin phase phenomena. Radiology 157:687–685
15. Spielmann RP, Thiele F, Heller M, Bücheler E (1989) Poststenotischer Fluß in der MRT: Phantommessungen mit Spin-Echo- und Gradienten-Echo-Sequenzen. Digit Bilddiagn 9:55–58
16. Steinberg FL, Yucel EK, Dumoulin CL, Souza SP (1990) Peripheral vascular and abdominal applications of MR flow imaging techniques. Magn Reson Med 14:315–320

NMR-Spektroskopie bei kardiovaskulären Erkrankungen – ein Überblick

W. Heindel und H. Kugel

Die Kernspinresonanz [NMR („nuclear magnetic resonance")] wird in der Medizin vor allem als bildgebendes Verfahren zur Darstellung der Gewebsmorphologie eingesetzt. Bei geschickter Wahl der Meßparameter sind dabei, z. B. in der MR-Angiographie, auch Funktionsdarstellungen möglich.

Während bei der MR-Bildgebung die räumliche Verteilung von Kernspins wiedergegeben wird, liefert ein MR-Spektrum Informationen über die chemische Umgebung von Atomkernen. Diese können bei der Untersuchung menschlicher Organe zur Charakterisierung des Gewebes beitragen. Mit MR-spektroskopischen Messungen können aber auch nichtinvasiv Informationen über die Dynamik von Stoffwechselprozessen gewonnen werden.

Bei Patienten mit koronarer Herzerkrankung oder Kardiomyopathie erhofft man sich aus der MR-Spektroskopie (MRS) diagnostische oder prognostische Parameter zur Beurteilung der myokardialen Gewebsqualität. Dieser Beitrag führt kurz in das Prinzip der MRS ein und gibt einen Überblick über Anwendungen der Methode am Herzen. Vor allem die Phosphorspektroskopie (^{31}P-MRS) kann gegenwärtig schon wichtige Daten über das Verhalten der energiereichen Phosphatverbindungen und den intrazellulären pH-Wert bei Myokardischämie liefern, wenngleich für einen routinemäßigen Einsatz gerätetechnisch wie methodisch weitere Entwicklungen notwendig sind.

Grundlagen der MRS

Die MR-Spektroskopie beruht wie die Kernspintomographie auf der kernmagnetischen Resonanz: Einige Atomkerne besitzen einen Eigendrehimpuls, der Spin genannt wird. In einem starken Magnetfeld emittieren diese Kerne Resonanzsignale, nachdem sie speziellen elektromagnetischen Pulsen ausgesetzt waren. Die Frequenz der Signale hängt vom angelegten Magnetfeld ab; bei fester Feldstärke ist sie typisch für das gemessene Isotop. Neben großen Resonanzfrequenzunterschieden zwischen verschiedenen NMR-sensitiven Kernen bestehen für ein bestimmtes Isotop zusätzlich geringe Frequenzunterschiede, die auf einer magnetischen Abschirmung des Kerns durch die Elektronenhülle beruhen. Diese kleinen Frequenzvariationen hängen daher von der chemischen Bindung und molekularen Umgebung des Kerns ab.

Friedmann/Gross-Fengels/Neufang (Hrsg.)
Stent-Implantationen und vaskuläre MR-Diagnostik
© Springer-Verlag Berlin Heidelberg 1991

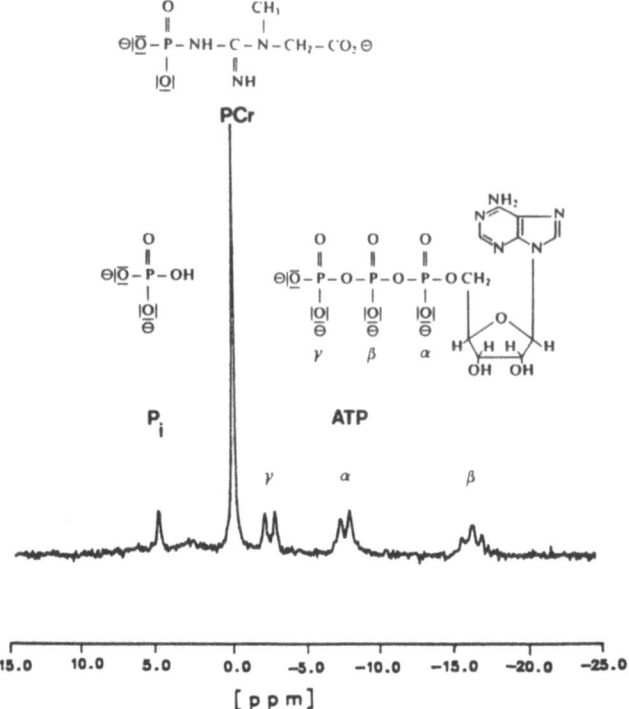

Abb. 1. ^{31}P-MR-Spektrum der Unterschenkelmuskulatur eines gesunden Probanden, aufgenommen mit einer Oberflächenspule (gemessen bei 25,9 MHz an einem 1,5-T-Ganzkörper-MR-Tomographen Gyroscan S15, Philips, Meßzeit 1 min). Die beobachteten Signale können anhand ihrer Resonanzfrequenz (angegeben in relativen Einheiten, ppm) identifiziert werden. Sie sind in der Abbildung den entsprechenden chemischen Strukturformeln zugeordnet. Kennzeichnend für Muskulatur ist der hohe Anteil an Phosphokreatin (PCr). Das Signal der Phosphodiester ist sehr schwach zwischen P$_i$ und PCr zu erkennen. Die Aufspaltung der ATP-Linien ist eine Folge der sogenannten Spin-Spin-Kopplung, die bei niedrigen Feldern gut zu sehen ist

Sie liegen in der Größenordnung von 10^{-6} der nominalen Resonanzfrequenz (ppm, parts per million) und werden *chemische Verschiebung* genannt. Diese ist für einen gegebenen Kern unabhängig vom angelegten Magnetfeld in einer identischen molekularen Umgebung konstant und charakteristisch und läßt sich deshalb zur Identifikation benutzen (vgl. Abb. 1). Daher können anhand der Resonanzfrequenz verschiedene Metabolite differenziert werden. Die Intensität der Signale bei den verschiedenen Resonanzfrequenzen gibt Aufschluß über die Konzentrationen der entsprechenden Moleküle. Der Phosphor-(^{31}P-)Kern ist aufgrund seiner MR-Empfindlichkeit und der Rolle des Phosphats im Energiestoffwechsel für spektroskopische Untersuchungen an lebenden Zellen und Geweben besonders geeignet.

An einem bei einer Resonanzfrequenz von 25,9 MHz aufgenommenen ^{31}P-MR-Spektrum der Unterschenkelmuskulatur (Abb. 1) sollen die in einem Spektrum enthaltenen Informationen verdeutlicht werden: Die Resonanzsignale sind nach Angaben in der Literatur zugeordnet [15, 16] und den beobachtbaren molekularen Strukturen gegenübergestellt. Als Bezugspunkt für die chemische Verschiebung der Resonanzen dient die Position von Phosphokreatin (PCr), die auf 0 ppm gesetzt wird. Die Resonanzsignale der Nukleosid-5'-Di- und -Triphosphate sind gegenüber dem PCr-Signal zu niedrigeren Frequenzen verschoben (im Spektrum aus historischen Gründen rechts). Zu diesem Signal trägt überwiegend ATP bei, dessen Formel in der Abbildung wiedergegeben ist. Links vom PCr liegen die Signale des anorganischen Phosphats (P_i) und der Phosphodiester (PDE, bei ca. 3 ppm, in der Abbildung nicht bezeichnet). Die genaue Lage der P_i-Resonanz auf der Frequenzachse hängt vom pH-Wert des umgebenden Milieus ab, so daß dieses Signal als nichtinvasives pH-Meter dient [25]. Die Bestimmung der Konzentrationen der energiereichen Phosphatverbindungen sowie des pH-Werts erlauben bei der Skelett- wie bei der Herzmuskulatur einen Einblick in den zellulären Energiestoffwechsel unter physiologischen und pathophysiologischen Bedingungen [16].

Funktionsuntersuchungen an Muskelgewebe

Im Muskel wird bei ausreichender Sauerstoffversorgung ATP durch oxidative Phosphorylierung in den Mitochondrien gebildet. Während ATP als intrazellulärer Energietransporter dient und von energiefordernden Prozessen verbraucht wird, stellt PCr eine schnell mobilisierbare Reserve phosphatgebundener Energie dar. Mit Hilfe des Enzyms Kreatinkinase kann ATP bei raschem Energiebedarf unter Verbrauch von PCr resynthetisiert werden. Das Verhältnis von PCr zum Abbauprodukt P_i stellt demnach einen wichtigen Parameter zur Charakterisierung der Energiebelastung des Gewebes dar [8].

Spektren der belasteten Daumenballenmuskulatur unter ischämischen Bedingungen (Abb. 2) verdeutlichen, daß die MRS Einblicke in diese biochemischen Reaktionsabläufe gewährt: Unter Ischämie wird im belasteten Muskel ATP verbraucht, das nur in einem geringeren Maße durch anaerobe Glykolyse nachgeliefert werden kann. Daher wird PCr zur Bildung von ATP dephosphoryliert, das entsprechende Signal nimmt ab, gleichzeitig nimmt P_i zu. Außerdem verschiebt sich das Signal des P_i nach rechts zu etwas niedrigeren Frequenzen, woraus eine Ansäuerung des Zellinneren von pH 7,17 auf pH 6,89 abzulesen ist. Der ATP-Spiegel bleibt im wesentlichen konstant, ein Zeichen für intakt gebliebene Zellstrukturen. Nach Reperfusion (ab der 4. Minute, s. Pfeil) erholt sich sowohl der PCr-Spiegel als auch der pH innerhalb weniger Minuten.

Vergleichbare Untersuchungen sind auch am Herzen grundsätzlich möglich. Grundlegende Erkenntnisse wurden zunächst am Tiermodell erarbeitet [11, 18, 21, 26, 38]. Als Beispiel wird der zeitliche Ablauf spektraler Veränderungen bei einer Ischämie am perfundierten Herz einer Ratte, dem sogenannten Langendorff-Herz, dargestellt.

Abbildung 3 zeigt eine Konturkarte von Spektren eines solchen Herzens, aufgenommen in einem hochauflösenden Spektrometer bei 147,8 MHz. Die Intensität der Signale im Spektrum ist an den Höhenschichtlinien abzulesen. Zwei globale Ischämien sind dargestellt, die erste in Gegenwart, die zweite in Abwesenheit eines Kalziumantagonisten. In beiden Fällen steigt das P_i-Signal drastisch an, während das

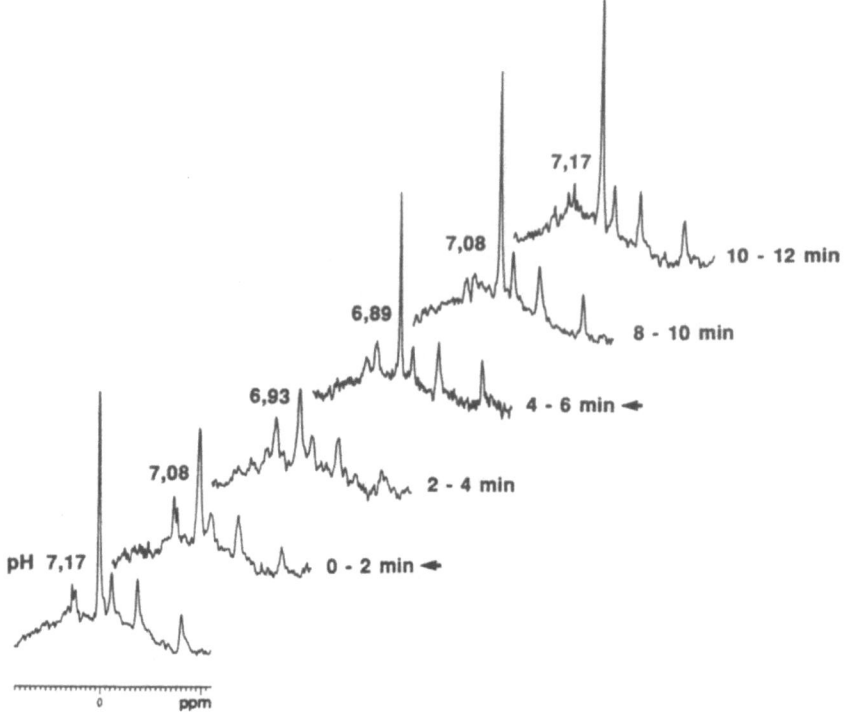

Abb. 2. Serie von ³¹P-MR-Spektren der Daumenballenmuskulatur eines gesunden Probanden, aufgenommen mit einer Oberflächenspule (gemessen bei 81 MHz an einem 4,7 Tesla Bruker Biospec, Meßzeit 2 min pro Spektrum). Die Blutzufuhr wurde bei 0 min unterbunden (2. Spektrum, markiert durch einen Pfeil); die Reperfusion erfolgte ab der 4. min (4. Spektrum (Pfeil)). Der über dem P_i-Signal angegebene pH-Wert ist anhand einer Eichkurve aus der Frequenzlage des Signals berechnet worden. Unter Ischämie nimmt das PCr-Signal deutlich ab, das P_i-Signal steigt an und der pH verschiebt sich zu sauren Werten. Nach Reperfusion ist eine rasche Normalisierung der spektralen Veränderungen zu beobachten

PCr-Signal absinkt. Die Verschiebung der P_i-Frequenz nach rechts zeigt die Ansäuerung des Gewebes (von pH 7,1 auf pH 6,5). Das γ-ATP-Signal weist ebenfalls eine geringe Frequenzverschiebung abhängig vom pH auf. Nach Reperfusion normalisieren sich die beschriebenen Parameter. Dabei verläuft diese Erholung deutlich schneller als die Reaktionen nach dem Beginn der Ischämie. Eine andauernde Ischämie würde als Folge einer beginnenden Nekrose zu einem Rückgang der ATP-Signale und einem Anstieg des P_i führen.

Ein Schnitt durch das PCr-Signal entlang der Zeitachse verdeutlicht, daß in Gegenwart des Kalziumantagonisten die Rückkehr des PCr-Signals zu seiner Ausgangsgröße schneller verläuft, was auf die Medikamentenwirkung hinweist [27].

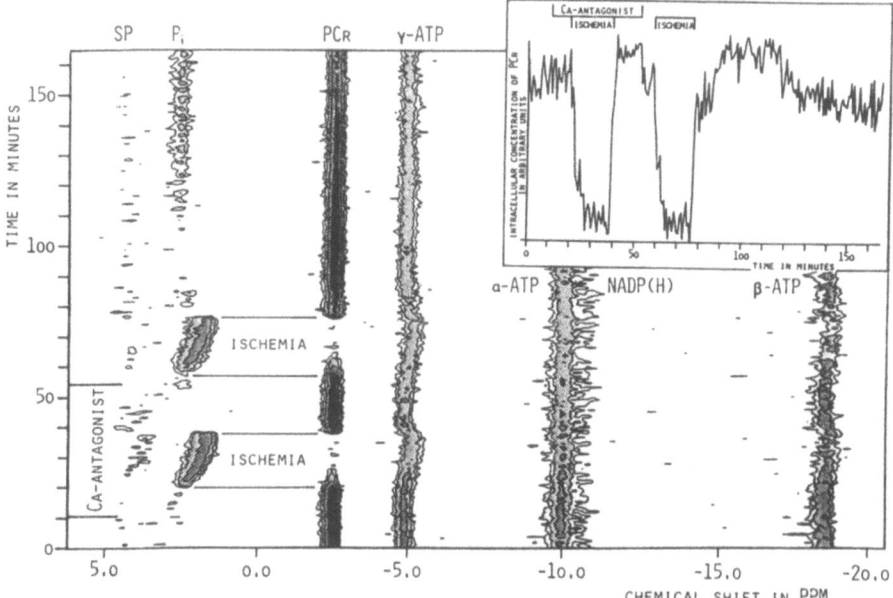

Abb. 3. Serie von ^{31}P-MR-Spektren eines perfundierten Rattenherzens (Langendorff-Herz), hier dargestellt als Konturkarte (gemessen bei 145,8 MHz in einem 8,46 Tesla Hochauflösungsspektrometer Bruker WH 360, Meßzeit 41 s pro Spektrum). Die Frequenzachse liegt waagerecht, die Zeitachse senkrecht; die Signalintensität ist an den Höhenschichtlinien abzulesen. Rechts oben ist ein Schnitt durch das PCr-Signal entlang der Zeitachse eingefügt. Hier liegt die Zeitachse waagerecht, während die Signalintensität – auf die Metabolitkonzentration umgerechnet – senkrecht dargestellt ist. Dieser Versuch am Tiermodell zeigt – ähnlich Abb. 2 – die Auswirkungen einer Gewebsischämie. Nach Unterbrechung der Perfusion ist wiederum ein Abfall der PCr-Resonanz, ein Anstieg des P$_i$-Signals und eine Gewebsansäuerung zu beobachten. In Anwesenheit eines Kalziumantagonisten erholt sich die Herzmuskulatur rascher vom Sauerstoffmangel. (Aus Offermann et al. [27]. Abdruck mit freundlicher Genehmigung der Autoren.)

Methodische Aspekte bei Untersuchungen am menschlichen Herzen

Sinnvolle spektroskopische Untersuchungen am Menschen erfordern eine zuverlässige Lokalisierungstechnik, das heißt, die Signale im Spektrum müssen einem anatomisch definierten Volumen zugeordnet werden können. Erst die Entwicklung ausreichend dimensionierter supraleitender Magnete und geeigneter Lokalisationstechniken [z.B. 2, 5, 10, 28, 35] schuf die Voraussetzungen für klinisch-orientierte spektroskopische Messungen in vivo. Besonders für komplex strukturierte und bewegte Organe wie das Herz sind erhebliche technische Probleme zu lösen:

Für eine grobe räumliche Zuordnung der Signale bietet sich aufgrund der thoraxwandnahen Lage des Herzens der Einsatz einer Oberflächenspule an [1]. Die Spule wird über der Herzspitze positioniert und empfängt typischerweise Signale aus einem halbkugelförmigen Volumen unter der Spule. Die Untersuchung des Patienten erfolgt EKG-getriggert und in der Regel in Bauchlage, um neben dem Einfluß der

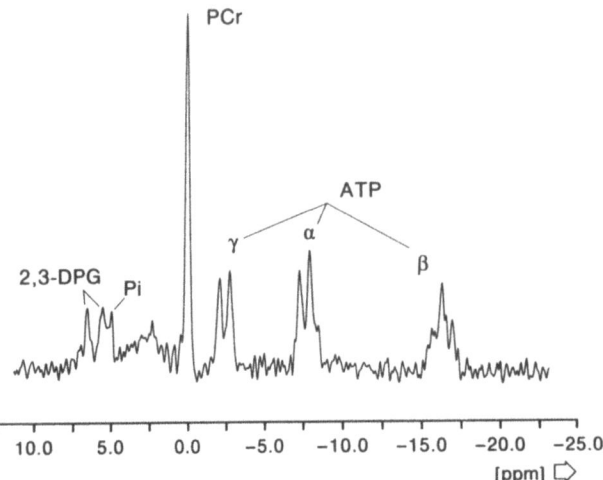

Abb. 4. Lokalisiertes protonenentkoppeltes ³¹P-MR-Spektrum eines menschlichen Herzens (gemessen bei 25,9 MHz an einem 1,5-T-Ganzkörper-MR-System Gyroscan S15, Philips, Volumenselektion mit einer modifizierten ISIS-Sequenz, 768 aufsummierte EKG-getriggerte Einzelmessungen, Meßzeit ca. 12 min). Die Protonenentkopplung führt zu einer Verschmälerung der Signale und läßt dadurch das P_i-Signal des Myokards vom 2,3 DPG-Signal des Bluts unterscheiden. Die Linienaufspaltungen der ATP-Resonanzen durch die Spin-Spin-Kopplung sind wie in Abb. 1 deutlich erkennbar. (Aus Luyten et al. [23]. Abdruck mit freundlicher Genehmigung der Autoren.)

Herzbewegung auch Störungen durch atmungsbedingte Bewegungen möglichst gering zu halten. So gemessene Spektren besitzen im allgemeinen ein gutes Signal-zu-Rausch-Verhältnis, allerdings bleibt die Zuordnung der Signale zu den vorgegebenen anatomischen Strukturen schwierig. Grundsätzlich kann mit dieser Technik vor allem die anteroapikale Region des Herzens untersucht werden, wobei jedoch das aufgenommene Spektrum vor allem durch Signale aus der Thoraxwandmuskulatur und dem Blut in der Herzkammer verfälscht wird:

Überlagerungen der Signale aus dem Herzmuskel durch die aus der Skelettmuskulatur machen vor allem die Bestimmung des PCr/ATP-Verhältnisses im Myokard unsicher, zumal das PCr-Signal in der Thoraxwandmuskulatur deutlich intensiver als im Herzen ist. Kontamination der Signale aus dem Herzmuskel durch die Blutsignale erschweren besonders die Bestimmung der Phosphatkonzentration sowie des pH-Werts, da Erythrozyten eine hohe Konzentration von 2,3-Diphosphoglyzerat (DPG) aufweisen, dessen Signal das P_i-Signal des Myokards überlagert. Hingegen ist der Anteil des ATP-Signals, der aus dem Blut stammt, gering.

Zur Lösung dieser Probleme wurden methodische Verbesserungen vorgeschlagen, von denen einige beispielhaft dargestellt werden sollen:

Durch Entwicklung besserer Lokalisierungstechniken wurde eine genaue Volumendefinition angestrebt: Mit dem DRESS-Verfahren können scheibenförmige Gewebsregionen, die parallel zur Spulenebene liegen, gemessen werden. Allerdings wird die laterale Begrenzung des gemessenen Volumens weiterhin durch den sensitiven Bereich der Spule festgelegt [5]. Bei der „rotating frame"-Technik werden konkave Scheiben parallel zur Spule angeregt, indem die Inhomogenität des Hochfrequenzfelds der Oberflächenspule ausgenutzt wird [4]. Messungen aus einem quaderförmigen Volumen können mit einer Kombination von Oberflächenspule, adiabatischem Anregungspuls und modifizierter ISIS-Sequenz [22] durchgeführt werden. Bei diesem Verfahren, das sich an anderen Organen bewährt hat [13], kann das untersuchte Volumen anhand von „konventionellen" MR-Bildern festgelegt werden, so daß insbesondere die Thoraxwandkontamination vermieden werden kann [31]. Allerdings ist für ein akzeptables Signal-zu-Rausch-Verhältnis in zumutbarer Zeit derzeit ein Meßvolumen von ca. 60–80 cm^3 notwendig, so daß regionale Myokardveränderungen nur bei großer Ausdehnung erfaßt werden können.

Die Aufnahme von Spektren mit der spektroskopischen Bildgebung [auch „chemical shift imaging" (CSI) genannt] führt ebenfalls zu interessanten Ergebnissen. Hierbei wird aus einem großen Gewebsvolumen ein Satz von Spektren aufgenommen, von denen jedes mit Hilfe der sog. Phasenkodierung einem bestimmten Ort innerhalb des Meßvolumens zugeordnet werden kann. Bei Aufnahme von Spektren mit Phasenkodierung in einer Dimension lassen sich beispielsweise 12 Spektren aus aufeinanderfolgenden Schichten von je 10–12 mm Dicke rekonstruieren [24]. Mit diesem Verfahren wird der typische Unterschied im PCr/ATP-Verhältnis von Skelett- und Herzmuskulatur deutlich. Bei der von Mariën et al. [24] benutzten Repetitionszeit von 3 s liegt das Verhältnis PCr/ATP im Skelettmuskel über 2, im Herzmuskel dagegen bei 0,9–1,4. Durch Ausweitung der Phasenkodierung auf 3 Dimensionen ist es möglich, die Spektren nach der Aufnahme aus beliebigen Volumenelementen innerhalb des gemessenen Gebiets zu rekonstruieren, aber auch hier kann die räumliche Auflösung nicht unbegrenzt erhöht werden [32].

Während mit den genannten Verfahren Signale aus dem Herz und aus der Thoraxwand getrennt werden können, lassen sich Störsignale aus dem Blut in den Herzkammern nicht verhindern. Dafür wurde die sog. Protonenentkopplung vorgeschlagen [23]. Bei einer Einstrahlung der Resonanzfrequenz der Protonen während der Aufnahme eines Phosphorspektrums werden die Resonanzen der Phosphatverbindungen deutlich schärfer, wodurch das P$_i$-Signal von dem des 2,3-Diphosphoglyzerats unterschieden werden kann. Abbildung 4 zeigt diesen Effekt an einem lokalisierten Spektrum eines menschlichen Herzens in situ: Es stammt aus der Wand des linken Ventrikels (Zielvolumen $9 \cdot 9 \cdot 2{,}5$ cm^3, 768 Aufsummierungen, EKG-getriggert aufgenommen, Repetitionszeit 3 s). Das P$_i$-Signal bei 4,89 ppm ist eindeutig vom 2,3-DPG-Signal zu unterscheiden. Damit läßt sich aus der Verschiebung des P$_i$ ein Gewebs-pH von 7,14 berechnen, der mit dem für perfundierte Herzen übereinstimmt [27]. Allerdings ist bei entkoppelten Spektren die Signalintensität aufgrund des sog. nuklearen Overhauser-Effekts nicht mehr zur Konzentration der gemessenen Stoffe proportional, weshalb die Bestimmung von Metabolitverhältnissen hier nur mit großer Vorsicht erfolgen kann.

Klinische Gesichtspunkte

Die spektroskopische Untersuchung des Myokards ist angesichts dieser Gegebenheiten schwierig, doch kann man bei Auswahl der geeigneten Methode für einige Fragestellungen schon heute klinische Aussagen erhalten:

Bei dilatativer Kardiomyopathie (DCM) geben Schaefer et al. [32] ebenso wie Auffermann et al. [3] im Vergleich zu Herzgesunden einen Anstieg der Phosphodiesterresonanzen im Verhältnis zu ATP bzw. PCr an. Andererseits wurde – selbst unter erhöhtem Sauerstoffbedarf des Herzens [32] – keine Veränderung des Verhältnisses PCr/ATP beobachtet: Allerdings beschreiben Hardy et al. eine Verminderung des PCr/ATP bei den Patienten mit DCM, bei denen die kardiale Auswurffraktion auf unter 30% reduziert ist [12].

Bei hypertropher Kardiomyopathie (HCM) wird hingegen stets eine Veränderung der energiereichen Phosphate beobachtet [19, 29, 30, 37].

In frischer infarziertem Myokard wurde eine deutliche Reduktion des Verhältnisses PCr/P$_i$ und eine Erhöhung des P$_i$/ATP-Verhältnisses nachgewiesen [6]. Diese Befunde weisen auf eine Zunahme des anorganischen Phosphats im ischämisch geschädigten Herzmuskel hin. Von besonderem Interesse erscheinen Belastungsuntersuchungen bei Patienten mit koronarer Herzerkrankung. Bottomley et al. [7] nahmen Herzspektren auf, während die untersuchte Person kontinuierlich eine isometrische Übung mit der Hand ausführen mußte. Im Gegensatz zu Probandenmessungen wurde bei Patienten unter Belastung ein Abfall des Verhältnisses PCr/ATP im Vergleich zum Ruhespektrum beobachtet [7]. Da nur 2 von 14 Patienten Beschwerden angaben (Angina bzw. Dyspnoe), deuten diese vorläufigen Ergebnisse an, daß die ^{31}P-MRS eine myokardiale Ischämie auch bei fehlenden Symptomen aufdecken kann. Bei bisher 3 Patienten wurden die spektroskopischen Messungen nach perkutaner transluminaler Angioplastie wiederholt. Interessanterweise konnte eine signifikante Verbesserung gezeigt werden: das Verhältnis PCr/ATP fiel nach der Behandlung unter Belastung nicht mehr ab.

Weiterhin ist von klinischem Interesse, ob mittels MRS eine Abstoßungsreaktion nach Herztransplantation nichtinvasiv nachgewiesen werden kann: Untersuchungen von Herfkens et al. [14] und Evanochko et al. [9] weisen auf eine Korrelation zwischen erniedrigtem PCr/ATP-Verhältnis und dem Grad der bioptisch ermittelten Abstoßung hin.

Ausblick

Die lokalisierte In-vivo-MR-Spektroskopie ist ein neues nichtinvasives Verfahren zum Studium des Herzstoffwechsels in lebenden Systemen. Die Methode kann verschiedene stabile Isotope als Sonden zur Aufklärung der biochemischen Zusammensetzung und des Stoffwechsels von Organen verwenden.

Klinisch relevante Untersuchungen des Herzens wurden bisher vor allem mit dem ^{31}P-Kern durchgeführt. Inzwischen erlauben technische Fortentwicklungen und neue Lokalisierungsverfahren, an klinischen Ganzkörper-MR-Systemen bildgesteuert lokalisierte ^{31}P-MR-Spektren des Herzens aufzunehmen; reproduzierbare Messungen ohne wesentliche Kontaminationen durch andere Gewebsstrukturen sind in einem dem Patienten zumutbaren zeitlichen Rahmen technisch möglich geworden. Über die bisher eingesetzten Verfahren hinaus sind meßtechnische Weiterentwicklungen denkbar, die zusätzliche Parameter einer Untersuchung zugänglich machen:

Aus dem sogenannten Sättigungstransfer kann man kinetische Informationen ableiten: Durch spezielle Meßmethoden lassen sich die Reaktionsraten chemischer Austauschvorgänge bestimmen, wobei am Herzen besonders die Rolle der Kreatinkinase interessiert. Dieses Enzym katalysiert die Austauschreaktion ADP + PCr ⇔ ATP + Cr und spielt damit für den Energiestoffwechsel eine entscheidende Rolle. Die Austauschraten dieser Reaktion konnten mit dieser Methode bisher am Rattenherzen bestimmt werden [33, 34]. Eine Anwendung von Sättigungstransferuntersuchungen am Menschen bedarf aber noch erheblicher technischer Entwicklungen.

Einfacher realisierbar erscheint die Einbeziehung weiterer Kerne in NMR-spektroskopische Untersuchungen des Herzens: So wurde das Protonensignal der NH-Gruppe des proximalen Histidins von Myoglobin als Marker für die Deoxygenierung von Muskelgewebe vorgeschlagen [20]. Mit der ^{13}C-MR-Spektroskopie sind Studien des Glykogenstoffwechsels und des Zitronensäurezyklus im Myokard denkbar, gegebenenfalls unter Einsatz von Substanzen, die mit dem stabilen Kohlenstoffisotop ^{13}C markiert worden sind.

Mit den heute bereits verfügbaren Techniken ist der Weg für systematische ^{31}P-MR-Studien von Herzmuskelerkrankungen offen. Dabei zeichnet sich ab, daß insbesondere vergleichende ^{31}P-Untersuchungen mit und ohne Belastung – gegebenenfalls unter Einsatz weiterer Stimuli (z. B. Medikamentengabe) – Aussagen über pathologische Veränderungen des Myokards erlauben.

Die MRS ermöglicht damit einen Einblick in zelluläre biochemische Prozesse als Ursachen und Begleiterscheinungen von Herzerkrankungen, wodurch das Verständnis der Pathophysiologie des Myokards erweitert werden kann. Dieses neue Feld in der klinischen Forschung muß durch experimentelle Studien gestützt werden und erfordert wegen seiner Komplexität die Kooperation mehrerer Fachdisziplinen.

Danksagung. Dr. B. Tunggal (Institut für Biochemie der Universität zu Köln) danken wir für die Aufnahme der Spektren der Daumenballenmuskulatur unter Ischämie an einem der Autoren. Zu besonderem Dank sind wir Prof. Dr. D. Leibfritz (Universität Bremen) und Dr. P. Luyten (Philips Medizin Systeme, Best/Niederlande) für die Überlassung der Abbildungen 3 bzw. 4 verpflichtet.

Literatur

1. Ackerman JJH, Grove TH, Wong GC, et al (1980) Mapping of metabolites in whole animals by ^{31}P-NMR using surface coils. Nature 287:167–170
2. Aue WP, Müller S, Cross TA, Seelig J (1984) Volume selective excitation. A novel approach to topical NMR. J Magn Reson 56:350
3. Auffermann W, Chew W, Tavares NJ, et al (1989) P-31 MR spectroscopy and cine MR imaging in patients with dilated cardiomyopathy. In: Book of Abstracts: Society of Magnetic Resonance in Medicine 1989, vol 1. Society of Magnetic Resonance in Medicine, Berkeley CA, p 37
4. Blackledge MJ, Rajagopalan B, Oberhaensli RD, et al (1986) Quantitative studies of human cardiac metabolism by P-31 rotating frame NMR. Proc Natl Acad Sci USA 84:4283–4287
5. Bottomley PA (1985) Noninvasive study of high energy metabolism in human heart by depth-resolved ^{31}P NMR spectroscopy. Science 229:769–772
6. Bottomley PA, Herfkens RJ, Smith LS, Bashore TM (1987) Altered phosphate metabolism in myocardial infarction: P-31 spectroscopy. Radiology 165:703–707
7. Bottomley PA, Weiss RG, Hardy CJ, Gerstenblith G (1990) Assessment of myocardial ischemia in patients with coronary artery disease by ^{31}P NMR stress testing: response to therapy. In: Book

of Abstracts: Society of Magnetic Resonance in Medicine 1990, vol 1. Berkeley CA, Society of Magnetic Resonance in Medicine, p 244

8. Chance B (1984) Applications of ^{31}P NMR to clinical biochemistry. Ann NY Acad Sci 428:318–331
9. Evanochko WT, Bouchard A, Kirklin JK, et al (1990) Detection of cardiac transplant rejection in patients by ^{31}P NMR spectroscopy. In: Book of Abstracts: Society of Magnetic Resonance in Medicine, vol 1. Society of Magnetic Resonance in Medicine, Berkeley CA, p 246
10. Gordon RE, Hanley PE, Shaw D, et al (1980) Localization of metabolites in animals using ^{31}P topical magnetic resonance. Nature 287:737–738
11. Grove TH, Ackerman JJH, Radda GK, Bore PJ (1980) Analysis of rat heart in vivo by phosphorus nuclear magnetic resonance. Proc Natl Acad Sci USA 77:299
12. Hardy CJ, Weiss RG, Bottomley PA, Gerstenblith G (1990) Altered cardiac energy status in human cardiomyopathy: correlation with etiology and ejection fraction. In: Book of Abstracts: Society of Magnetic Resonance in Medicine 1990, vol 2. Berkeley CA, Society of Magnetic Resonance in Medicine, p 931
13. Heindel W, Bunke J, Schreier G, et al. (1990) Lokalisierte ^{31}P-NMR Spektroskopie mit ISIS und Oberflächenspule: Methodik und erste Anwendungen bei der Untersuchung von Leber, Transplantatniere und Mediastinum. Fortschr Röntgenstr 152:277–282
14. Herfkens RJ, Charles HC, Negro-Vilar R, van Trigt P (1988) In vivo phosphorus-31 NMR spectroscopy of human heart transplants. In: Book of Abstracts: Society of Magnetic Resonance in Medicine, vol 2. Berkeley CA, Society of Magnetic Resonance in Medicine, p 827
15. Hoult DI, Busby SJW, Gadian DG, et al (1974) Observation of tissue metabolites using ^{31}P nuclear magnetic resonance. Nature 252:285–287
16. Ingwall JS (1982) Phosphorus magnetic resonance spectroscopy of cardiac and skeletal muscles. Am J Physiol 242:H729
17. Kantor HL, Briggs RW, Balaban RS (1984) In vivo ^{31}P nuclear magnetic resonance measurements in canine heart using a catheter-coil. Circ Res 55:261
18. Koretzky AP, Wang S, Murphy-Boesch J, Klein MP, James TL, Weiner MW (1983) ^{31}P NMR spectroscopy of rat organs, in situ, using chronically implanted radiofrequency coils. Proc Natl Acad Sci USA 80:7491
19. Krahe T, Schindler R, Neubauer S, et al (1991) In vivo-^{31}Phosphor-Myokardspektroskopie: Untersuchungstechnik und erste klinische Ergebnisse. (Vortrag (Work in Progress) beim 4. Internationalen Kernspintomographie Symposium MR '91, Garmisch-Partenkirchen, 22.–27. 1. 1991)
20. Kreutzer U, Jue T (1990) Measuring intracellular oxygenation in hypoxic and ischemic myocardium in vivo. In: Book of Abstracts: Society of Magnetic Resonance in Medicine, vol 2. Berkeley Ca, Society of Magnetic Resonance in Medicine, p 923
21. Leibfritz D, Offermann W, Kuhn W, et al (1985) P-31 NMR studies on perfused rat organs (heart; diaphragm; gaster) and on human erythrocytes. In: Govil, Khetrapal, Saran (eds) Magnetic resonance in biology and medicine. McGraw-Hill, Neu Delhi, Indien
22. Luyten PR, Groen JP, Vermeulen JWAH, den Hollander JA (1989) Experimental approaches to image localized human ^{31}P NMR spectroscopy. Magn Reson Med 11:1–21
23. Luyten PR, Bruntink G, Sloff FM, et al (1989) Broadband proton decoupling in human ^{31}P NMR spectroscopy. NMR Biomed 1:177–183
24. Mariën AJH, Doornbos J, Roos J de, et al (1990) ^{1}H decoupled ^{31}P NMR spectroscopy of the normal human heart at 1.5 T: a reassessment of metabolite ratios and bulk susceptibility effects. In: Book of Abstracts: Society of Magnetic Resonance in Medicine, vol 1. Berkeley CA, Society of Magnetic Resonance in Medicine, p 249
25. Moon RB, Richards JH (1973) Determination of intracellular pH by ^{31}P magnetic resonance. J Biol Chem 248:7276–7278
26. Neurohr KJ, Gollin G, Barrett EJ, Shulman RG (1983) In vivo 31 P-NMR studies of myocardial high energy phosphate metabolism during anoxia and recovery. FEBS Lett 159:207
27. Offermann W, Kuhn W, Soboll S, et al (1987) The in vivo contour plot. An improved representation of stimulus experiments. Magn Reson Med 4:507–516
28. Ordidge RJ, Connelly A, Lohmann JAB (1986) Image-selected in vivo spectroscopy (ISIS): a new technique for spatially selective NMR spectroscopy. J Magn Reson 66:283–294
29. Rajagopalan B, Blackledge MJ, McKenna WJ, et al (1987) Measurement of phosphocreatine to ATP ratio in normal and diseased human heart by ^{31}P magnetic resonance spectroscopy using the rotating frame-depth selection technique. Ann NY Acad Sci 508:321–332

30. Sakuma H, Takeda K, Yamakado K, et al (1990) P-31 NMR spectroscopy in patients with hypertrophic cardiomyopathy. In: Book of Abstracts: Society of Magnetic Resonance in Medicine, vol 1. Berkeley CA, Society of Magnetic Resonance in Medicine, p 248
31. Schaefer SJ, Gober J, Valenza M, et al (1988) Nuclear magnetic resonance image-guided phosphorus-31 spectroscopy of the human heart. J Am Coll Cardiol 12:1449
32. Schaefer S, Gober JR, Schwartz GG, Twieg DB, Weiner MW, Massy B (1990) In vivo phosphorus-31 spectroscopic imaging in patients with global myocardial disease. Am J Cardiol 65: 1154–1161
33. Shoubridge EA, Jeffrey FMH, Keogh JM, et al (1985) Creatine kinase kinetics, ATP turnover, and cardiac performance in hearts depleted of creatine with the substrate analogue β-guanidino-propionic acid. Biochim Biophys Acta 874:25–32
34. Spencer RGS, Balschi JA, Leigh JS, Ingwall JS (1988) ATP synthesis and degradation rates in the perfused rat heart. Biophys J 54:921–929
35. Styles P, Scott CA, Radda GK (1985) A method for localizing high resolution NMR spectra from human subjects. Magn Reson Med 2:402–409
36. Weiner MW, Hetherington H, Hubesch B, et al (1989) Clinical magnetic resonance spectroscopy of brain, heart, liver, kidney and cancer. A qualitative approach. NMR Biomed 2:290–297
37. Whitman GJR, Chance B, Bode H, et al (1985) Diagnosis and therapeutic evaluation of a pediatric case of cardiomyopathy using phosphorus-31 nuclear magnetic resonance spectroscopy. J Am Coll Cardiol 5:745–749
38. Wroblewski LC, Aisen AM, Swanson SD, Buda AJ (1990) Evaluation of myocardial viability following ischemic and reperfusion injury using phosphorus 31 nuclear magnetic resonance spectroscopy in vivo. Am Heart J 120/1:31–39

The Intravascular Stent: A Concept in Evolution

J. C. PALMAZ

Intravascular stents are used in general, as a means to mechanically solve the most common problems of percutaneous balloon angioplasty: elastic recoil and intimal dissection. The fact that intravascular stents become embedded in the arterial wall by tissue growth weeks to months following placement was first reported by Charles Dotter in 1969 [2]. This favorable outcome occurs consistently with any stent design provided it has a reasonably low metal surface and does not obstruct flow. Endothelium grows over the fibrin coated metal surface until a continuous endothelial layer covers the stent surface, in days to weeks. Endothelium renders the thrombogenic metal surface protected from thrombus deposition, which is likely to form with slow or turbulent flow. This is an important advantage of intravascular stenting over surgically implanted prosthetic bypass conduits which never endothelialize in patients, except for a few millimeters beyond the anastomoses. However, early stent failure may occur in situations of slow or turbulent flow, which compounds the thrombogenicity of the stent material. This is a definite risk before endothelization is complete. Understanding the series of events surrounding stent placement helps prevent stent failure. The following is a point-by-point discussion of these events.

Mechanical Considerations

When stents are applied against the arterial wall it is most important that the metal members or struts are embedded in the wall away from the circumference of the lumen (Figure 1). The trough or linear depression produced is rapidly filled with thrombus that covers the metal surface. The edges of the thrombus feather towards the tissue mounds protruding in between the troughs. These mounds, depending on the degree of blockage and instrumentation prior to stenting, may retain endothelial cells allowing rapid re-endothelialization by multicentric growth. In order to attain embedding of the stent struts, the balloon diameter chosen for the final expansion of the stent must be 10–15% larger than the matched diameter of the vessel adjacent to the target point. If the stent is deployed without this slight overexpansion the struts are not embedded and thrombus will deposit in a continuous layer throughout the stented surface resulting in increased thrombogenicity and reduction of the lumen diameter. Of course, these considerations assume the presence of certain degree of

Friedmann/Gross-Fengels/Neufang (Hrsg.)
Stent-Implantationen und vaskuläre MR-Diagnostik
© Springer-Verlag Berlin Heidelberg 1991

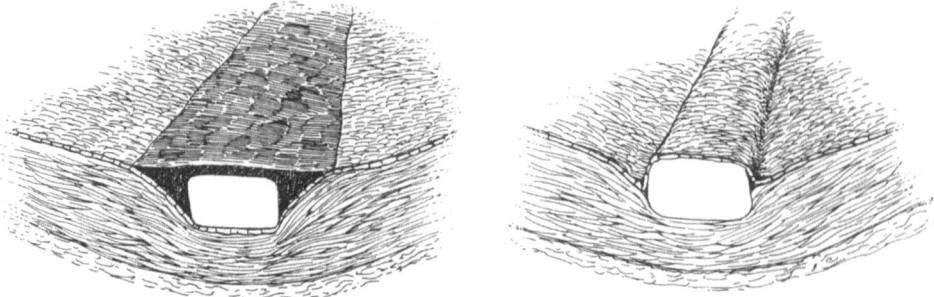

Fig. 1. Schematic representation of a stent strut embedded in the arterial wall and covered by thrombus *(left)*. Weeks to months later, the stent is covered by a thin layer of endothelialized endothelium

residual elasticity in the arterial wall following stent placement. Stents deployed at sites of high grade stenoses or within highly elastic vessels may be well embedded at matched or even smaller diameter than the adjacent vessel. Therefore, a great deal of operator's judgment and experience must be applied to the choice of final balloon diameter.

Hemodynamic Considerations

Following stent placement the stented wall is rendered rigid by the stent and the ensuing fibromuscular encasement. This loss of radial compliance defeats the ability of musculoelastic vessels to adapt to variable flow and pressure situations. In the case of atherosclerotic vessels this function is already altered, therefore, stents are not supposed to significantly alter local hemodynamics. Given the variable thrombogenic situations outlined above, freshly implanted stents like surgical prosthetic bypass, are subject to increased thrombus deposition in slow flow situations. This phenomenon was illustrated by Sauvage et al. [11] who pointed out that thrombus formation over a prosthetic surface is self-limited if flow velocity is maintained above certain thrombogenic threshold. Whenever flow drops below this level, thrombus deposits reducing the lumen. This causes the flow velocity to increase. If the increased flow is above the thrombogenic threshold, thrombus deposition stops. Otherwise it progresses to the point of complete occlusion (Figure 2). This illustrates the need to support brisk flow in a newly placed stent by outflow vessel patency and avoiding arterial spasm.

As with prosthetic tubes, the patency rates of stents are likely to be dependent on their diameter. It is well known that prosthetic bypass tubes tend to occlude if their diameter is 6 mm or smaller while placed as femoro-popliteal bypass. On the contrary the larger conduits used in aorto-iliac bypass are very successful. However, a somewhat different principle applies to stents in regards to diameter-dependent thrombosis. At the University of San Antonio, Texas, we studied the degree of thrombus deposition over stented canine arteries of 1.5 to 6 mm in diameter using the same

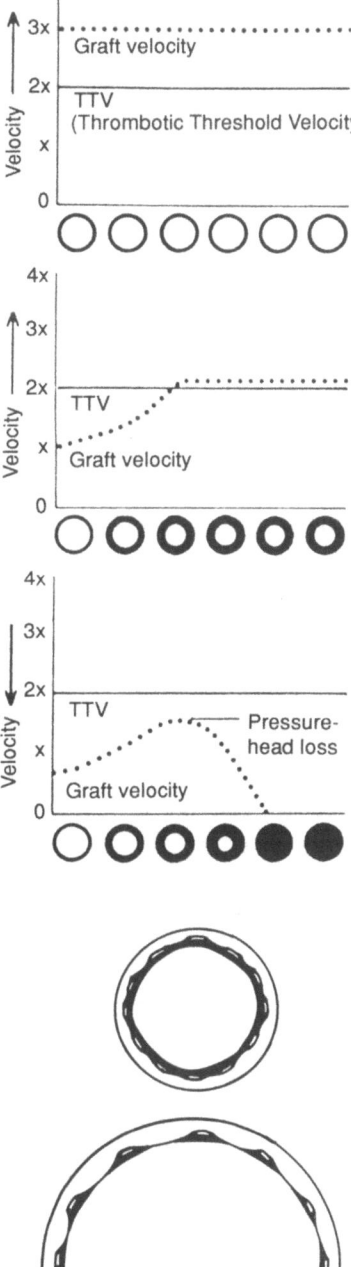

Fig. 2. The amount of thrombus formed on a prosthetic surface is limited if the flow velocity is maintained above a thrombogenic threshold *(top)*. If flow velocity drops below this threshold thrombus accumulated causing luminal reduction and elevation of the flow velocity above the threshold *(middle)*. If flow velocity continues to drop, thrombus accumulates to complete occlusion *(bottom)*. Reproduced from Wright CB, Boston 1983

Fig. 3. The same amount of thrombus forms over the stent surface regardless of the diameter it is expanded to. In small diameter stents, this thrombus may produce significant reduction of the lumen

stent device expanded to match the vessel lumen [6]. Morphometric and radio-isotope studies indicated that the amount of thrombus formed was independent of the diameter. We concluded that thrombus deposited predominantly over the metal surface. Since this surface was identical among stents of variable diameter, the same amount of thrombus was spread over a larger surface in larger diameter stents (Fig. 3). According to a simple diameter-volume relationship this amount of thrombus was relatively occlusive in small stents while it caused no significant diameter reduction in larger stents.

Anticoagulation and Stent Thrombogenicity

All metals or alloys used in the stents currently under evaluation have electropositive surface in ionic medium. Although oxides form on the metal surface the positive surface potential is one of the reasons for electrostatic attraction of negatively charged blood cells and serum proteins. Other factors contributing to stent thrombogenicity are free surface energy and surface texture [4].

The thrombogenicity of stents decreases a few hours following placement after the metal surface is covered by thrombus which itself constitutes a less thrombogenic surface. This was suggested by time-activity curves of In-111/platelet studies showing a peak of activity at sixty minutes followed by a decrease (Fig. 4). Further decrease occurs hours to days later as a result of replacement of the amorphous red thrombus by fibrin thrombus composed of strands oriented in the direction of flow [5].

Thrombus formation may be drastically altered by anticoagulants and inhibitors of platelet activity. This was shown experimentally in our laboratory studying thrombus formation with In-111 labeled platelets of canine femoral stents under different antithrombotic drug regimens as compared to non-treated animals [6]. The amount of radioactivity in the stented area was significantly decreased by intravenous hepa-

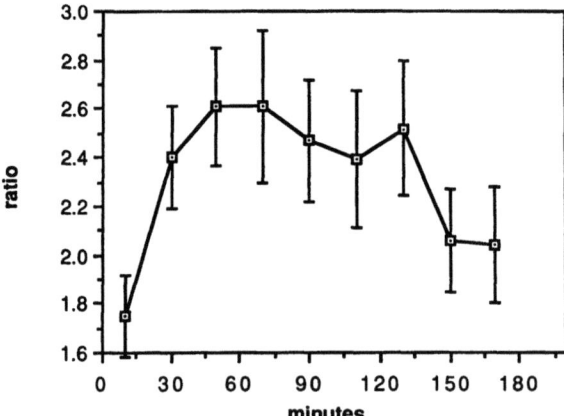

Fig. 4. Time-activity curves of In-111 labeled platelet uptake over canine femoral stents. Activity peaks around 60 minutes and drops later on

rin as compared to non-treated animals. Activity was reduced by the addition of aspirin and dipyridamole but it was maximally depressed by a combination of heparin, ASA/dipyridamole and dextran.

This regimen is recommended to prevent acute stent thrombotic occlusion in situations of slow flow and/or with stents diameters smaller than 5 mm such as those used in the coronary arteries.

The Slow Flow Intimal Hyperplasia Connection

Although some investigators argue that excessive intimal hyperplasia leading to stent stenosis may be the result of local inflammatory reaction to the metal and/or stimulated smooth muscle cell proliferation [9] we have found convincing evidence that the thickness of the thrombus over the stented surface determines the ultimate thickness of fibromuscular tissue. In a collaborative project between the University of Freiburg and San Antonio, it was experimentally demonstrated that slow flow-induced subocclusive thrombus evolves into fibromuscular tissue when studied histologically at timely intervals. When slow flow stented arteries are examined six months after stent placement, the thick tissue layer covering the stent is indistinguishable from the so-called intimal hyperplasia [3]. If this theory is assumed to be correct, an argument can be made in favor of prolonged anticoagulation with coumarin in situations of slow flow.

Evidence against this theory may be seen in those well documented cases of late stent restenosis. However, a late thrombotic cause may still be explained on the basis of discontinuation of coumarin therapy or persistence of absent or dysfunctional endothelium on the stented segment. As with other aspects of intravascular stenting, good judgment and experience may help to identify those cases needing prolonged anticoagulation and frequent controls.

To Coat or Not to Coat

A few authors have proposed to apply coats of materials with different properties to metal stents. Based on reported work, coats can be classified into passive, active and biological. Passive coats include materials of decreased thrombogenicity such as urethanes and pyrolytic carbon. Active coatings involve materials that are chemically attached to anticoagulants such as heparin or have a meshwork structure that may incorporate active substances including anticoagulants and chemotherapeutic agents. In vitro biological coating was reported by Dichek et al. [1] as seeded endothelial cells on metal stents. These cells were also genetically engineered to produce t-PA. Although coating appears as a promising new way to solve an old problem, difficulties are likely to arise. Coatings may present problems with peeling or sloughing. Fluid seepage under the coat may also increase the likelihood of metal corrosion. In the case of endothelial cell coating, the logistic problems related to live cell seeding may be unsurmountable.

Assuming that a safe and effective anti-thrombogenic coating could be developed, still, questions about its role remain. Endothelium aggressively covers fibrin-coated metal surfaces but does not grow on polymeric surfaces such as dacron, teflon or silastic. By coating stents we may decrease thrombus formation but this may result in delayed or incomplete endothelialization, defeating the purpose of its use. Long-term experimental studies must be completed before human application of coated stents is contemplated.

A continuous envelope of silastic has been applied to balloon-expandable stents to render them impervious to flow through its mesh. This "enveloped" stent was designed for the occlusion of arteriovenous fistulas or saccular aneurysms. However, the polymer surface did not endothelialize and tissue grew at the ends of the stent lumen when placed in rabbit aortas [10]. As endothelium failed to grow on the plastic surface, layers of thrombus were formed at the transition areas between vessel and prosthetic surface. The thrombus was progressively but incompletely replaced by fibromuscular tissue in a continuous process perpetuated by the endothelial cell slough.

The Intraluminal Bypass Concept

Stents may be used as friction seals to replace suture in order to affix bypass conduits. This stent-graft combination can be mounted over a coaxial balloon and may be deployed intralumially to exclude aortic aneurysms (Fig. 5). This device was tried in experimentally created abdominal aortic aneurysms in dogs [10]. Six weeks after replacement of a segment of abdominal aorta by a fusiform dacron conduit to mimic an abdominal aortic aneurysm, an 8 mm segment of crimped, thin-walled graft was introduced through a 12 F teflon sheath inserted by femoral arteriotomy. Three by 30 mm balloon-expandable stents were affixed to the graft end by two diametrically opposed sutures. The stent-graft assembly was coaxially mounted over a 10 mm ×

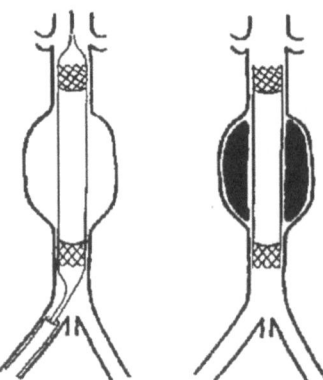

Fig. 5. Schematic representation of abdominal aortic aneurysm bypassed by the transluminal method. A segment of tubular dacron affixed to balloon-expandable stents is placed by coaxial balloon inflation

12 cm balloon angioplasty catheter. After positioning of the assembly at the level of the aneurysm a single balloon inflation expanded the stents and graft simultaneously excluding the aneurysm. Pathological examination of the specimens six months after placement of the device showed consistent shrinkage of the dacron experimental aneurysm due to fibrous infiltration. This caused variable degrees of kinking of the dacron bypass which resulted in complete occlusion in two out of eight animals. To avoid such occurrences, subsequent intraluminal bypass devices were modified to have only one stent at the proximal end. In addition the dacron graft was crimped to allow for shortening without kinking. The distal end of the graft was allowed to expand and apply against the aortic wall like of wind-sock. Leakage from the distal end of the graft into the excluded aneurysmal lumen was avoided by matching the diameter of the graft and distal aorta. Of five patients who received attempted placement of this device for exclusion of abdominal aortic aneuryms [7, 8], four had successful placement. In the single patient with failed placement because of miscalculation of the graft length, the device was surgically removed and an aortic-bifemoral bypass was performed. Follow-up aortogram in two patients at 10 weeks showed patency of the graft in both. One patient had small leakage of the distal end of the graft into the excluded aneurysmal lumen and the aneurysm did not completely thrombose. Longer follow-up and a well controlled trial will be necessary to establish the safety and efficacy of this new method. Modifications are likely to develop as experience increases.

References

1. Dichek DA, Neville RF, Zwiebel JA, Freeman SM, Leon MB, Anderson WF (1989) Seeding of intravascular stents with genetically engineered endothelial cells. Circulation 80: 1347–1353
2. Dotter CT (1969) Transluminally placed coil springs and arterial tube grafts: long-term patency in the canine popliteal artery. Invest Radiol 4: 329–332
3. Noeldge G, Richter GM, Siegestetter V, Garcia O, Palmaz JC (1990) Tierexperimentelle Untersuchungen über den Einfluß der Flußrestriktion auf die Thrombogenität des Palmaz Stentes mittels 111-Indium-markierter Thrombozyten. ROFO 152: 264–270
4. Palmaz JC (1988) Balloon-expandable intravascular stent. AJR 150: 1263–1269
5. Palmaz JC, Tio FO, Schatz RA, Alvarado R, Rees C, Garcia O (1988) Early endothelisation of balloon-expandable stents: experimental observations. J Intervent Radiol 3: 119–124
6. Palmaz JC, Garcia O, Kopp DT, et al (1989) Balloon-expandable intraarterial stents: Effect of antithrombotic medication on thrombus formation. In: Zeitler E (ed) Pros and cons in PTA and auxiliary methods. Springer, Berlin Heidelberg New York
7. Palmaz JC, Parodi JC, Barone HD, Garcia O, Tio FO, Rivera F, Clem M (1990) Transluminal bypass of experimental abdominal aortic aneurysm. (RSNA 1990 meeting, Chicago/IL)
8. Parodi JC, Palmaz JC, Barone HD (1991) Transluminal aneurysm bypass. Experimental observations and preliminary clinical experience. (Arizona Heart Institute 1991 meeting, Phoenix/AZ)
9. Rodgers GP, Minor ST, Robinson K (1990) Adjuvant therapy for intracoronary stents. Investigations in atherosclerotic swine. Circulation 82: 560–569
10. Roeren T, Palmaz JC, Garcia O, Rees CR, Tio FO (1989) Percutaneous vascular grafting with a coated stent. (RSNA 1989 meeting, Chicago/IL)
11. Sauvage LR (1983) Externally supported, noncrimped external velour, weft-knitted Dacron prostheses for axillofemoral, femoropopliteal, and femorotibial bypass. In: Wright CB, Hosson RW, Hiratzka LF, Lynch TB (eds) Vascular grafting: clinical applications and techniques. Wright, Boston, pp 158–186

Stent-Implantation – Grundlagen, Pathophysiologie, Mechanik, medikamentöse Zusatztherapie

H. Schild

Bereits 1969, also 5 Jahre nach Beschreibung der perkutanen transluminalen Angioplastie (PTA), beschrieb Dotter eine Technik, transluminal eine Metallspirale in ein Gefäß zu plazieren [9]. Er hatte bereits früh erkannt, daß die Angioplastie nicht in der Lage sein würde, alle Probleme bei Durchblutungsstörungen zu lösen. Die Idee wurde zunächst nicht weiter verfolgt. Erst Anfang der 80er Jahre erschienen die nächsten Publikationen zu diesem Thema: Maass berichtete über experimentelle Untersuchungen und auch über die erste erfolgreiche klinische Anwendung einer von ihm konzipierten, chirurgisch zu implantierenden Stahlspirale [21] (Abb. 1). Die wegbereitenden Arbeiten über perkutan implantierbare Stents erschienen Mitte der 80er Jahre [z. B. 4, 7, 28, 29, 40, 52] und führten zur Entwicklung verschiedener Stents, von denen einige vielfach erprobt und mittlerweile kommerziell erhältlich sind.

Stents sollten möglichst die folgenden allgemeinen Anforderungen erfüllen [27, 43, 61]:

– Biokompatibilität;
– technisch sichere Einführbarkeit, Positionierung und Selbstfixation;

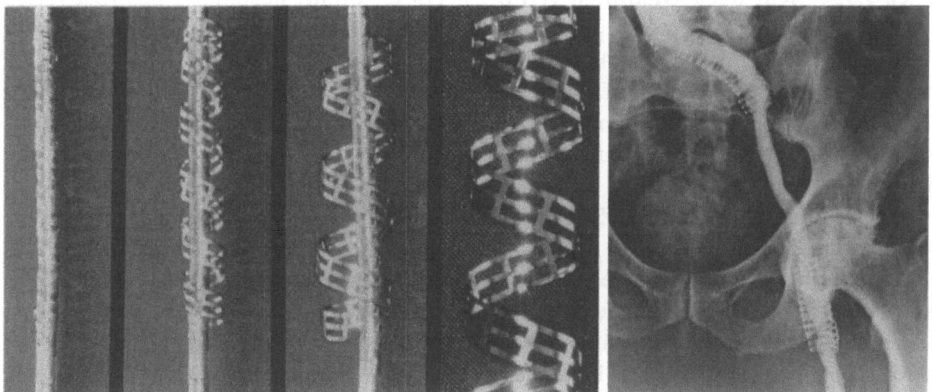

a
b

Abb. 1. a Maass-Spirale: Doppelhelix aus Metall, die chirurgisch implantiert werden mußte und durch Torsion dem Gefäßdurchmesser angepaßt wurde. **b** Phlebografische Kontrolle eines Patienten mit 2 Maass-Spiralen mehrere Monate nach Implantation. Der Abstand zwischen kontrastmittelmarkiertem Gefäßlumen und innerer Spiralenbegrenzung ist durch ausgeprägt verdickte, hyperplastische Neointima bedingt

Friedmann/Gross-Fengels/Neufang (Hrsg.)
Stent-Implantationen und vaskuläre MR-Diagnostik
© Springer-Verlag Berlin Heidelberg 1991

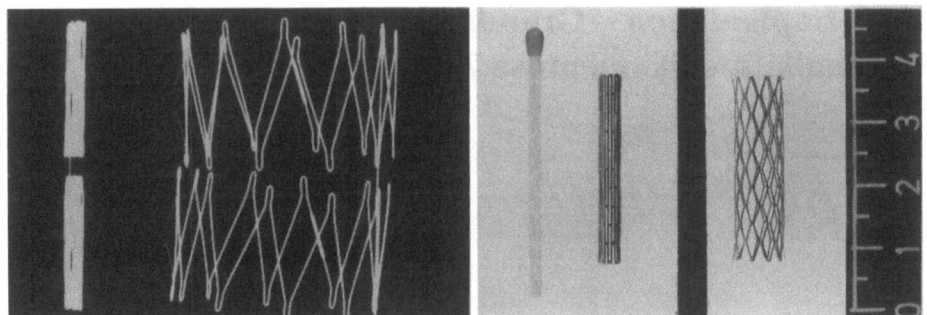

Abb. 2. Zick-Zack-Stent nach Gianturco: Stent aus Edelstahldraht, der zusammengepreßt (links) durch einen Teflonkatheter eingeführt wird. Nach Austritt aus dem Katheter dehnt sich der Stent infolge seiner Eigenspannung aus (rechts)

Abb. 3. Palmaz-Stent: Der Stent besteht aus einem dünnwandigen Metallrohr, in das rechtwinklige Schlitze in Längsrichtung eingebracht sind (links). Der Stent wird über einen Ballonkatheter plaziert; durch Inflation des Ballons wird das Metallrohr in eine Drahtkonstruktion umgewandelt (rechts)

— gutes Expansionsverhältnis, d. h. möglichst großes Verhältnis von maximalem Stent-Durchmesser zum Durchmesser des nicht entfalteten Stents (je größer das Expansionsverhältnis, desto kleiner kann das erforderliche Einführungsbesteck sein);
— Anpassung an die Verhältnisse im Implantationsbereich durch Variabilität der Stentgröße, und
— hohe Durchgängigkeitsraten bei geringer Thrombogenität, rascher Endothelialisierung und fehlender Intimahyperplasie ohne Verschluß von Seitenästen.

Die verschiedenen Stent-Typen erfüllen diese Forderungen in unterschiedlichem Maße.

Zick-Zack-Stent nach Gianturco (Abb. 2): Dieser Stent, bestehend aus rostfreiem Stahldraht, wird zusammengepreßt durch einen Teflonkatheter (8–12 Charr) vorgeschoben und plaziert. Nach Austritt aus dem Katheter dehnt sich die Prothese infolge ihrer Eigenspannung auf. Diese kann durch Änderung der Drahtdicke und Anzahl der Biegungen in gewissem Rahmen variiert werden. Das Expansionsverhältnis ist gut: Stents von 50 mm Durchmesser sind durch 10-Charr-Einführungsbestecke implantierbar.

Haupteinsatzbereich des Zick-Zack-Stents sind Stenosen größerlumiger Venen, v. a. durch Kompression von außen, sowie Kompressionen des Tracheobronchialsystems. Eine Modifikation des Stents wird darüber hinaus auch in den Gallenwegen verwendet. Der Stent ist bei geradem Gefäßverlauf leicht zu plazieren. Nachteilig ist die fehlende Flexibilität in Längsrichtung; eine Positionierung entlang gewundener oder scharfkurviger Strecken kann daher technisch problematisch, bzw. die Anpassung an gewundene Gefäße kann unzureichend sein [4, 16, 45, 55].

Palmaz-Stent (Abb. 3): Der Palmaz-Stent besteht aus einem dünnwandigen Metallrohr mit Längsschlitzen. Er wird über einen Ballonkatheter plaziert, der die Prothese bei Inflation aufdehnt, und in ein Drahtnetz umwandelt. Ein Vorteil dieses

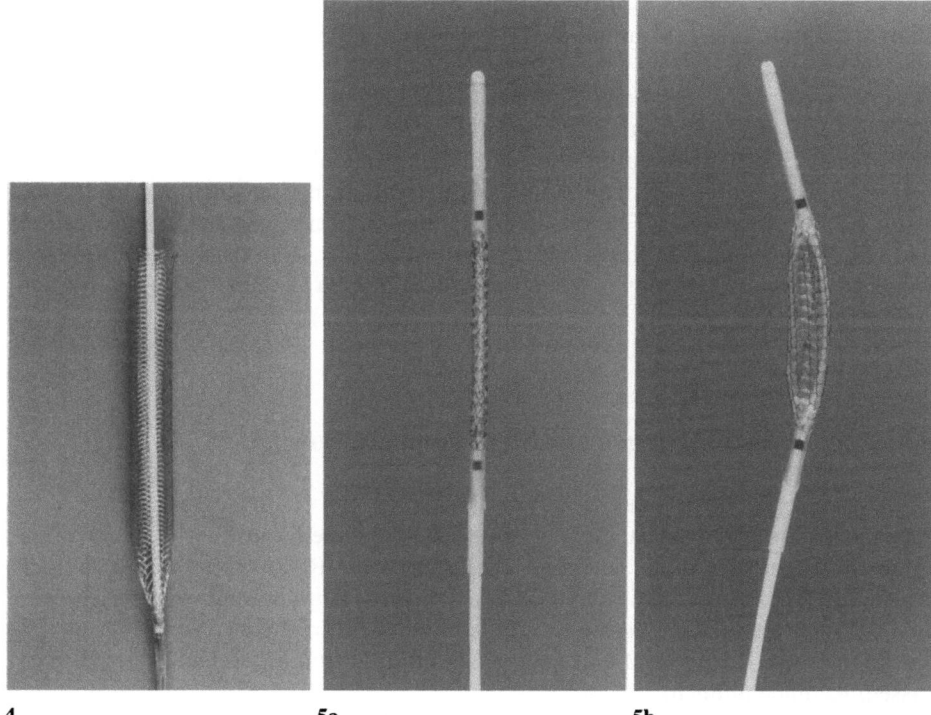

4   **5a**   **5b**

Abb. 4. Medinvent- oder Wallstent: Der Stent ist vormontiert auf einem Einführungsbesteck. In situ wird der Stent durch Rückzug einer Kunststoffumhüllung freigegeben und entfaltet sich infolge seiner Eigenspannung

Abb. 5a, b. Strecker Stent: Gestricktes Geflecht aus Tantaldraht, das auf einem Ballonkatheter vormontiert ist (**a**). Der Stent wird durch Inflation des Ballons freigegeben (**b**)

Stents ist die durch Wahl des Ballonkatheters dosierbare Expansion. Allerdings fehlt dem Palmaz-Stent wie dem Zick-Zack-Stent eine Flexibilität in Längsrichtung. Zur Plazierung eines im Durchmesser 9 mm großen Stents ist ein relativ großes Einführungsbesteck (10 Charr) erforderlich, was besonders bei arteriellen, weniger bei venösen und biliären Stent-Implantationen relevant ist [27–32, 35, 44].

Medinvent- oder Wallstent (Abb. 4): Dieser Stent-Typ besteht aus einem tubulären Drahtnetz, das aufgrund seiner Konstruktion sehr gut komprimierbar, selbstexpandierend und auch in Längsrichtung flexibel ist. Der Stent ist vormontiert auf einem Einführungsbesteck und wird vor Ort durch einen raffinierten Mechanismus freigesetzt: ein Plastiküberzug wird wie ein Strumpf über den Stent zurückgezogen und gibt ihn dadurch frei, so daß er sich unter Verkürzung entfaltet. Prinzipielle Vorteile dieses insbesondere in Arterien, Venen und Gallenwegen eingesetzten Stents sind

– Flexibilität: diese erlaubt eine gute Anpassung des Stents an den Gefäßverlauf und eine Implantation in Cross-over-Technik, und
– sein relativ gutes Expansionsverhältnis: Prothesen von 6 mm Durchmesser sind über 5-Charr-Bestecke, solche von 15 mm über 9-Charr-Bestecke plazierbar.

Nachteilig ist die geringe Sichtbarkeit und die zum Teil beachtliche Verkürzung bei Stent-Expansion, die gewöhnungsbedürftig ist [10, 12, 18, 40, 62].

Strecker-Stent (Abb. 5): Beim Strecker-Stent handelt es sich um ein gestricktes Drahtgeflecht, das aus Tantal besteht und daher radiologisch außerordentlich gut sichtbar ist. Der Stent ist vormontiert auf einem Ballonkatheter und wird durch Inflation des Ballons freigegeben. Der Stent ist ebenfalls in Längsrichtung flexibel und damit auch in Cross-over-Technik zu implantieren. Stents von 7 mm Durchmesser sind über 8-Charr-Einführungsbestecke plazierbar. Der Widerstand des entfalteten Stents gegen Kompression von außen ist im Vergleich zu anderen Stent-Typen geringer [2, 52, 53].

Allgemeine Anmerkungen zur Stent-Implantation

Prinzipiell sollen Stents dazu dienen, erweiterte oder wiedereröffnete Lumina offenzuhalten, wenn dies durch alleinige Dilatation oder Rekanalisation primär nicht möglich ist oder längerfristig unmöglich erscheint. Hauptanwendungsbereiche sind das Gefäßsystem, die Gallenwege und seltener das Tracheobronchialsystem. Die Reaktionen des Körpers auf eine Stent-Implantation sind in diesen Systemen in gewissem Rahmen ähnlich.

Bei einer vaskulären Stent-Implantation wird der Stent langsam in die Gefäßwand eingebettet. Es bildet sich eine mehr oder weniger dicke Neointima, die den Stent überkleidet und schließlich von Endothel überzogen wird, das aus der Nachbarschaft einwächst. Letztlich steht der Stent nicht mehr in Kontakt mit strömendem Blut. In der Media werden Fibrose, Verlust der glatten Muskelzellen und Fragmentation elastischer Fasern beobachtet. Die Veränderungen sind meist auf den inneren Teil der Media konzentriert. Bei starkem Andruck durch den Stent können sie aber die gesamte Media erfassen und dann auch von einer Adventitiafibrose begleitet sein [2, 10, 18, 23, 28, 30, 32, 34, 40, 53].

Bei Stent-Implantation in die Gallenwege kommt es zu Epithelschäden durch die Stents mit begleitenden Mukosaproliferationen, die letztlich die Stents überziehen können, sowie zu chronisch entzündlichen und fibrotischen Veränderungen der Submukosa [4, 12, 16].

Im Tracheobronchialsystem sind Entzündungen der Schleimhaut und tieferer Wandschichten sowie Mukosaproliferation mit hyperplastischen Epithelien unterschiedlicher Histologie die Folge [55].

Intravasukläre Stent-Implantation

Der vorab grob geschilderte Verlauf nach einer Gefäßstent-Implantation ist – wie wir mittlerweile wissen – nicht immer problemlos. Es kommt bei einem Teil der Patienten zu einer Einengung des Stent-Lumens oder auch zu einem Stent-Verschluß, bedingt durch Thrombusbildung oder Intimahyperplasie.

Thrombotischer Stent-Verschluß

Eine Reihe von Faktoren führen während und nach einer vaskulären Stent-Implantation zu einer Gerinnungsaktivierung und damit potentiell zu einer Stent-Thrombose. So kommt es durch die endovaskulären Manipulationen vor (z. B. bei vorheriger PTA) und bei Stent-Implantation zu einer unvermeidlichen Endothelschädigung; die Freilegung subendothelialen Gewebes führt zur Aktivierung von gerinnungsfaktoren [10, 28, 57].

Darüber hinaus weisen Stents eine materialabhängige Thrombogenität auf, die unter anderem von der Oberflächenbeschaffenheit (rauhe Oberflächen wirken thrombosebegünstigend) und der Oberflächenladung bestimmt wird [46]. Die meisten im Menschen verwendeten Metalle und damit auch die meisten Stents besitzen eine stark elektropositive Oberflächenladung. Im Gegensatz zur normalen, negativ geladenen Gefäßwand stoßen sie daher die ebenfalls negativ geladenen partikulären Blutbestandteile nicht ab. In die Blutbahn eingebracht, wird ein Stent innerhalb weniger Minuten mit einem überwiegend negativ geladenen Proteinfilm überzogen, welcher großenteils aus Fibrinogen besteht. Dieser Überzug mindert die Thrombogenität des Stents, hebt sie aber nicht vollständig auf. Zusätzlich kommt es an der Stent-Oberfläche zu einer diskreten Thrombusbildung, und zwar einer, wie experimentell gezeigt wurde, reversiblen Thrombozytenaggregation. Dieser Stent-Überzug setzt nicht nur die Thrombogenität herab, sondern ermöglicht auch eine spätere Endothelialisierung des Stents, da Endothel nicht auf nacktem Metall vorwachsen kann. Durch diese Endothelialisierung wird der Stent letztlich vom Blutstrom isoliert und wirkt damit nicht mehr thrombogen. Von Bedeutung ist, daß diese Vorgänge nur bei einer absolut glatten Stent-Oberfläche ungestört ablaufen [8, 10, 23, 24, 28, 32, 33, 42, 46].

Blutströmung, Strömungsgeschwindigkeit und Scherkräfte haben ebenfalls direkten oder indirekten Einfluß auf eine Thrombusbildung bzw. das Geschehen bei/nach Stent-Implantation. Durch die bei laminarer Strömung über den Gefäßquerschnitt unterschiedlich verteilten Flußgeschwindigkeiten kommt es zu intravaskulären Scherkräften. Diese bewirken, daß in durchströmten Gefäßen die korpuskulären Blutbestandteile mehr zur Gefäßmitte hin orientiert sind (wie fahrende Schiffe auf einem Fluß). Ändern sich die Verhältnisse, kommt es z. B. zu Turbulenzen, Strömungsverlangsamung bzw. Abnahme der intravasalen Scherkräfte, so hat dies eingreifende Folgen: partikuläre Blutbestandteile, v. a. Erythrozyten und Thrombozyten gelangen vermehrt in Gefäßwandnähe und daher auch in Kontakt mit dem freigelegten, subendothelialen Gewebe, was zu einer verstärkten Thrombozyten- und Gerinnungsaktivierung führt. Bei beeinträchtigten Flußverhältnissen werden die aktivierten Gerinnungsfaktoren darüber hinaus nicht so schnell abtransportiert. Es bildet sich ein Thrombus, der sich von dem genannten Thrombozytenniederschlag in der Zusammensetzung unterscheidet, da er vermehrt Fibrin und Erythrozyten enthält und damit ein stabileres Gerinnsel darstellt. Die Masse dieses Thrombus steigt mit abnehmender Scherkraft, so daß Stent-Implantationen in Gefäßregionen mit eingeschränktem Fluß primär stärker thrombosegefährdet sind, was auch experimentell gezeigt werden konnte [24].

Stent-Okklusion durch Intimahyperplasie

Eine Endothelschädigung oder Denudation des Gefäßendothels führt zur Bildung einer Neointima. Diese Neointima entsteht aus den in der Nähe gelegenen glatten Mediamuskelzellen, welche an die innere Gefäßoberfläche wandern und dort proliferieren. Durch diese Proliferation nimmt die Neointima zunächst über einen Zeitraum von mehreren Wochen bis einigen Monaten an Dicke zu (s. Abb. 1). Danach ist eine Dickenabnahme zu beobachten, wobei unter Umständen eine normale Intimadicke erreicht wird [1, 5, 18, 41, 47, 49, 51].

Die Abläufe sind wie folgt zu erklären: aus den sich im Bereich der Gefäßschädigung anlagernden Thrombozyten werden sog. „platelet-derived growth factors" (PDGF) freigesetzt, die – neben anderen Faktoren – das Einwachsen und die Proliferation der Mediamuskelzellen stimulieren. Die sich ausbildende Neointima hat eine im Vergleich zur normalen Gefäßwand erhöhte Permeabilität, so daß diese Wachstumsfaktoren über längere Zeit in die Gefäßwand hineingelangen und Wirkung zeigen können. Während sich diese Neointima ausbildet und verdickt, beginnt gleichzeitig eine Endothelialisierung. Diese geht aus von intaktem Gefäßendothel, das in der Nachbarschaft, z.B. in abgehenden Gefäßen oder den Maschen des Stents gelegen ist. Das Endothel bildet eine stärkere Barriere für die stimulierenden Substanzen, so daß die Proliferationsaktivität der Neointima mit zunehmender Endothelialisierung abnimmt und schließlich aufhört. Die im weiteren Verlauf auch am Patienten zu beobachtende Dickenabnahme der Neointima, die neben zellulären Bestandteilen auch größere Mengen an interzellulärer Substanz aufweist, ist im Detail noch nicht geklärt [15, 16, 25–27, 31, 39, 53, 54].

Da die Thrombozyten durch Abgabe von PDGF eine entscheidende Rolle bei der Ausbildung einer Neointima spielen, müßte die Neointimahyperplasie bei eingeschränkten Flußbedingungen mit ihrer verstärkten Thrombozytenanlagerung ausgeprägter sein. Dies wurde experimentell auch bestätigt [24]. Andererseits ist zu erwarten, daß sich durch Reduktion der Thrombozytenanlagerung auch das Ausmaß der Intimaproliferation verringern läßt.

Neben den PDGFs beeinflussen eine Reihe anderer Faktoren die Neointimbildung. Einige dieser Faktoren können durch den Untersucher beeinflußt werden und sollten daher bekannt sein. So prädisponieren neben einem (zu) starken Expansionsdruck eines Stents gegen die Gefäßwand auch abrupte Richtungs- und Kaliberschwankungen zu einer ausgeprägten Intimahyperplasie [10, 14, 26, 28, 40].

Auch dem Stent-Design wird Einfluß zugesprochen, wenn auch z.T. konträr: zum einen wird Rigidität zum anderen Flexibilität als prädisponierender Faktor für eine exzessive Intimahyperplasie angeschuldigt [7, 10, 20, 44]. Vergleichende Studien zur Klärung der Problematik liegen bislang nicht vor.

Praktische Konsequenzen für vaskuläre Stent-Implantationen

Um die bei einer Stent-Implantation unvermeidliche Plättchenanlagerung und Gerinnungsaktivierung zu reduzieren, ist die Gabe von Thrombozytenaggregations-

Tabelle 1. Mögliche Indikationen zur Kumarintherapie bei Stent-Implantation

---

- Stent-Implantation unter verschlußgefährdeten Bedingungen bzw. in Risikogebiete,
  z. B. Koronarien oder Nierengefäße,
- bei Gefäßrekanalisation wegen der erhöhten Gerinnungsaktivität im wiedereröffneten Gefäßbereich (Ausnahme: A. iliaca?),
- erfolgreich eröffneter thrombotischer Stent-Verschluß bei primär nicht antikoaguliertem Patienten.

---

hemmern beginnend einen Tag vor dem Eingriff und eine Heparinisierung während des Eingriffs erforderlich. Hierdurch wird nicht nur die Thrombosierung des Stents verhindert, sondern wahrscheinlich auch das Ausmaß der ebenfalls unvermeidlichen Intimahyperplasie gering gehalten. Da bei beeinträchtigten Flußverhältnissen eine verstärkte Neigung zur Thrombusbildung vorliegt, ist eine Beeinflussung der Blutgerinnung unter diesen Umständen von besonders großer Bedeutung.

Die materialabhängige Thrombogenität sollte möglichst gering sein und auf keinen Fall durch mangelhafte Technik, z. B. Fassen eines Stents mit einer Klemme und der Gefahr einer Schädigung der Stent-Oberfläche, noch zusätzlich verstärkt werden. Bei der Wahl der Stent-Größe muß beachtet werden, daß der Stent sich zwar über die zu behandelnde Gefäßstrecke erstrecken, aber nicht beliebig angrenzende gesunde Abschnitte erfassen sollte. Dies würde nur zu einer vermeidbaren Gerinnungsaktivierung und Intimahyperplasie führen. Der Stent-Durchmesser soll der Gefäßgröße angepaßt sein: das Verhältnis von Stent- zu Gefäßdurchmesser sollte nicht größer als etwa 1,2 sein [10, 62]. Größere Durchmesser prädisponieren zu Gefäßspasmen, eventuell mit konsekutiver Thrombose, eine insbesondere an den Koronarien gefürchtete Komplikation. Darüber hinaus bilden sie einen Reiz zur exzessiven Intimahyperplasie. Die Übergänge zum angrenzenden Gefäßbereich sollten glatt sein, größere Richtungs- und Kaliberänderungen sollten möglichst vermieden werden.

Eine längerdauernde Antikoagulation nach erfolgter Stent-Implantation ist unter den in Tabelle 1 aufgeführten Bedingungen zu erwägen. Die Antikoagulation sollte dann mindestens solange fortgeführt werden, wie das Risiko eines thrombotischen Stent-Verschlusses besteht, d. h. solange der Stent nicht vollständig endothelialisiert ist. Dies dauert unterschiedlich lange, abhängig unter anderem von der Dicke der Stent-Drähte. So sind Stents bei einem Drahtdurchmesser von 0,1 mm nach etwa 2–3 Wochen endothelialisiert, bei 0,45 mm Durchmesser sind dagegen nur 30% der Stent-Oberfläche nach einem Monat von Endothel überzogen [21, 59, 62]. Diese Ergebnisse experimenteller Untersuchungen sind allerdings nicht ohne weiteres auf den Menschen übertragbar. Thrombozytenaggregationshemmer sollten daher sicherheitshalber für mindestens ein halbes Jahr nach dem Eingriff gegeben werden, und eine Kumarintherapie (z. B. Marcumar) bei nichtkoronaren Stent-Implantationen sollte sich ebenfalls über diesen Zeitraum erstrecken. Empfehlungen, Patienten mit kürzlicher Stent-Implantation – analog zu Patienten mit einem Herzklappenersatz – unter bestimmten Umständen, wie z. B. bei geplanter Zahnextraktion, auch antibiotisch abzudecken, finden sich bislang nicht. Im Einzelfall sollte dies aber durchaus bedacht werden.

Literatur

1. Austin GE, Ratliffe NB, Hollman J, Tabei S, Philipps DF (1985) Intimal proliferation of smooth muscle cells as an explanation for recurrent coronary artery stenosis after percutaneous transluminal coronary angioplasty. J Am Coll Cardiol 6:369
2. Barth KH, Virmani R, Strecker EP, et al (1990) Flexible tantalum stents implanted in aortas and iliac arteries: effects in normal canines. Radiology 175:91
3. Brown CH, Lemuth RF, Hellums JD, Leverett LB, Alfrey CP (1975) Response of human platelets to shear stress. Trans Am Soc Artif Intern Organs 21
4. Carrasco CH, Wallace S, Charnsangavey C, Richli W, Wright KC, Fanning T, Gianturco C (1985) Expandable biliary endoprosthesis: an experimental study. AJR 145:1279
5. Chesebro JH, Lam JYT, Badimon L, Fuster V (1987) Restenosis after arterial angioplasty: a hemorrheologic response to injury. Am J Cardiol 60:10B-16B
6. Consigny PM, LeVeen RF (1988) Effects of angioplasty balloon inflation time on arterial contractions and mechanics. Invest Radiol 23:271
7. Cragg A, Lund G, Rysavy J, et al (1983) Nonsurgical placement of arterial endoprostheses: a new technique using nitinol wire. Radiology 147:261
8. DePalma VA, Baier RE, Ford JW, GoccVC, Furuse A (1972) Investigation of three surface properties of several metals and their relation to blood compatibility. J Biomed Mater Res Symposium 3:37
9. Dotter C (1969) Transluminal placed coil springs and arterial tube grafts: long-term patency in the canine popliteal. Invest Radiol 4:329
10. Duprat GK, Wright C, Charnsangavej C, Wallace S, Gianturco C (1987) Selfexpanding metallic stents for small vessels. An experimental evaluation. Radiology 162:469
11. Faxon DP, Sanborn TA, Haudenschild CC, Ryan TJ (1984) Effect of antiplatelet therapy on restenosis after experimental angioplasty. Am J Cardiol 53:72c
12. Gillams A, Dick R, Dooley JS, Wallsten H, Eldin A (1990) Self-expandable stainless steel braided endoprosthesis for biliary strictures. Radiology 174:137
13. Gross R (1990) Wie hoch dosiert man Aspirin (ASS)? Dtsch Ärzteblatt 87 (1990) B-1409
14. LoGerfo FW, Quist WL, Novak MD, Crawshaw HM, Haudenschild CC (1983) Downstream anastomotic hyperplasia. Ann Surg 197:479
15. Hasson JE, Megerman J, Abbott WM (1984) Postsurgical changes in arterial compliance. Arch Surg 119:788
16. Irving JD, Adam A, Dick R, Dondelinger RF, Lunderquist A, Roche A (1989) Gianturco expandable metallic biliary stents: results of a European clinical trial. Radiology 172:172
17. Jakob H, Oelert H, Schmiedt W, et al (1989) Initial clinical experience with an endoluminal spiral prosthesis for treating complicated venous thrombosis and preventing pulmonary embolism. Tex Heart Instit J 16:87
18. Joffre F, Rousseau H (1989) Autoexpandable vascular endoprosthesis. In: Zeitler E, Seyferth W (eds) Pros and cons in PTA and auxiliary methods. Springer, Berlin Heidelberg New York Tokyo, pp 148–161
19. Knight RW, Kenney GJ, Lewis EE, Johnston CC (1984) Percutaneous transluminal angioplasty: results and surgical implications. AJS 147:578
20. Leung DY, Glagov S, Mathews MB (1976) Cyclic stretching stimulates synthesis of matrix components by arterial smooth muscle cells in vitro. Science 191:475
21. Maass D, Demiere D, Deaton D, Largiader F (1983) Transluminal implantation of self-adjusting expandable prosthesis: principles, techniques, and results. Prog Artif Organs 2:979
22. MacDonald RG, Panush RS, Pepine CJ (1987) Rationale for use of glucocorticoids in modification of restenosis after percutaneous transluminal coronary angioplasty. Am J Cardiol 60:56b–60b
23. Mullins CE, O'Laughlin MP, Vick III GW, et al (1988) Implantation of balloon-expandable intravascular grafts by catheterization in pulmonary arteries and systemic veins. Circulation 77:188
24. Nöldge G, Richter GM, Siegerstetter V, Garcia O, Palmaz JC (1990) Tierexperimentelle Untersuchungen über den Einfluß der Flußrestriktion auf die Thrombogenität des Palmaz-Stentes mittels 111 Indium-markierter Thrombozyten. RÖFO 152:264

25. Noishiki Y (1976) Pattern of arrangement of smooth muscle cells in neointimae of synthetic vascular prostheses. J Thorac Cardiovasc Surg 75:894

26. Okuhn SP, Conelly DP, Calakos C, Ferell L, Man-Xiang P, Goldstone J (1989) Does compliance mismatch alone cause neointimal hyperplasia? J Vasc Surg 9:35

27. Palmaz JC (1988) Balloon-expandable intravascular stent. AJR 150:1263

28. Palmaz JC, Sibbin RR, Reuter SR, Tio FO, Rice WJ (1985) Expandable intraluminal graft: a preliminary study. Radiology 156:73

29. Palmaz JC, Sibbitt RR, Reuter S, et al (1985) Expandable intrahepatic portacaval shunt stents: early experience in the dog. AJR 145:821

30. Palmaz JC, Sibbitt RR, Tio FO, Reuter SR, Peters JE, Garcia F (1986) Expandable intraluminal vascular graft: a feasibility study. Surgery 99:199

31. Palmaz JC, Kopp DT, Hayashi H, et al (1987) Normal and stenotic renal arteries: experimental balloon-expandable intraluminal stenting. Radiology 164:705

32. Palmaz JC, Windeler SA, Garcia F, Tio FO, Sibbitt RR, Reuter S (1986) Atherosclerotic rabbit aortas: expandable intraluminal grafting. Radiology 160:723

33. Palmaz JC, Garcia O, Kopp DT, et al (1989) Balloon-expandable intraarterial stents: effect of antithrombotic medication on thrombus formation. In: Zeitler E, Seyferth W (eds) Pros and cons in PTA and auxiliary methods. Springer, Berlin Heidelberg New York Tokyo, pp 70–78

34. Rabkin JH (1989) Endovascular prosthesis: experimental study and clinical use. In: Zeitler E, Seyferth W (eds) Pros and cons in PTA and auxiliary methods. Springer, Berlin Heidelberg New York Tokyo, pp 139–147

35. Richter GM, Palmaz JC, Nöldge G, et al (1989) Der transjuguläre intrahepatische portosystemische Stent-Shunt (TIPSS). Radiologe 29:406

36. Rittgers SE, Karayannakos PE, Guy JF, et al (1978) Velocity distribution and intimal proliferation in autologous vein grafts in dogs. Circ Res 42:792

37. Rodgers GP, Minor ST, Robinson K, et al (1990) Adjuvant therapy for intracoronary stents. Circulation 82:560

38. Roubin GS, Robinson KA, King SB III, et al (1987) Early and late results of intracoronary arterial stenting after coronary angioplasty in canines. Circulation 76:891

39. Ross R, Glomset JA, Kariya B, Harker LA (1974) A platelet dependend factor that stimulates the proliferation of arterial smooth muscle cells in vitro. Proc Natl Acad Sci USA 71:1207

40. Rousseau H, Puel J, Joffre F, et al (1987) Self-expanding endovascular prosthesis: an experimental study. Radiology 164:709

41. Sarembock IJ, LaVeau PJ, Sigal SL, et al (1989) Influence of inflation pressure and balloon size on the development of intimal hyperplasia after balloon angioplasty. Circulation 80:1029

42. Sawyer PN, Page JW (1953) Bio-electric phenomena as an etiologic factor in intravascular thrombosis. Am J Physiol 175:103

43. Schatz RA (1989) A view of vascular stents. Circulation 79:445

44. Schatz RA, Palmaz JC, Tio FO, et al (1987) Balloon-expandable intracoronary stents in the adult dog. Circulation 76:450

45. Schild H, Schmied W, Irving D (1989) Perkutane Implantation einer endovaskulären Gianturco-Prothese bei V. subclavia-Verschluß. RÖFO 151:120

46. Schultz JS, Lindenauer SM, Penner JA, Barenberg S (1980) Determinants of thrombus formation on surfaces. Trans Am Soc Artif Intern Organs 26:279

47. Schwartz SM, Campbell GR, Campbell JH (1986) Replication of smooth muscle cells in vascular disease. Circ Res 58:427

48. Sigwart U, Puel J, Mirkovitch V, Joffre F, Kappenberger L (1987) Intravascular stents to prevent occlusion and restenosis after transluminal angioplasty. N Engl J Med 316:701

49. Spaet TH, Stemerman MB, Veith FJ, Lejnieks I (1975) Intimal injury and regrowth in the rabbit aorta. Circ Res 36:58

50. Spence RK, Freiman DB, Gatenby R, Hobbs CZ (1981) Long-term results of transluminal angioplasty of the iliac and femoral arteries. Arch Surg 116:1377

51. Stemerman MB, Spaet TH, Pitlick F, Cintron J, Lejnieks I, Tiell ML (1977) Intimal healing. Am J Pathol 87:125

52. Strecker EP, Berg G, Weber H, Bohl M, Schneider B (1987) Experimentelle Untersuchungen mit einer neuen perkutan einführbaren und aufdehnbaren Gefäßendoprothese. RÖFO 147:669

53. Strecker EP, Liermann D, Barth KH, et al (1990) Expandable tubular stents for treatment of arterial occlusive disease: experimental and clinical results. Radiology 175:97
54. Sutton CS, Tominaga R, Harasaki H, et al (1990) Vascular stenting in normal and atherosclerotic rabbits, Circulation 81:667
55. Wallace S, Charnsangavej C, Ogawa K, et al (1986) Tracheobronchial tree. Expandable metallic stents used in experimental and clinical applications. Radiology 158:309
56. Waller BF, Orr CM, Pinkerton CA, et al (1990) Morphologic observations late after coronary balloon angioplasty: mechanisms of acute injury and relationship to restenosis. Radiology 174:961
57. Wilentz JR, Sanborn TA, Haudenschild CC, Valeri CR, Ryan TJ, Faxon DP (1989) Platelet accumulation in experimental angioplasty: time course and relation to vascular injury. Circulation 75:636
58. Winfrey EW, Foster JH (1962) Prevention of arterial thrombosis with a negatively charged wire suture. Surg Forum 13:229
59. Wright KC, Wallace S, Charnsangavey C, Carrasco H, Gianturco C (1985) Percutaneous endovascular stents: an experimental evaluation. Radiology 156:69
60. Zeitler E, Richter EG, Roth FJ, Schoop W (1983) Results of percutaneous transluminal angioplasty. Radiology 145:57
61. Zollikofer CL (1988) Perkutane Implantation endovaskulärer Prothesen. In: Günther R, Thelen M (Hrsg) Interventionelle Radiologie. Thieme, Stuttgart
62. Zollikofer CL, Largiader I, Bruhlmann WF, et al (1988) Endovascular stenting of veins and grafts: preliminary clinical experience. Radiology 167:707

Abbildungsgeometrie von Angiographieanlagen: Bedeutung für PTA und Stent-Implantationen

K. F. R. Neufang, Y. Girards und W. Gross-Fengels

Die perkutane transluminale Angioplastie (PTA) ist als ein zur chirurgischen Des-obliteration und Prothesenimplantation bei Gefäßobliterationen alternatives bzw. komplementäres interventionell-radiologisches Verfahren eingeführt und validisiert. Die Durchgängigkeitsraten nach PTA pelviner, femoraler und poplitealer Oblitera-tionen hängen unter anderem von der Lokalisation, Beschaffenheit und Genese der Obliteration, dem Zustand der nachgeschalteten Strombahn und bei Verschlüssen von der Verschlußlänge ab. Auch die technischen Einzelheiten der Ballondilatation wie Inflationsdruck, Inflationsdauer, Länge, Durchmesser und Material des verwen-deten Ballonkatheters sowie Art und Umfang einer begleitenden und nachfolgenden medikamentösen Behandlung beeinflussen nachhaltig das Therapieergebnis.

Nach pathologisch-anatomischen Untersuchungen von Zollikofer [17, 18] kommt dem Ausmaß der Überdehnung des Gefäßsegments eine besondere prognostische Bedeutung für das Früh- und Spätergebnis nach der PTA zu. Eine zu geringe Deh-nung führt zu einer unbefriedigenden Aufweitung und zu einem raschen Rezidiv. Eine zu starke Dehnung begünstigt die Entstehung von langstreckigen Dissektionen, die das Lumen verlegen und einen Akutverschluß des behandelten Gefäßes zur Fol-ge haben und die Implantation einer Gefäßstütze (Stent) oder eine operative Kor-rektur nach sich ziehen können [1]. Überschießende Intimahyperplasien und die Entwicklung von falschen Aneurysmen durch Schädigung der Vasa vasorum sind weitere mögliche Folgen einer zu starken Dilatation [17, 18]. Allerdings heilen Schä-digungen der Vasa vasorum meist folgenlos aus. Letztlich ist bisher nicht exakt defi-niert worden, wie stark das Gefäß idealerweise zu überdehnen ist [12].

Das Ausmaß der Überdehnung wird durch den maximalen Ballondurchmesser vorgegeben. In der Praxis wird der auszuwählende Ballondurchmesser nach dem Angiogramm abgeschätzt, wobei jedoch den Auswirkungen der geometrischen Ver-größerung des Gefäßes im Angiogramm meist wenig Beachtung geschenkt wird. Der Ballondurchmesser wird von manchen Autoren pragmatisch um 1–2 mm größer als der ausgemessene Gefäßdurchmesser gewählt [5, 9, 13–15]. Nach Stent-Plazierung soll das erweiterte Lumen maximal das 1,2fache des normalen Lumens betragen [16]. Dahingegen halten andere es für sicherer, den Ballondurchmesser nicht größer als das ursprüngliche Gefäßlumen zu wählen, um Komplikationen vorzubeugen [7, 10, 12, 17], beziehungsweise empfehlen aufgrund eigener Erfahrungen oder experi-menteller Befunde zur koronaren, renalen oder peripheren PTA stets Ballondurch-messer, die dem gemessenen Gefäßdurchmesser entsprechen [1–4, 6, 8, 11]. Der Be-weis, daß bei dieser Vorgehensweise in vivo keine zu starke Dehnung auftritt, wird

Friedmann/Gross-Fengels/Neufang (Hrsg.)
Stent-Implantationen und vaskuläre MR-Diagnostik
© Springer-Verlag Berlin Heidelberg 1991

allerdings ebensowenig geführt wie es verläßliche Angaben darüber gibt, wie groß der Dilatationsgrad in vivo tatsächlich ist.

Um diese Diskussion für die PTA der Beckenarterien auf eine objektivere Grundlage stellen zu können, ist es erforderlich, bei allen Berechnungen und Abschätzungen des Gefäßdurchmessers den Einfluß der Aufnahmegeometrie auf die Gefäßabbildung zu kennen. Wir haben daher den Einfluß der Abbildungsgeometrie von 3 unterschiedlichen Angiographieanlagen auf die röntgenologische Darstellung der Beckengefäße untersucht. Dabei sind die folgenden Fragenkomplexe zu beantworten:

1. Welchen Einfluß haben der Körperdurchmesser und das Geschlecht auf die Lage des jeweiligen Gefäßes im Körperquerschnitt?
2. Welchen Einfluß haben die Abbildungsgeometrien unterschiedlicher Angiographieanlagen auf den beobachteten Gefäßdurchmesser im Röntgenbild?
3. Läßt sich hieraus im eigenen Patientengut genauer definieren, in welchem Maße bei der PTA der Beckenarterien über- oder unterdilatiert wird?

Patienten und Methode

Lage der Beckengefäße im Körperquerschnitt

Es wurden 100 CT-Untersuchungen des Beckens (50 Männer, 50 Frauen, Alter 30–80 Jahre) ausgewertet. Die Untersuchungen erfolgten nach i.v.-Kontrastmittelgabe

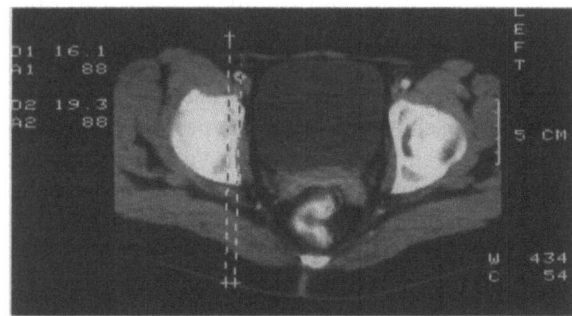

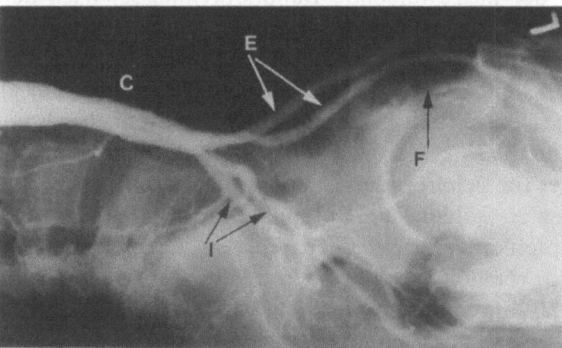

Abb. 1a, b. Lage der Beckengefäße im Körperquerschnitt. **a** Elektronische Distanzmessung im CT. Die Messungen erfolgen für 5 ausgewählte Meßorte und rechts und links getrennt an jeweils 50 Männern und Frauen zwischen 30 und 80 Jahren. *D1* Körperdurchmesser [cm], *D2* Abstand der Arterienmitte von der dorsalen Körperkontur [cm]. **b** Beckenübersichtsangiographie im seitlichen Strahlengang (links anliegend). Bogig nach ventral ansteigender Verlauf der Externae *(E)*, nach dorsal abfallender Verlauf der Communes *(C)* und Internae *(I)*. Am weitesten ventral liegen die Aa. femorales communes *(F)* in Höhe des Hüftkopfs

Tabelle 1. Zusammenhang zwischen dem Körperdurchmesser und der Lage der Beckenarterien im Körperquerschnitt

Lokalisation	Frauen		Männer		Summe
	Rechts [r][a]	Links [r]	Rechts [r]	Links [r]	[r]
A. femoralis communis (Symphysenoberkante)	0,89	0,89	0,83	0,86	0,88
A. iliaca externa (Hüftpfannendach)	0,75	0,81	0,75	0,77	0,77
A. iliaca externa/communis (Linea terminalis)	0,41	0,41	0,20	0,22	0,34
A. iliaca communis (Sakrumoberkante)	0,54	0,61	0,67	0,68	0,63
Bauchaorta (Bifurkation)	0,60		0,54		0,60

[a] Korrelationskoeffizient der linearen Regression

zur Gefäßmarkierung in typischer Technik (Rückenlage, 8 mm breite fortlaufende Schnitte, Siemens Somatom DR). Die Patienten waren aufgrund unterschiedlicher Indikationen untersucht worden; Patienten mit offensichtlichen Körperasymmetrien und pelvinen Traumafolgen sowie Patienten mit Lymphomen oder Tumoren im kleinen Becken, bei denen durch Operation oder Strahlentherapie eine Gefäßverlagerung möglich erschien, wurden von der Auswertung ausgeschlossen.

An der CT-Auswertekonsole wurde elektronisch der Abstand der Gefäßmitte von der Tischunterlage in Rückenlage und der Körperdurchmesser des Patienten am gleichen Meßort bestimmt (Abb. 1a). Meßorte waren:

1. A. femoralis communis in Höhe der Symphysenoberkante,
2. A. iliaca externa in Höhe des Hüftpfannendachs,
3. A. iliaca (externa oder communis) in Höhe der Linea terminalis,
4. A. iliaca communis in Höhe der Sakrumoberkante und
5. Bauchaorta im Bifurkationsbereich.

Damit ergaben sich für jeden Patienten 9 Meßwertpaare, bestehend aus dem Gefäßabstand zur Unterlage und dem zugehörigen Körperdurchmesser. Es wurden sowohl Untergruppen getrennt nach Seite und Geschlecht gebildet, als auch die 5 Gefäßlokalisationen ohne Berücksichtigung von Geschlecht und Seite ausgewertet. Mit Hilfe der linearen Regression wurden Nomogramme erstellt, aus denen der mittlere Abstand des jeweiligen Gefäßabschnitts von der Tischunterlage in Abhängigkeit von einem beliebigen Körperdurchmesser abgelesen werden kann (Tabelle 1).

Geometrische Vergrößerungen der Angiographieanlagen

Es wurde für 3 verschiedene Angiographieanlagen (eine AOT-Anlage mit Übertischröhre, 2 DSA-Anlagen jeweils mit Untertischröhre; Abb. 2), die Abbildungsgeometrie bestimmt. In Kenntnis der jeweiligen Gefäßlage läßt sich nach dem Strahlensatz

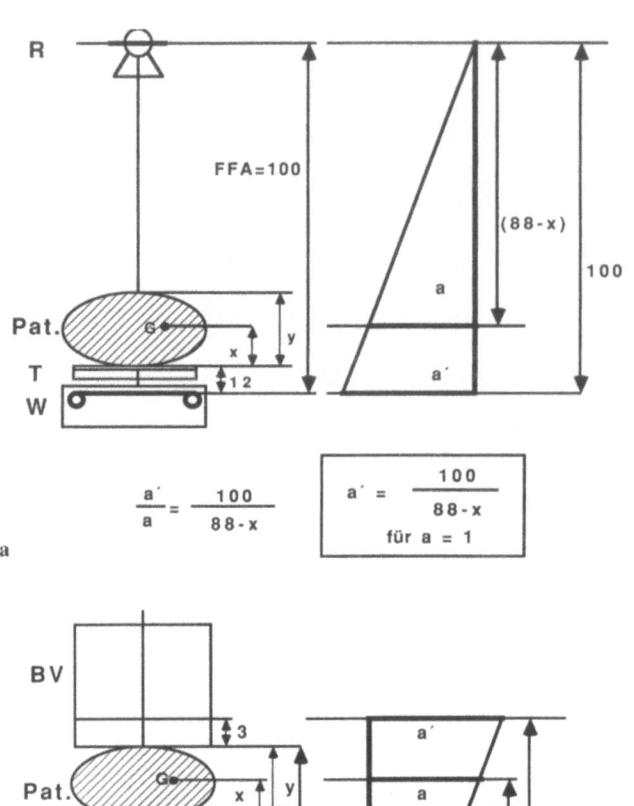

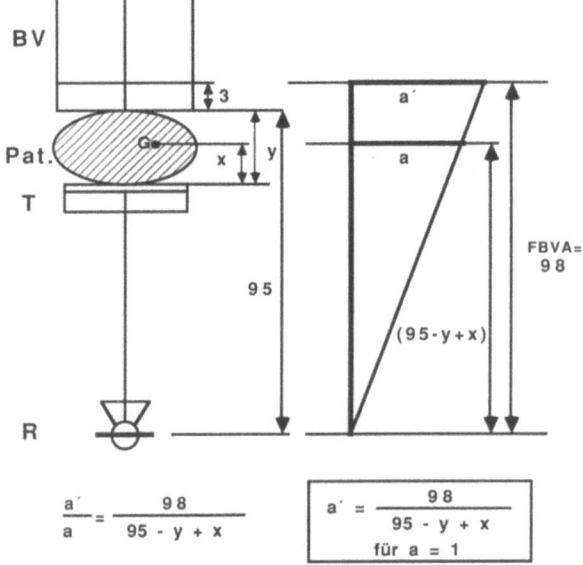

Abb. 2a–c. Abbildungsgeometrie von 3 unterschiedlichen Angioanlagen. **a** Blattfilmwechsler, a.-p.-Projektion. **b** DSA-Anlage I, p.-a.-Projektion, **c** DSA-Anlage II, p.-a.-Projektion. *BV* Bildverstärker, *FBVA* Fokus-Bildverstärker-Abstand, *FFA* Fokus-Film-Abstand, *G* Gefäßmitte, *Pat.* Patient, *R* Röhre, *T* Tischplatte, *W* Blattfilmwechsler, *a* wahrer Gefäßdurchmesser, *a'* projizierter Gefäßdurchmesser in der Abbildungsebene, *x* Abstand der Arterienmitte von der dorsalen Körperkontur, *y* Körperdurchmesser

der Vergrößerungsfaktor a' errechnen. Dieser gilt streng nur für das Zentrum des Films oder Bildverstärkers. Außerdem wird die nach außen um 10–25% zunehmende kissenartige Verzeichnung des Bildverstärkers bei der DSA nicht berücksichtigt. Für alle Körperdurchmesser zwischen 15 und 30 cm kann in 3-cm-Intervallen unter Verwendung der zuvor erstellten Nomogramme die mittlere Vergrößerung des Gefäßes in der Abbildungsebene vorhergesagt werden.

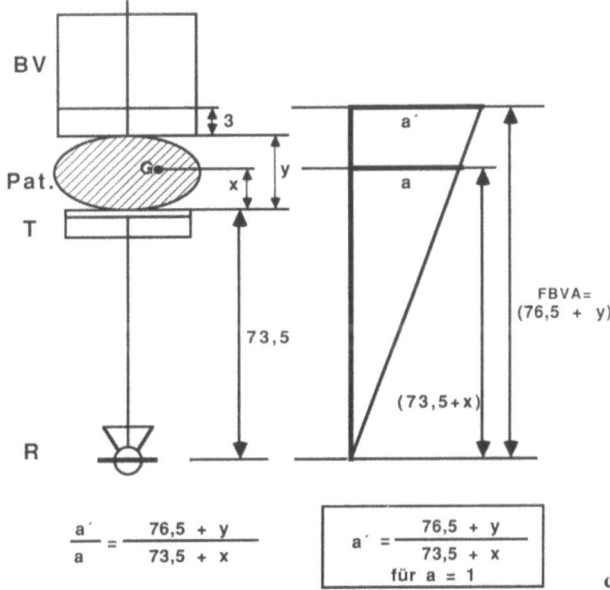

$$\frac{a'}{a} = \frac{76,5 + y}{73,5 + x}$$

$$a' = \frac{76,5 + y}{73,5 + x}$$
für a = 1

c

Dilatationsgrad bei der Becken-PTA

Bei 86 Patienten, die sich einer PTA der Beckengefäße unterzogen, wurde auf den präinterventionell angefertigten Blattfilmaufnahmen in einem der Stenose benachbarten Gefäßsegment der mutmaßliche ursprüngliche Gefäßdurchmesser (mm) direkt ausgemessen. Der Ballondurchmesser wurde dem PTA-Protokoll entnommen. Mit Hilfe des für die Angiographieanlage bestimmten Nomogramms kann die Vergrößerung unter Annahme des für das jeweilige Geschlecht und die Lokalisation typischen mittleren Körperdurchmessers abgeschätzt und so der „wahre" Gefäßdurchmesser im nichtstenosierten Abschnitt näherungsweise errechnet werden. Aus dem Verhältnis des „wahren" Gefäßdurchmessers zum Ballondurchmesser ergibt sich ein Anhalt für den Dilatationsgrad Q.

Ergebnisse

Lage der Beckengefäße im Körperquerschnitt

Mit zunehmendem Körperdurchmesser nimmt der Abstand der Gefäße von der Unterlage und zugleich auch die Streuung um die Regressionsgerade zu. Die Streuung ist am geringsten für die A. femoralis communis und A. iliaca externa in Höhe des Hüftpfannendachs ($r = 0{,}75$–$0{,}89$). Für die A. iliaca externa oder communis in Höhe der Linea terminalis besteht nur eine geringe Beziehung zwischen Gefäßlage und Körperdurchmesser ($r = 0{,}41$ bei Frauen, $r = 0{,}20$–$0{,}22$ bei Männern). Für die A. iliaca communis in Höhe der Sakrumoberkante ($r = 0{,}54$–$0{,}68$) und die bifurkations-

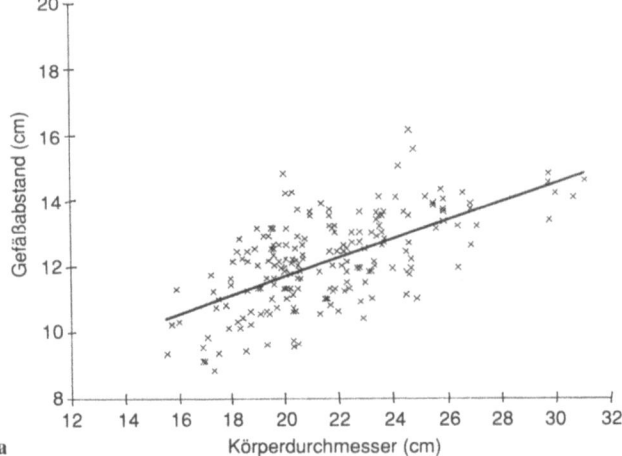

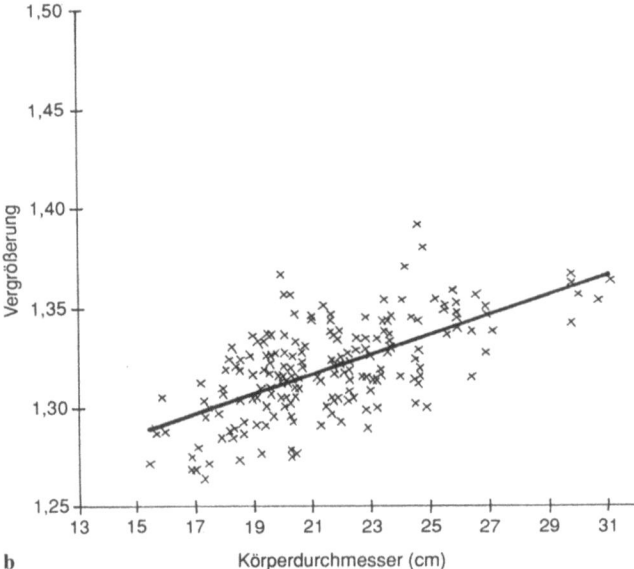

Abb. 3a–d. Abhängigkeit der Gefäßlage und der geometrischen Vergrößerung vom Körperdurchmesser und von den Abbildungseigenschaften der Angiographieanlage am Beispiel der A. iliaca communis in Höhe der Sakrumoberkante. **a** Abhängigkeit der Lage der A. iliaca communis in Höhe der Sakrumoberkante vom Körperdurchmesser (alle Untergruppen zusammen: Männer und Frauen, rechts und links). **b–d.** Abhängigkeit der geometrischen Vergrößerung der A. iliaca communis in Höhe der Sakrumoberkante vom Körperdurchmesser (alle Untergruppen zusammen) und von den Abbildungseigenschaften der Angiographieanlagen: **b** Blattfilmwechsler, a.-p.-Projektion, **c** DSA-Anlage I, p.-a.-Projektion, **d** DSA-Anlage II, p.-a.-Projektion

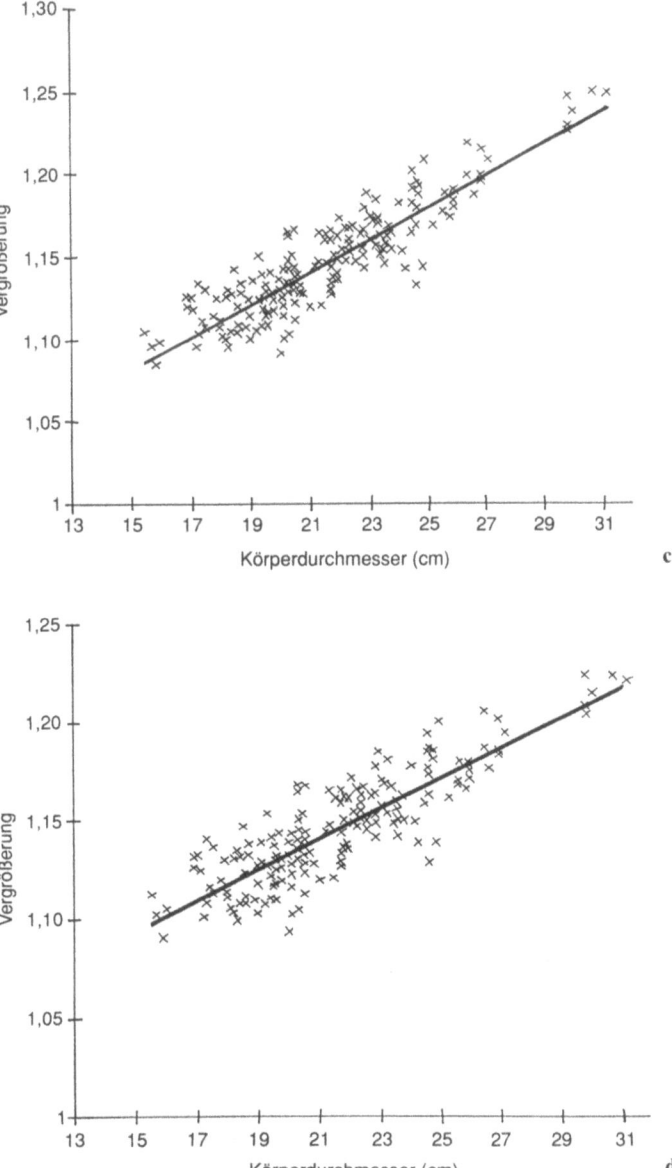

nahe Bauchaorta ($r = 0,54$–$0,60$) ist die Beziehung zwischen Gefäßlage und Körperdurchmesser wieder enger (Tabelle 1; Abb. 3a).

Dem durchschnittlich größeren Körperdurchmesser bei Männern entspricht auch ein größerer mittlerer Tischabstand des jeweiligen Gefäßes. Mehrheitlich ist auch der Gefäßabstand von der Unterlage in der rechten Beckenstrombahn größer als auf der linken Seite. Dieser Unterschied ist für die A. iliaca communis in Höhe der Sakrumoberkante statistisch signifikant (t-Test, Vergleichsniveau $P < 0,05$).

Geometrische Vergrößerung der Angiographieanlagen

Bei allen 3 Angiographieanlagen nimmt die Vergrößerung des Gefäßes mit zunehmender Körperdicke des Patienten zu. Bei Blattfilmaufnahmen in a.-p.-Projektion nimmt die Vergrößerung der A. femoralis communis von 35% bei 15 cm Körperdurchmesser auf 52% bei 30 cm Körperdurchmesser im Mittel zu. Bei den in p.-a.-Projektion arbeitenden DSA-Anlagen ist die Vergrößerung der A. femoralis geringer und nimmt von 5% bei 15 cm Körperdurchmesser auf 13 bzw. 11% bei 30 cm Körperdurchmesser im Mittel zu. Dieser Unterschied wird dadurch erklärt, daß die A. femoralis communis mehr ventral im Körper liegt und somit bei a.-p.-Projektion weiter von der Bildebene entfernt ist als bei p.-a.-Projektion (Tabellen 2–4; Abb. 1b, 3b–d).

Tabelle 2. Vergrößerung der Beckenarterien in Abhängigkeit vom Körperdurchmesser (Blattfilmwechsler, a.-p.)

Lokalisation	Körperdurchmesser						
	15 cm [%]	18 cm [%]	21 cm [%]	24 cm [%]	27 cm [%]	30 cm [%]	Mittel [%]
A. femoralis communis (Symphysenoberkante)	35	38	42	45	48	52	38
A. iliaca externa (Hüftpfannendach)	34	37	40	42	45	48	38
A. iliaca externa/communis (Linea terminalis)	32	33	34	36	37	38	33
A. iliaca communis (Sakrumoberkante)	29	30	32	33	35	36	32
Bauchaorta (Bifurkation)	31	32	33	34	35	37	33

Tabelle 3. Vergrößerung der Beckenarterien in Abhängigkeit vom Körperdurchmesser (DSA-Anlage I, p.-a.)

Lokalisation	Körperdurchmesser						
	15 cm [%]	18 cm [%]	21 cm [%]	24 cm [%]	27 cm [%]	30 cm [%]	Mittel [%]
A. femoralis communis (Symphysenoberkante)	5	7	8	10	11	13	6
A. iliaca externa (Hüftpfannendach)	4	6	8	10	11	13	7
A. iliaca externa/communis (Linea terminalis)	7	10	13	17	20	23	12
A. iliaca communis (Sakrumoberkante)	9	12	15	18	21	24	15
Bauchaorta (Bifurkation)	7	11	14	17	21	24	15

Tabelle 4. Vergrößerung der Beckenarterien in Abhängigkeit vom Körperdurchmesser (DSA-Anlage II, p.-a.)

Lokalisation	Körperdurchmesser						
	15 cm [%]	18 cm [%]	21 cm [%]	24 cm [%]	27 cm [%]	30 cm [%]	Mittel [%]
A. femoralis communis (Symphysenoberkante)	5	6	7	9	10	11	7
A. iliaca externa (Hüftpfannendach)	4	6	7	9	10	12	7
A. iliaca externa/communis (Linea terminalis)	7	10	13	16	18	21	12
A. iliaca communis (Sakrumoberkante)	10	12	15	17	19	22	15
Bauchaorta (Bifurkation)	8	11	14	17	20	22	14

Aus gleichem Grunde folgt, daß für die bifurkationsnahe Bauchaorta, die mehr dorsal im Körperquerschnitt liegt, die Vergrößerung mit zunehmendem Körperdurchmesser unter a.-p.-Projektion nur gering, in p.-a.-Projektion jedoch stärker zunimmt (bei 30 cm Körperdurchmesser 22 bzw. 24%).

Dilatationsgrad bei der Becken-PTA

Für die 86 dilatierten Gefäßsegmente errechnet sich eine geometrische Vergrößerung auf der in a.-p.-Projektion angefertigten Blattfilmserie von 31–38%. Bei 56 PTA (65%) entsprach der Ballondurchmesser dem ausgemessenen Gefäßlumen im Angiogramm; die Überdilatation betrug – bezogen auf den errechneten wahren Gefäßdurchmesser 31–39%, im Mittel 33%. In 17 Fällen (20%) wurde ein größerer Ballondurchmesser gewählt als der ausgemessenen Gefäßweite entsprach; die Überdilatation betrug 41–71%, im Mittel 50%. Bei 13 PTA (15%) wurde ein geringerer

Tabelle 5. Dilatationsgrad Q bei der PTA der Beckenarterien in Abhängigkeit von der Ballongröße

Lokalisation	Ballon > Gefäß		Ballon = Gefäß		Ballon < Gefäß	
	n	Q [%]	n	Q [%]	n	Q [%]
A. femoralis communis/ A. iliaca externa (Hüftpfannendach)	1	47	3	38,3 (38–39)	1	23
A. iliaca externa/communis (Linea terminalis)	4	52 (42–66)	12	33,5 (33–34)	0	
A. iliaca communis (Sakrumoberkante)	12	50 (41–71)	41	32 (31–33)	12	18 (9–21)
Alle Lokalisationen	17	50 (41–71)	56	33 (31–39)	13	19 (9–23)

Ballondurchmesser gewählt als der ausgemessenen Gefäßweite entsprach; die Überdilatation betrug 9–23%, im Mittel 19%. Somit erfolgte in allen Fällen eine Überdilatation, wobei die Spannbreite von 9–71% auffallend groß war (Tabelle 5).

Diskussion

Eine exakte Bestimmung der wirklichen Gefäßdurchmesser beim Patienten kann auf
zweierlei Weise erfolgen. Entweder wird ein Eichkörper mitabgebildet, der sich exakt
in der Ebene des auszumessenden Gefäßes befindet, oder die Abbildungsgeometrie
der Angiographieanlage und die genaue Lage des Gefäßes im Körperquerschnitt sind
bekannt.

Üblicherweise wird nach dem Angiogramm der ursprüngliche Gefäßverlauf abgeschätzt und hiernach der mutmaßliche originäre Gefäßdurchmesser in Millimetern
direkt ausgemessen. Zumeist wird ein Meßlineal mitabgebildet, das aber auf der Pa-
tientenunterlage und somit nicht in der Gefäßebene liegt und dadurch ebenfalls keine exakte Gefäßweitenbestimmung zuläßt. Exaktere Vermessungen sind mit im Gefäß befindlichen, kalibrierten Eichkathetern möglich. Hierzu muß der Eichkatheter
während der präinterventionellen Angiographie in oder dicht vor das zu behandelnde Gefäßsegment eingebracht werden. Dies kann mit zusätzlichen selektiven
Sondierungen und unerwünschten Katheterpassagen durch zu behandelnde Gefäßabschnitte verbunden sein. Außerdem wird der Eichkatheter nur dann unverkürzt
dargestellt, wenn das zu vermessende Gefäß parallel zur Abbildungsebene verläuft;
diese Abbildungsbedingung wird aber für die Beckengefäße meist nicht erfüllt (Abb.
1b). Die Anwendung von Eichkathetern erscheint vor allem an den Gefäßen sinnvoll, die tief im Körperinneren liegen und besonders großen individuellen Variationen unterliegen. Hierzu gehören die oberen Abschnitte der Beckengefäße ebenso
wie die Nierenarterien und die Gefäße des Schultergürtels.

Bei der DSA wird der erfaßte Bildausschnitt auf dem Monitor oder der Hard-
copy je nach Wahl des Bildverstärkerdurchmessers vergrößert, meist aber verklei-
nert dargestellt. Damit ist eine exake Vermessung der Gefäße nicht mehr möglich.
Hinzu kommt die zum Rand zunehmende kissenartige Verzeichnung aller Bildverstärker, die durchaus 20% betragen kann. Wird daher die PTA nicht auf eine zuvo-
rige Blattfilmserie, sondern ausschließlich auf i.a.-DSA-Serien gestützt, so können
die Gefäßweite und damit die Größe des Ballonkatheters nur unter Verwendung von
Eichkathetern und elektronischen Meßprogrammen hinreichend exakt bestimmt
werden. Zusätzliche Voraussetzung ist dabei, daß der interessierende Gefäßabschnitt möglichst in der Mitte des Bildausschnitts liegt.

Während die geometrischen Eigenschaften der Angiographieanlage und der Körperdurchmesser des Patienten im interessierenden Gebiet leicht bestimmt werden
können, zeigt die Auswertung der CT-Schnitte, daß die Lage der Beckengefäße im
Körperquerschnitt starken individuellen Schwankungen unterliegt. Auch wenn der
Körperdurchmesser exakt bekannt ist, läßt sich die Gefäßlage nur innerhalb eines
mehr oder weniger großen Streubereichs vorhersagen. Dabei ist die auffallend
starke Streuung der Lage der A. iliaca communis und externa in Höhe der Linea ter-

minalis dadurch zu erklären, daß diese Arterienabschnitte einen steil von dorsal nach ventral ansteigenden, bogigen Verlauf nehmen. Die individuell unterschiedliche Fettverteilung stellt eine weitere Störgröße dar, die gleichfalls durch die Angabe des Körperdurchmessers nur unvollständig erfaßt wird. Hinzu kommen noch Unterschiede zwischen der rechten und linken Körperseite, die offenbar um so größer sind, je stärker die arteriosklerotische Elongation und Schlängelung der infrarenalen Bauchaorta und Beckengefäße sind. Daher ist die Vorhersage der Gefäßlage im Körperquerschnitt auch unter Zuhilfenahme von Nomogrammen nur sehr ungenau möglich; insbesondere im mittleren Beckenabschnitt kann die Vergrößerung der A. iliaca communis und externa nur grob abgeschätzt werden.

Auch wenn dadurch im Einzelfall die Bestimmung des Dilatationsgrads problematisch wird, wird deutlich, daß im Becken selbst bei Wahl von Ballondurchmessern, die unter dem ausgemessenen Gefäßdurchmesser im a.-p.-Blattfilmangiogramm liegen, regelmäßig eine Überdilatation von meist 30–40% erfolgt. Bei Wahl von Ballondurchmessern, die das ausgemessene Gefäßlumen um 1–1,5 mm überschreiten, können sogar Überdilatationen von bis zu 70% auftreten.

Die Ergebnisse verdeutlichen, daß ohne Verwendung von Eichkathetern eine näherungsweise Abschätzung des Dilatationsgrads nur in Kenntnis der Aufnahmegeometrie der verwendeten Angiographieanlage möglich ist. Des weiteren kann ein gewünschter Dilatationsgrad nur dann gezielt erreicht werden, wenn die Abbildungsgeometrie der Angiographieanlage und damit die angiographische Vergrößerung der Gefäße bekannt sind. Die Empfehlung in der Literatur, den Ballondurchmesser gleich groß [1–4, 6, 8, 11] oder um 1–2 mm größer als das ausgemessene Gefäßlumen zu wählen [5, 9, 13–15], kann daher nicht verallgemeinert werden. Vielmehr muß der Ballondurchmesser in Beziehung zum ausgemessenen Gefäßdurchmesser für jede Angiographieanlage und für jede Körperregion unterschiedlich ausfallen.

Zusammenfassung und Empfehlungen zur Vorgehensweise

Die im Angiogramm ausgemessene Gefäßweite wird wesentlich durch die Projektionsgeometrie der verwendeten Angiographieanlage und die Lage des jeweiligen Gefäßabschnitts innerhalb des Patientenkörpers bestimmt. Bei a.-p.-Projektion sind Vergrößerungen der Beckengefäße von 30–40% typisch. An Angiographieanlagen mit Untertischröhre und variabler Tischhöhe bei festem Fokus-Bildverstärker-Abstand ist die Vergrößerung geringer und beträgt 6–15%. Die geometrische Vergrößerung der Gefäße ist um so ausgeprägter, je dicker der Patient ist; die Geschlechtsunterschiede sind demgegenüber geringer.

Die Lage der Gefäße im mittleren Beckenabschnitt unterliegt wegen des bogigen Gefäßverlaufs besonders großen individuellen Unterschieden und ist daher auch in Kenntnis des Körperdurchmessers schlecht vorhersehbar. Daher kann im Einzelfall auch die geometrische Vergrößerung nur sehr ungenau angegeben werden. Nach eigenen Auswertungen erfolgt bei der PTA im Beckenbereich selbst dann eine Überdilatation, wenn der Ballondurchmesser kleiner als die Gefäßweite im a.-p.-Blattfilmangiogramm gewählt wird.

Um die Therapieergebnisse und Techniken unterschiedlicher Arbeitsgruppen besser vergleichen zu können, wäre es daher wünschenswert, wenn die entsprechenden Publikationen und Mitteilungen künftig eine Angabe über den Dilatationsgrad enthielten. Dieser könnte entweder in Kenntnis der Abbildungsgeometrie der Angiographieanlage und der anatomischen Lage der behandelten Gefäße im Körperquerschnitt abgeschätzt oder mit Hilfe von Eichkathetern direkt bestimmt werden. Nur so können die PTA-Ergebnisse verschiedener Arbeitsgruppen, vom möglichen Einfluß unterschiedlicher Dilatationsgrade bereinigt, miteinander verglichen werden.

Danksagung. Die Autoren danken Herrn F. Textoris für die Erstellung der Abb. 2a–c und die fotographischen Arbeiten.

Literatur

1. Becker GJ, Palmaz JC, Rees CR, et al (1990) Angioplasty-induced dissections in human iliac arteries: management with Palmaz balloon-expandable intraluminal stents. Radiology 176:31–38
2. Block PC, Fallon JT, Elmer D (1980) Experimental angioplasty: lessons from the laboratory. AJR 135:907–912
3. Castaneda-Zuniga WR, Formanek A, Tadavarthy M, et al (1980) A mechanism of balloon angioplasty. Radiology 135:565–571
4. Disciascio G, Cowley MJ, Vetrovec GW (1986) Angioplasty patterns of restenosis after angioplasty of multiple coronary arteries. Am J Cardiol 58:1986; 922–925
5. Duprat G, David PR, Lespérance J, et al (1984) An optimal size of balloon catheter is critical to angiographic success early after PTCA. Circulation 70 [Suppl 2]:295
6. Lois JF, Takiff H, Schechter MS, et al (1985) Vessel rupture by balloon catheters complicating chronic steroid therapy. AJR 144:1073–1074
7. Morag B, Rubinstein Z, Kessler A, et al (1987) Percutaneous transluminal angioplasty of the distal abdominal aorta and its bifurcation. Cardiovasc Intervent Radiol 10:129–133
8. Motarjme A, Keifer JW, Zuska AJ (1980) Percutaneous transluminal angioplasty of the iliac arteries. AJR 135:937–944
9. Roeren T, LeVeen TF, Villanueva T, et al (1989) Restenosis and successful angioplasty: histologic-radiologic correlations. Radiology 172:971–977
10. Roubin GS, Douglas JS, King SB, et al (1988) Influence of balloon size on initial success, acute complications, and restenosis after percutaneous transluminal coronary angioplasty. Circulation 78:557–565
11. Sanborn TA, Faxon DP, Hauenschild C, et al (1983) The mechanism of transluminal angioplasty: Evidence for formation of aneurysma in experimental atherosclerosis. Circulation 68:1136–1140
12. Sarembock IJ, LeVeau PJ, Sigan SL, et al (1989) Influence of inflation pressure and balloon size on the development of intimal hyperplasia after balloon angioplasty. Circulation 80:1029–1040
13. Schmitz HJ, Essen R von, Meyer J, et al (1984) The role of balloon size for acute and late angiographic results in coronary angioplasty. Circulation 70 [Suppl 2]:295
14. Sos TA, Pickering TG, Sniderman K, et al (1983) Percutaneous transluminal renal angioplasty in renovascular hypertension due to atheroma or fibromuscular dysplasia. N Engl J Med 309:274–279
15. Sos TA, Crystal S, Pickering TG (1989) Percutaneous transluminal angioplasty of the renal arteries. In: Dondelinger RF (ed) Interventional radiology. Thieme, Stuttgart, pp 596–609
16. Wright KC (1989) Percutaneous transcatheter stent placement. Radiology 176:620–621
17. Zollikofer CL (1989) Perkutane transluminale Angioplastie: Technik, Vorgehensweise, pathophysiologische Mechanismen. In: Friedmann G, Steinbrich W, Gross-Fengels W (Hrsg) Interventielle Methoden der Radiologie. Schnetztor, Konstanz, S 23–29
18. Zollikofer CL, Salomonowitz E, Brühlmann WF, et al (1986) Dehnungs-, Verformungs- und Berstungscharakteristika häufig verwendeter Ballondilatationskatheter. ROFO 144:40–46 und 189–195

Gefäßendoprothesen zur Therapie von Obstruktionen der Beckenarterien

W. Gross-Fengels, G. Friedmann und J. C. Palmaz

Die potentiellen Vorteile der perkutanen Plazierung von Gefäßendoprothesen wurden bereits 1964 von Dotter und Judkins diskutiert [7]. 5 Jahre später publizierte Dotter die ersten experimentellen Ergebnisse über spiralförmige „tube-grafts", die er in die A. poplitea von Kaninchen implantierte [6]. Es dauerte jedoch noch bis Mitte der 80er Jahre, bevor durch technologische Verbesserungen begünstigt weitere vielversprechende experimentelle Untersuchungen vorgelegt wurden. An diesen Arbeiten waren besonders die Arbeitsgruppen aus Minneapolis, Zürich, San Antonio und Houston beteiligt [5, 18, 22, 23, 45]. Sogenannte Stents bzw. perkutan plazierbare Endoprothesen sollen im arteriellen System in Ergänzung zur PTA:

1. akute, durch Dissektion, Thrombose und/oder Spasmus bedingte Gefäßverschlüsse vermeiden,
2. zu größeren Gefäßquerschnitten mit glatteren Innenkonturen und höherem Durchfluß führen,
3. durch Intimaproliferation und/oder lokale Progression der Artherosklerose bedingte Re-Stenosen bzw. Re-Verschlüsse verhindern bzw. ihr Auftreten verzögern.

Inzwischen liegen Berichte über die klinische Anwendung verschiedener Stent-Typen vor, die entweder selbstexpandierbar sind oder mittels eines Angioplastieballonkatheters im Gefäß aufgerichtet werden [2, 3, 10, 13, 15, 27, 28, 30, 32, 36–38, 40, 46].

Die konventionelle PTA von atherosklerotisch bedingten Stenosen im Bereich der Beckenstrombahn hat sich als wenig invasives und vergleichsweise risikoarmes Verfahren bewährt [4, 14, 44]. Einschränkungen werden besonders bei Verschlüssen, postoperativen Strikturen, primären oder sekundären Dissektionen und exzentrischen, hochgradigen Stenosen beschrieben. Ferner wird eine Verbesserung der Langzeitresultate angestrebt.

Patienten und Methode

In der Zeit vom 9.5.1989–15.2.1991 wurden am Institut für Radiologische Diagnostik der Universität zu Köln bei 57 Patienten (47 Männer, 10 Frauen) im Alter von 36–69 Jahren (Mittelwert: 53,8) 69 Palmaz-Stents in die linke oder rechte Beckenachse (Summe = 65) eingesetzt (Abb. 1–4). Bei 5 Patienten erfolgte die Implanta-

Friedmann/Gross-Fengels/Neufang (Hrsg.)
Stent-Implantationen und vaskuläre MR-Diagnostik
© Springer-Verlag Berlin Heidelberg 1991

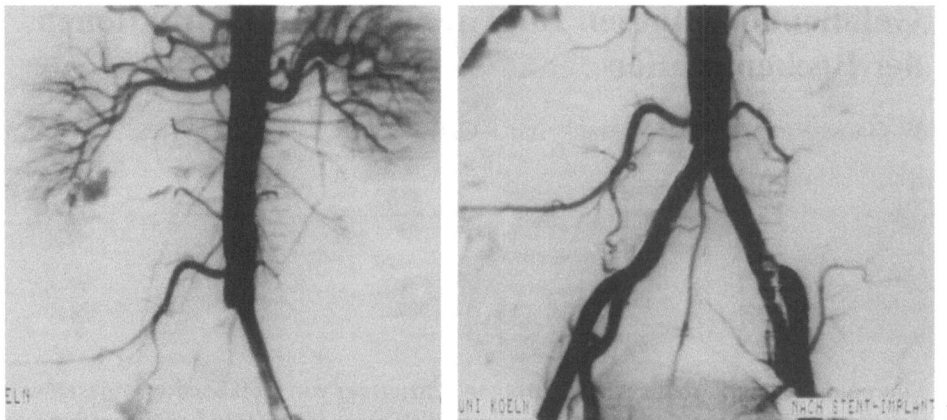

Abb. 1a, b. AVL Stadium IIb beidseitig, rechts führend. **a** I.a.-DSA des Beckens über einen femoralen Zugang, links: vollständiger Verschluß der rechten A. iliaca communis. **b** I.a.-DSA, Zustand nach rechtsseitiger, vor linksseitiger Stent-Implantation: vollständige Rekonsterung rechts ohne Reststenose

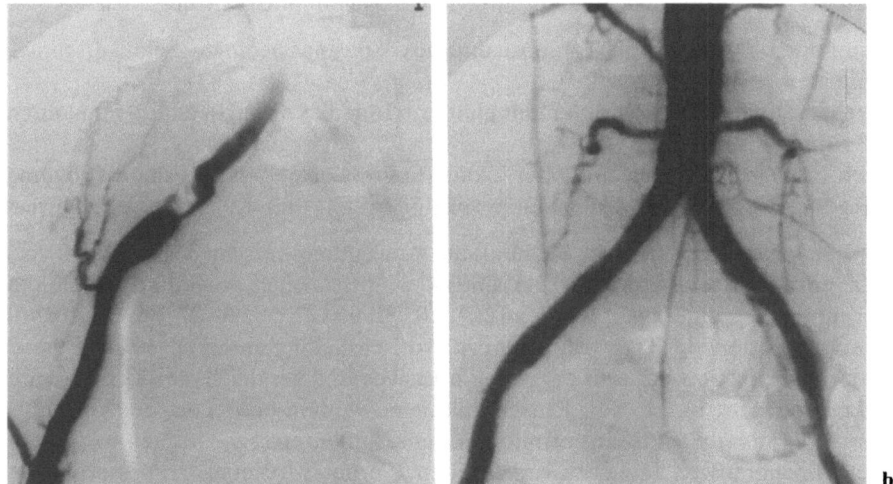

Abb. 2a, b. AVL IIb rechts. **a** Retrograde i.a.-DSA der rechten Beckenstrombahn: hochgradige, exzentrische, ulzerös imponierende Stenose der rechten A. iliaca communis bei Verschluß der A. iliaca interna. **b** I.a.-DSA nach Stent-Implantation: vollständige Lumenerweiterung

tion bilateral in einem Eingriff, bei 3 Patienten bilateral in zwei Eingriffen. In 3 Fällen wurden die Stents ausschließlich in die A. iliaca externa eingesetzt. Bei den übrigen 62 (95,4%) Interventionen wurde die A. iliaca communis teilweise mit Einschluß des Abgangs der A. iliaca externa behandelt. Die Indikationen zur Stent-Implantation sind aus Tabelle 1 zu entnehmen.

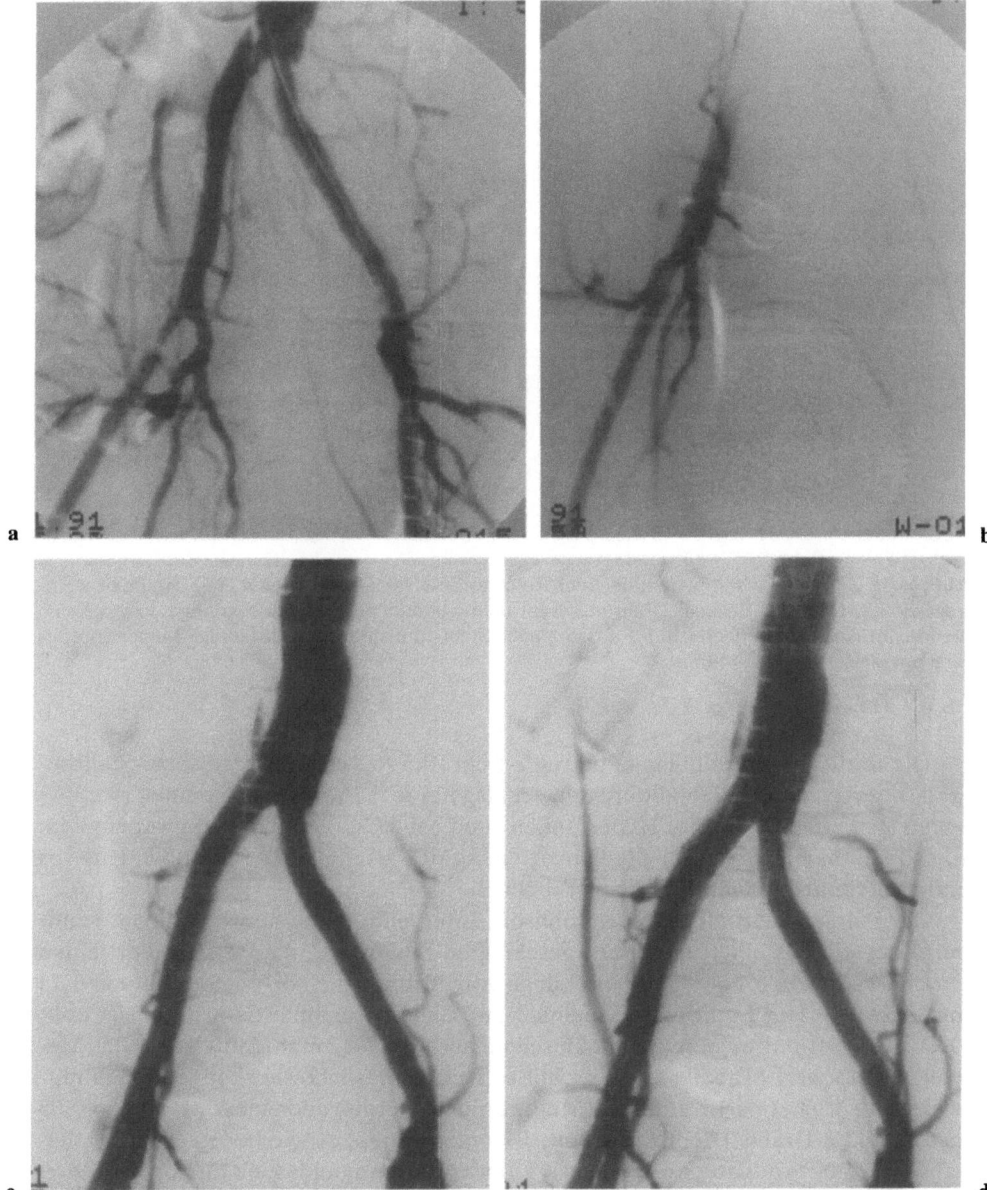

Abb. 3a–d. Zustand nach rechts-femoraler Herzkatheteruntersuchung vor 9 Monaten, seitdem AVL IIb rechts. **a, b** I.a.-DSA des Beckens und Vordilatation der rechten Beckenstrombahn in Cross-over-Technik: bandförmige Dissektion der rechten A. iliaca communis. **c, d** Nach konventioneller Angioplastie kein Anlegen der Dissektionsmembran; dies gelingt erst durch die Stent-Implantation

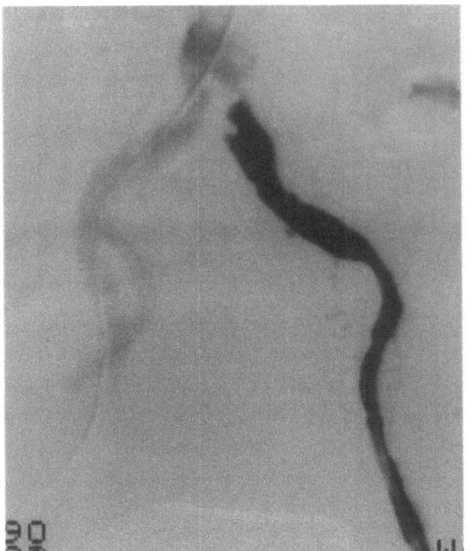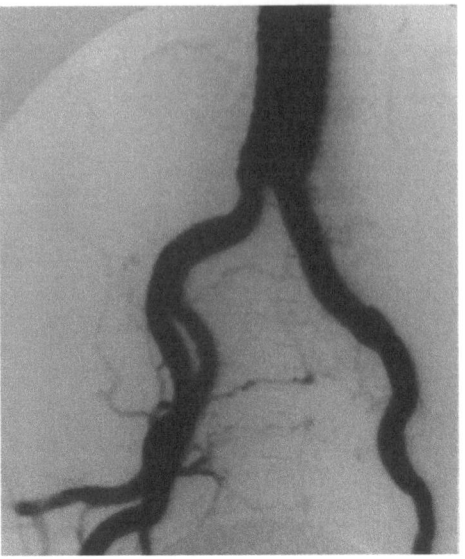

Abb. 4a, b. Zustand nach Implantation einer Rohrprothese vor 3,5 Jahre, jetzt AVL IIb links. **a** Retrograde i.a.-DSA des Beckens (Führungsdraht rechts bereits plaziert): hochgradige, exzentrische Stenose im Anastomosenbereich. **b** I.a.-DSA nach Stent-Implantation: vollständige Lumenerweiterung mit glatten Innenkonturen

Die mittlere Verschlußlänge betrug 2,5 cm (0,5–6,5 cm). Der mediane Stenosegrad (bezogen auf den Gefäßdurchmesser) lag bei 85%. 52 von 57 Patienten (91,2%) waren Raucher, 22 (38,6%) Hypertoniker, und bei 8 (14,0%) Patienten war ein Diabetes mellitus bekannt. Zur Stadienverteilung des arteriellen Verschlußleidens vor und nach Stent-Implantation siehe Tabelle 2.

Der Palmaz-Stent (Johnson & Johnson, Interventional-Systems; Ethicon, Hamburg) besteht aus einer nahtlosen, geschlitzten Stahlröhre, die unexpandiert einen Durchmesser von 3,1 mm und eine Länge von 30 mm bei einer Wanddicke von 0,15 mm aufweist. Der Stent wurde manuell auf Ballon-Angioplastie-Katheter (Cook, ONV; Cordis) mit einem Nominaldurchmesser von 8–12 mm (Mittelwert 9,5; Median 10) montiert (Tabelle 3). Verschlüsse wurden ausnahmslos konventionell mittels eines 5-Charr(= F)-Katheters (Multipurpose; Cordis) und eines 0,88 mm (= 0,03 inch) starken Drahts (Bentson: Cook; J-Konfiguration: Angiomed, Terumo) rekanalisiert. Zur Vordilatation kamen 6–7 mm starke Angioplastiekatheter (5 Charr, Meditech; Schneider) zur Anwendung. Die Plazierung der Stents erfolgte über eine 30 cm lange 10-Charr-Spezialschleuse (Cook). Vor Aufrichten der Stents geschah eine exakte Positionierung unter Zuhilfenahme intra- und extrakorporaler Referenzpunkte. Dabei wurde die bis zu 2 Bildzentimeter betragende Parallaxen-Verschiebung beachtet. Nach Rückzug der Schleuse wurden die Ballonkatheter in der Regel über je 30–45 s mit 800–1200 kPa (= 8–12 bar) gedehnt.

Zur diagnostischen Arteriographie in i.a.-DSA- und Blattfilmtechnik wurde vorzugsweise die kontralaterale Femoralarterie punktiert. Der hier eingebrachte 5-Charr-straight-Katheter verblieb bis zum Ende der Intervention in der infrarenalen

Tabelle 1. Palmaz-Stents bei AVL des Beckens; Indikationen bei 57 Patienten (65 Läsionen)

	n	[%]
Exzentrische Stenose	16	24,6
Verschluß	15	23,1
Re-PTA	13	20,0
Ulzeration	7	10,8
Reststenose nach konventioneller PTA	7	10,8
Dissektion	4	6,1
Nach PTA 3		
Primär 1		
Striktur nach OP	3	4,6
Z. n. aortobiiliakaler Prothesen-Implantation		
Z. n. Rohrprothese		
Z. n. Aorten-TEA		
	65	100,0

Tabelle 2. Palmaz-Stents bei AVL des Beckens; Verteilung der Fontaine-Stadien vor und nach Stent-Implantation

Stadium	Vorher		Nachher	
	n	[%]	n	[%]
I	0	0	51	78,4
IIa	14	21,5	7	10,8
IIb	49	75,4	7	11,8
III	0	0	0	0
IV	2	3,1	0	0

Aorta abdominalis. Die hämodynamischen Veränderungen wurden, soweit möglich, mittels intraarterieller Druckmessungen (Siemens) objektiviert. Nur bei grenzwertig niedrigen Druckgradienten erfolgte im Rahmen der Druckmessung eine sog. „Priscolbelastung" (20 mg Tolazolin-HCl in 10 ml 0,9%iger NaCl-Lösung, i.a.).

Die Zusatzmedikation bestand in einer Vor- und zeitlich unbegrenzten Nachbehandlung mit mindestens 325 mg Acetylsalicylsäure/Tag. Ferner wurden im Rahmen der Intervention 8000–10000 IE Heparin i.a. appliziert. Nur bei reduziertem Ausstrom erfolgte für 2 Tage eine systemische i.v.-Heparinisierung. Eine zusätzliche i.a.-Gabe von Urokinase wurde auch bei vollständigen Verschlüssen nicht routinemäßig durchgeführt. Nach Entfernen des Schleusensystems wurde die Punktionsstelle manuell, in der Regel für 20–30 min komprimiert. Eine strenge Bettruhe wurde für 24 h verordnet, die Entlassung für den 3. postinterventionellen Tag vorgesehen.

Das Nachuntersuchungsintervall betrug 1–17,5 (Mittelwert 10,1) Monate. Neben Anamnese-Erhebung, klinischer Untersuchung und Gehstreckenbestimmung wurden Dopplerverschlußdruckmessungen durchgeführt. 33 (50,8%) von 65 Becken-

Tabelle 3. Palmaz-Stents bei AVL des Beckens bei 57 Patienten (65 Läsionen); technische Daten

Ballongröße[a] [mm]	n	[%]
8	15	23
9	13	20
10	33	51
12	4	6

Stent-Implantation	Katheterliegezeit[b]		
	Minimum [min]	Maximum [min]	Mittelwert [min]
Einseitig, singulär ggf. konventionelle PTA kontralateral	45	155	90
Einseitig, mulitple ggf. konventionelle PTA kontralateral	82	140	111
Beidseitig ggf. weitere PTA	110	145	123

[a] Mittelwert 9,5
[b] Von Plazieren des Diagnostikkatheters bis zum Ziehen der Schleuse

strombahnen wurden bisher nach durchschnittlich 11 Monaten angiographisch kontrolliert.

Ergebnisse

Ein technischer Primärerfolg konnte bei 62 (95,4%) von 65 behandelten Becken-strombahnen erzielt werden. Die mittlere Katheterliegezeit (von Plazierung des Diagnostikkatheters bis zum Ziehen der Schleuse) betrug bei einseitiger, singulärer Stent-Implantation 90 (45–155) min, bei einseitiger, mehrfacher Stent-Applikation im Durchschnitt 111 (82–140) min und bei beidseitigen Stent-Plazierungen, ggf. jeweils kombiniert mit weiterer konventioneller PTA im Durchschnitt 123 (110–145) min. Die Verteilung der Fontaine-Stadien vor und nach Stent-Implantation (günstigstes Nachuntersuchungsergebnis zugrundeliegend) ist aus Tabelle 2 zu entnehmen. 78,5% der Patienten wurden nach Stent-Implantation völlig beschwerdefrei. Noch bestehende Klaudikationsbeschwerden bei den übrigen Patienten gingen in der Regel auf nachgeschaltete Veränderungen, z.B. im Bereich der Oberschenkelstrombahn zurück. Angiographisch zeigte sich bei einem Patienten eine 15%ige Reststenose. Hier war der distale Stent-Abschnitt nicht ausreichend gedehnt worden. Bei einem weiteren Patienten fand sich eine 25%ige Reststenose durch deutliche Unterdimensionierung des Ballonkatheters. Multiple hintereinander geschaltete Stenosen führten bei einem weiteren Patienten zum Therapieabbruch, da eine PTA mit Stent-Implantation nicht sinnvoll erschien. Im weiteren Verlauf kam es zu einem Verschluß der Becken-achse, ohne daß daraus eine Stadienänderung (IIB nach IIB) resultierte. Bei diesem Patienten wurde eine elektive Revaskularisation mit Implantation einer Bifurkations-

Tabelle 4. Palmaz-Stents bei AVL des Beckens; hämodynamische Frühergebnisse

		Arterieller Druckgradient (Mittelwerte)		
		Prä-PTA [mmHg]	Post-PTA [mmHg]	Patienten ≥ 10 mmHg [%]
I	Δp-Mitteldruck	22,9	1,5 PTA inkl. Stent	6,7
II	Δp-Systolisch	43,9	2,9 PTA inkl. Stent	9,7
III	Δp-Systolisch	42,3	5,8 PTA ohne Stent	22,7

I   prä vs. post: $p < 0,0005$ (gepaarter t-Test)
II prä vs. post: $p < 0,0005$ (gepaarter t-Test)
III post Δp-systolisch inkl. Stent vs. post Δp-systolisch ohne Stent: $p < 0,05$ (ungepaarter t-Test)

prothese durchgeführt. Bei den übrigen (95,4%) Stent-Implantationen fanden sich bei den angiographischen Frühkontrollen weder Reststenosen noch Dissektionen.

Der arterielle Druckgradient (Mitteldruck) konnte von 22,9 auf 1,5 mmHg (t-Test; $p < 0,005$) bzw. der systolische Gradient von 43,9 auf 2,9 mmHg gesenkt werden. Diese hämodynamischen Ergebnisse nach Stent-Implantation wurden einer eigenen „historischen" Vergleichsgruppe ($n = 22$) gegenübergestellt. Apparative Ausstattung und technische Durchführung der Intervention unterschieden sich bis auf die jetzt vorgenommene Stent-Implantation in beiden Gruppen nicht. Nach konventioneller PTA der Beckenstrombahn war der systolische Restgradient mit 5,8 mmHg signifikant höher (ungepaarter t-Test; $p < 0,05$) als nach Plazierung von Endoprothesen (Tabelle 4).

Die Dopplerverschlußdrucke („arm-ankle-indices") vor Stent-Implantation betrugen durchschnittlich 0,63 (0,27–0,95). Sie stiegen um einen mittleren Wert von 0,33 auf 0,96 (0,4–1,32) an. Bei der letzten Nachuntersuchung betrug der Mittelwert 0,88 (0,36–1,32).

Die angiographischen Spätkontrollen (Abb. 5 und 6) ließen in keinem Fall eine hämodynamisch relevante Re-Stenosierung erkennen. Eine atherosklerotische Plaquebildung im oder am Stent mit geringgradiger, nicht therapiebedürftiger Einengung (11–30%) wurde bei 6 (18%) von 33 angiographisch kontrollierten Beckenstrombahnen erkennbar (Tabelle 5).

Bei einem Patienten fand sich angiographisch nach 15,3 Monaten ein Verschluß der Beckenstrombahn. Bei diesem Patienten war initial durch einen technischen Fehler eine unvollständige Stent-Dehnung vorgenommen worden (s. oben). Die histologische Untersuchung der explantierten Endoprothese (Pathologisches Institut der Universität zu Köln, Direktor: Prof. Fischer) zeigte z.T. organisierte Thromben und atherosklerotisches Plaquematerial. Eine vermehrte Intimaproliferation als Ursache des Stent-Verschlusses wurde nicht erkennbar.

Das Ausmaß der Intimaproliferation wurde, soweit möglich, bei allen angiographischen Kontrollen vermessen. Dabei wurden einseitige Intimaverbreiterungen von 0,1–0,9 mm (Mittelwert 0,39 mm) ermittelt.

Die sog. „patency" (Life-table-Analyse) der Endoprothesen wurde, den Empfehlungen der amerikanischen Gesellschaft für Gefäßchirurgie entsprechend [34] bestimmt. Die kumulative „patency" betrug nach 10–12 Monaten 100% und nach 16–18 Monaten 96% (Tabelle 6).

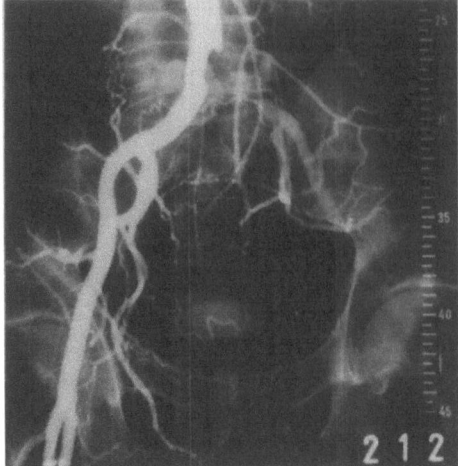
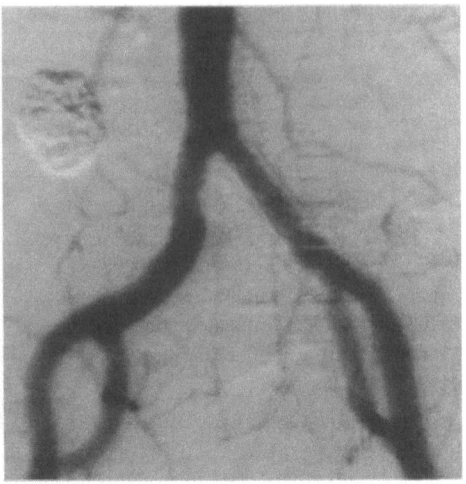

a   b

Abb. 5a, b. AVL IIb-III links. **a** Blattfilmarteriographie unmittelbar vor Stent-Implantation: 4 cm
langer Verschluß der linken A. iliaca communis. **b** I.v.-DSA 7,5 Monate nach Stent-Implantation:
weiterhin vollständige Rekanalisation, 0,8 mm breite Intimaproliferation ohne umschriebene Stenosierung; klinisch AVL I

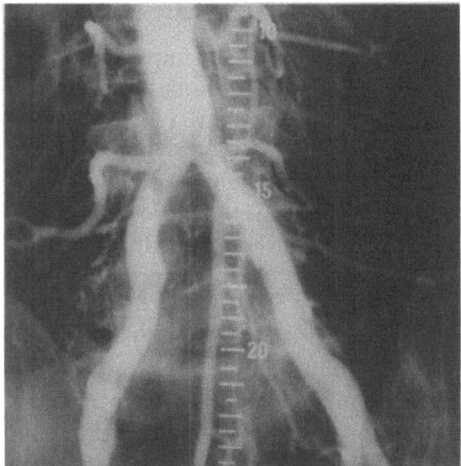
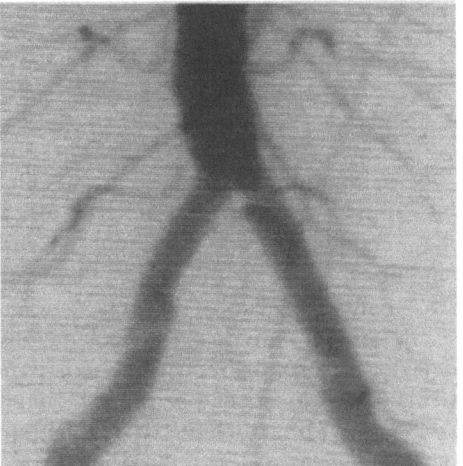

a   b

Abb. 6. a Blattfilmarteriographie unmittelbar vor Stent-Implantation rechts und PTA links: hochgradige Bifurkationsveränderungen beidseits. **b** I.v.-DSA 3,5 Monate nach Stent-Implantation in
die rechte A. iliaca communis und konventionelle PTA mit gleicher Ballongröße links. Glatte Innenkonturen rechts mit nur geringer Intimaproliferation, keine Re-Stenose: links nach konventioneller
PTA beginnende Re-Stenosierung

Tabelle 5. Palmaz-Stents bei AVL des Beckens; angiographische Ergebnisse bei 57 Patienten (65 Läsionen)

Frühergebnisse	n	[%]
Technischer Erfolg	62	(95,4)
Technischer Mißerfolg	3	(4,6)
Reststenose 15%	1	
Distaler Stent-Anteil nicht ausreichend dilatiert		
Reststenose 25%	1	
Ballonkatheter um 3 mm unterdimensioniert		
Verschluß	1	
Multiple Stenosen – Therapieabbruch		

Spätergebnisse		
Stenosegrad [%]	n	[%]
0–10	26	79
11–20	2	6
21–30	4	12
31–99	0	–
Verschluß	1	3
	33	100

Tabelle 6. Life-table-Analyse von 64 Patienten[a] mit iliakalen Palmaz-Stents. (Nach Rutherford 1986 [34])

Intervall [Monate]	n	Stent-Ver-sagen	Dura-tion	Loss to fol-low-up	Tod [n]	Interval patency	Cumulat. patency [%]	Standard error [%]
0– 2	64	0	0	1	0	1,00	100	0,0
2– 4	63	0	9	0	0	1,00	100	0,0
4– 6	54	0	11	0	0	1,00	100	0,0
6– 8	43	0	8	0	0	1,00	100	0,0
8–10	35	0	2	0	0	1,00	100	0,0
10–12	33	0	2	0	0	1,00	100	0,0
12–14	31	0	3	0	0	1,00	100	0,0
14–16	28	1	11	0	0	0,96	96	3,6
16–18	16	0	4	0	0	0,96	96	4,6

[a] Patient 21, Therapieabbruch nicht berücksichtigt

Komplikationen

Bei der Stent-Implantation in 5 von 65 Beckenstrombahnen (7,7%) kam es zu folgenden Komplikationen:

Eine Embolie in die kontralaterale Trifurkation konnte erfolgreich mittels lokaler Fibrinolyse therapiert werden. Bei einem Patienten mit vorbestehenden Gerin-

nungsstörungen und prä-interventioneller Gabe von Gerinnungsfaktoren (hepato-
zelluläres Karzinom) kam es, u. U. dürch den Kompressionsverband begünstigt, zu
einer Beinvenenthrombose, die sich klinisch unter systemischer Heparinisierung zu-
rückbildete. Ferner wurde ein Verschluß der homolateralen A. femoralis superficialis nach 14 Tagen mit einem femoropoplitealen Bypass behandelt. Bei der angiographischen Nachuntersuchung fanden sich sowohl im Stent-Bereich als auch am femo-
ropoplitealem Bypass regelrechte Verhältnisse. Bei einem Patienten kam es, ohne
Änderung des Fontaine-Stadiums, zu einem Verschluß der Beckenstrombahn. Der
Behandlungsversuch wurde abgebrochen (s. oben). Ferner wurde bei einem Patienten ein Angina-pectoris-Anfall mittels Nitratgabe therapiert.

Primäre oder sekundäre Stent-Dislokationen traten ebenso wie Infektionen der
Endoprothesen nicht auf.

Besonders erwähnt werden muß ein 46jähriger Patient mit beidseitigen Veränderungen der Beckenstrombahn. Die exzentrischen Stenosen der rechten Beckenstrombahn wurden erfolgreich mit Stent-Implantation versorgt. Auf dieser Seite
wurde der Patient zunächst beschwerdefrei. Ein langstreckiger kontralateraler Verschluß wurde nicht radiologisch-interventionell therapiert, sondern später vereinba-
rungsgemäß chirurgisch angegangen. Bei diesem Eingriff mußten kurzfristig die
Aorta und die kontralaterale (mittels Stent versorgte) A. iliaca communis abge-
klemmt werden, was zu einer Beschädigung und Kompression des Stents führte, der
daraufhin operativ entfernt werden mußte. Die übrigen, röntgenologisch kontrollierten Stents ließen bei den Nachuntersuchungen eine unveränderte äußere Konfiguration erkennen.

Diskussion

Die konventionelle PTA von umschriebenen konzentrischen Stenosen im Beckenbereich konnte als effektives und vergleichsweise risikoarmes Verfahren etabliert werden [14, 44]. Weniger günstig sind die Ergebnisse bei exzentrischen und langstreckigen Stenosen. Auch wurde in der Vergangenheit die PTA von Beckenarterienverschlüssen kontrovers diskutiert. Bei stark verkalkten oder ulzerös veränderten Stenosen sowie bei Dissektionen läßt sich durch eine konventionelle PTA häufig kein
zufriedenstellendes Ergebnis erzielen.

Der Verbesserung des Angioplastie-Ergebnisses durch perkutane Plazierung von
Gefäßendoprothesen wurde in den letzten 1–2 Jahren zunehmende Beachtung geschenkt [35, 37, 38]. Den ersten klinischen Anwendungen gingen umfangreiche tierexperimentelle Untersuchungen voraus. Diese zeigten u. a., daß Metallstents eine
hohe Biokompatibilität besitzen, innerhalb von Wochen vollständig von Endothel
bedeckt werden, zu einer dauerhaften Gefäßerweiterung führen, keine Disloka-
tionsneigung besitzen und überbrückte Gefäßabgänge offen lassen [1, 8, 16, 20, 21,
24, 25, 26, 39, 41].

Inzwischen sind verschiedene Stent-Typen kommerziell verfügbar. Prinzipiell
muß zwischen selbstexpandierenden (z. B. Wallstent) und mittels Angioplastieball-
lons zu plazierenden Stents (Palmaz, Strecker) unterschieden werden.

Technische Aspekte

Die Implantation von Stents erfordert eine genaue angiographische Technik. Hierbei sind Parallaxenverschiebungen um bis zu 2 cm bei unterschiedlicher Zentrierung und durch die kissenartige Verzeichnung der Bildverstärker im Randbereich ebenso wie gerätebedingte Projektionsbedingungen zu berücksichtigen. Stents müssen mit einer Genauigkeit von 1–2 mm plazierbar sein. Vor der definitiven Implantation ist daher die Lage, z.B. mittels i.a.-DSA, exakt zu prüfen. Insbesondere die proximalen Abschnitte der Obstruktion müssen vom Stent erfaßt werden. Bei Verschlüssen ist der technisch schwierigste Teil die primäre Rekanalisation der Beckenstrombahn [10]. Rotations- und Lasersysteme haben sich dabei nicht bewährt. Vielmehr wird nach oder ohne vorherige lokale Fibrinolysetherapie der Verschluß konventionell, z.B. mit einem leicht gebogenen 5-Charr-Katheter unter Zuhilfenahme geeigneter Drähte behutsam rekanalisiert. Als vorteilhaft hat sich die vorherige intraarterielle Darstellung über einen kontralateralen Zugang bewährt. Die vollständige Entfaltung des Stents und feste Verankerung wird durch manometerkontrollierte Druckapplikation (800–1200 kPa) gewährleistet. Der Durchmesser des Hochdruckballons sollte nicht unter dem des regulären Gefäßdurchmessers liegen, um einer Stent-Dislokation vorzubeugen.

In der vorliegenden Studie kam es bei einem Patienten nach 14 Monaten zu einem Stent-Verschluß. Initial war der distale Stent-Anteil nicht vollständig aufgerichtet worden. Der auf der kontralateralen Seite beim selben Patienten korrekt plazierte Stent ist weiterhin durchgängig. In der jetzigen Untersuchung kam es bei keinem Stent zu einer sekundären Dislokation, spontanen Deformierung oder Bruch der Stent-Streben.

Angiographische und hämodynamische Frühergebnisse

Durch die Stent-Implantation lassen sich auffallend glatte Gefäßinnenkonturen ohne Reststenosen erzielen (Abb. 7). In früheren Untersuchungen konnte gezeigt werden, daß geringe Reststenosen nach PTA, d.h. gute angiographische Frühergebnisse die Häufigkeit von Spätrezidiven mindern. Insofern kommt einem optimalen angiographischen Frühergebnis besondere Bedeutung zu.

Der Vergleich zur konventionellen PTA war besonders eindrucksvoll bei Patienten, die mit identischer Ballongröße und Drucken auf der einen Seite konventionell und auf der anderen Seite mittels Stent-Implantation versorgt wurden. In der vorliegenden Untersuchung war so bei 6 Patienten ein direkter Vergleich möglich. Das angiographische Initialergebnis war auf der Stent-Seite ausnahmslos besser. Ähnlich eindeutig fällt der Vergleich bei Dissektionen aus, die sich interventionell unserer Meinung nach nur mit einer Stent-Implantation behandeln lassen (Abb. 3).

Exakt objektivierbar sind die arteriellen Druckgradienten, die nach Lumenerweiterung bestehen bleiben. Nach konventioneller PTA wurden mittlere Restgradienten von 4–7 mmHg beschrieben. Der Anteil von Patienten mit Gradienten

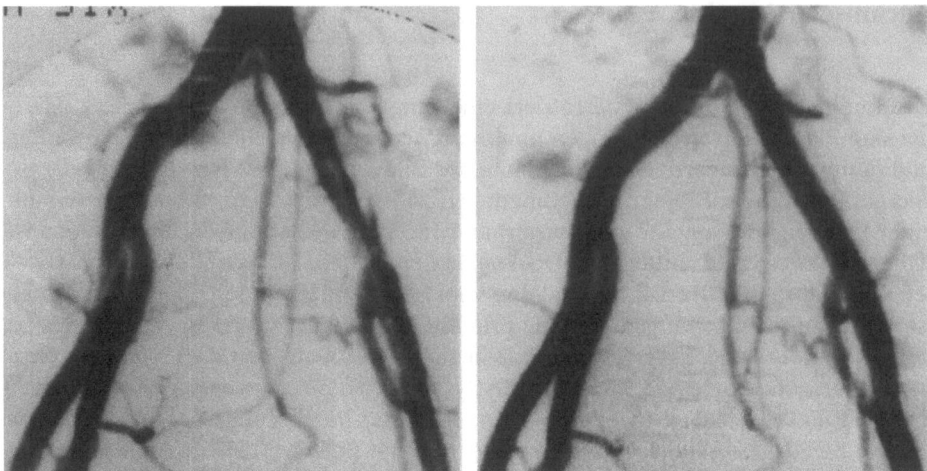

a   b

Abb. 7a, b. PTA der linken A. iliaca communis: nach konventioneller PTA-Dissektion und Rest-stenose (**a**). Nach Stent-Implantation (**b**) glatte Gefäßkonturen ohne Einengung

$\geq 10\,$mm Hg betrug bei Kadir [14] 24%. Rees et al. [29] gaben nach Stent-Implantation einen mittleren Restgradienten (Mitteldruck) von 1,4 mm Hg an. Restgradienten ≥ 10 mm Hg wurden von dieser Gruppe nach Stent-Implantation nicht beschrieben. In der vorliegenden Studie konnte beim Vergleich mit einer eigenen „historischen" Vergleichs-gruppe (Bildgebung, Druckmessung und PTA in identischer Technik) ein signifikant besseres hämodynamisches Ergebnis durch die Stent-Implantation erzielt werden.

Intimaproliferation

Durch Intimaproliferation können hämodynamisch signifikante Re-Stenosen nach Stent-Implantation entstehen. Deren Ausmaß und die daraus resultierende Flußmin-derung variieren erheblich mit dem behandelten Gefäßgebiet. Re-Stenosen scheinen – wie auch Frühverschlüsse – besonders bei kleineren Gefäßen, z. B. an den femoro-poplitealen Arterien und den Koronarien aufzutreten [11, 16, 40]. Eine Therapie dieser Veränderungen ist, z. B. mittels erneuter PTA oder transluminaler Atherek-tomie, möglich [43]. Auf der anderen Seite vermindert die Intimaabdeckung eine In-fektions- und Dislokationsgefahr des Stents und reduziert dessen Thrombogenität.

In experimentellen Untersuchungen wurden nach Stent-Implantation Intimaver-breiterungen von ca. 0,3 mm beschrieben [1, 36]. Rees et al. [29] berichteten kürzlich in einer kleineren Studie (Reangiographien $n = 4$) nach iliakaler Stent-Implantation über eine durchschnittliche Intimaverbreiterung von 0,45 mm. Sie entspricht nahezu dem in der jetzigen Untersuchung gefundenen Wert von 0,39 mm. Bei keinem Pa-tienten der jetzigen Untersuchung fand sich im Beobachtungszeitraum bis zu 17,5 Monaten eine nennenswerte ($> 30\%$), klinisch relevante Re-Stenose durch Intima-proliferation.

Indikationsspektrum

In der Vergangenheit wurde die Indikation zur PTA von Verschlüssen der Becken-strombahn aufgrund der unsicheren Behandlungserfolge zurückhaltend gestellt. Durch Einführung der Stents stehen wir hier vor einer neuen Entwicklung. Noch sind die publizierten Fallzahlen (Tabelle 7) im Vergleich zur chirurgischen Literatur gering, doch wird erkennbar, daß kurz- und mittelstreckige Verschlüsse insbesondere die A. iliaca communis und die proximale A. iliaca externa betreffend mit gutem Initialergebnis mittels Stent-Implantation behandelbar sind. Nach Angaben der Aachener Arbeitsgruppe sind mehr als 70% dieser Verschlüsse initial rekanalisierbar und somit einer anschließenden Stent-Implantation zugänglich [42].

In der vorliegenden Untersuchung fand sich neben dem ermutigenden Initialergebnis auch mittelfristig ein günstiger Verlauf. Bei einem mittleren Nachuntersuchungsintervall von fast einem Jahr waren sämtliche mit Stents versorgten Verschlüsse weiterhin durchgängig. Hier müssen allerdings einschränkend die relativ kurzen Verschlußlängen und die in der Regel guten Abstromverhältnisse berücksichtigt werden.

Auch umschriebene Dissektionen lassen sich durch Stents radiologisch-interventionell effektiv behandeln. Dies betrifft sowohl Dissektionen, die bei der PTA entstehen, als auch ältere Dissektionen anderer Genese. In der vorliegenden Untersuchung wurde ein Patient mit einer 9 Monate alten, das Lumen verlegenden Dissektion erfolgreich mittels Stent-Implantation therapiert. Eine unmittelbar vorher versuchte konventionelle PTA blieb ohne Ergebnis. Vor Einführung der vaskulären Endoprothesen hätte dieser 45jährige Patient nur chirurgisch versorgt werden können. Inwieweit zukünftig auch aortale Dissektionen und Aneurysmen mit Stents behandelbar sind, müssen weitere Untersuchungen zeigen [19].

Komplikationen

Aus den Angaben in der Literatur (Tabelle 7) berechnet sich eine mittlere Komplikationsquote der iliakalen Stent-Implantation von 7,7% (0–18%). Dies entspricht exakt dem Wert der vorliegenden Studie. Diese Komplikationsquote ist zwar noch höher als die der konventionellen PTA, jedoch muß berücksichtigt werden, daß durch Stent-Implantation kompliziertere und ausgedehntere Gefäßveränderungen therapiert wurden. Am häufigsten werden in der Literatur Punktionshämatome, distale Embolien und Frühverschlüsse genannt [3, 11, 27]. Eine Stent-Dislokation wurde bisher nur einmal beschrieben [3]. Berichte über Todesfälle, die unmittelbar bei der Stent-Implantation auftraten, fehlen. Auch wurden bisher keine Stent-Infektionen beobachtet, wohingegen infizierte Punktionshämatome aufgetreten sind. Bei der Implantation von Stents sind an das aseptische Vorgehen noch höhere Anforderungen zu stellen als bei der Durchführung einer konventionellen PTA.

Embolien scheinen häufiger bei der Stent-Versorgung langstreckiger Beckenarterienverschlüsse zu entstehen [27, 29]. Eine Okklusion der A. iliaca externa mit sekundärer Thrombosierung unter der Stent-Implantation ist besonders bei multiplen,

Tabelle 7. Stents bei Patienten mit iliakalem AVL (Literaturmitteilungen)

Autor	Jahr	Literaturziffer	Stent-Typ	n	Techn. Erfolg	Stenosen (n)	Techn. Erfolg	Verschlüsse (n)	Techn. Erfolg	Nachuntersuchung Minimum [Monate]	Nachuntersuchung Maximum [Monate]	Nachuntersuchung Mittelwert [Monate]	Re-Stenose	Re-Verschlüsse (n)	Komplikationen [%]
Palmaz	1988	[26]	Palmaz	15	100	–	–	–	–	6	12		1	1	6,6
Strecker	1988	[38]	Strecker	10	100	10	100	–	–	1	7	3,5	0	0	0,0
Günther	1989	[10]	Wallstent	31	100	15	100	16	100	2	12	5,5	2	2	6,5
Günther	1989	[11]	Wallstent	54	100	26	100	28	100	1	17	6,9	3	3	
Rees	1989	[29]	Palmaz	12	100	–	–	12	100	1	14	7,4	1	1	17,0
Kichikawa	1990	[15]	Gianturco	10	100	5	100	5	100	2	18	10,3	0	0	0,0
Zollikofer	1990	[46]	Wallstent	19						1	26	12	2	2	
Vorwerk	1990	[42]	Wallstent	76/55				76	72,4			12,9	5	5	1,3
Gardiner	1990	[9]	Palmaz	21						2	17	8	0	0	
Richter	1990	[31]	Palmaz	67	98								0		4,5
Hauseger	1990	[12]		11				11	100	1	18		1		
Bonn	1990	[3]	Palmaz	23	96	22	95	1		1		6			18,0
Becker	1990	[2]	Palmaz	12	92	Diss.		Diss.		1	16,5	9,5	1	1	0,0
Palmaz	1990	[27]	Palmaz	154	97	134		20		1	24	6	2	2	11,7
Diese Studie	1991		Palmaz	65	95	50	94	15	100	1	17,5	10,1	1	1	7,7

langstreckigen Stenosen und einem Gefäßlumen von weniger als 5 mm zu befürchten [3]. Die Liegezeit großkalibriger Schleusen sollte daher begrenzt werden. Die Risiko- bzw. Komplikationshäufigkeit der Stent-Implantationen liegen jedoch deutlich unter der chirurgischer Verfahren; die Inanspruchnahme der Anästhesie für Narkosen und Nachbehandlungen auf Intensivstationen entfallen zudem weitgehend. Auf eine ausreichende Heparinisierung während der Stent-Implantation ist zu achten. Eine Vor- und Nachbehandlung mit Thrombozytenaggregationshemmern erscheint unumgänglich, wohingegen eine Langzeitantikoagulation mit Kumarinen (z. B. Marcumar) nach iliakaler Stent-Implantation im Regelfall nicht erforderlich ist.

Schlußfolgerungen

1. Im Rahmen dieser Untersuchung konnte nachgewiesen werden, daß sich durch Stent-Implantationen signifikant günstigere hämodynamische Verbesserungen erzielen lassen als mit der konventionellen PTA.
2. Verschlüsse insbesondere im Bereich der A. iliaca communis lassen sich bis zu einer Länge von ca. 6 m durch diese Technik zuverlässig behandeln. Gleiches gilt für umschriebene Dissektionen und Re-Stenosen nach PTA. Auch exzentrisch gelegene und ulzerös veränderte Stenosierungen lassen sich mit guten morphologischen und hämodynamischen Ergebnissen therapieren.
3. Angiographische Nachuntersuchungen, im Durchschnitt 47 Wochen nach Stent-Implantation, ließen nur einen sekundären Stent-Verschluß erkennen. Signifikante Re-Stenosen im Stent-Bereich wurden nicht beobachtet.
4. Gefäßstützen im Beckenbereich stellen aus unserer Sicht ein wirksames und in gewissen Situationen unverzichtbares Hilfsmittel dar, das den Behandlungserfolg einer PTA primär ermöglicht oder mittelfristig sichert.

Eine weitere Beurteilung muß anhand der noch ausstehenden klinischen Langzeitergebnisse erfolgen. Vor- und Nachteile von Stents in der Behandlung von Obstruktionen der Beckenstrombahn sind abschließend in Tabelle 8 aufgeführt.

Tabelle 8. Palmaz-Stents bei AVL des Beckens

Vorteile	Nachteile
Größerer Gefäßdurchmesser	Potentiell thrombogen
Glattere Innenkonturen	Cave: AT III ↓, Kortikoiddauertherapie
Geringere Restgradienten	Infektionsgefahr (Fremdmaterial)
Verschlüsse behandelbar	Intimaproliferation
Ulzerationen behandelbar	Aufwendigere Angiographietechnik
Dissektionen behandelbar	Kosten
Postoperative Strikturen behandelbar	Komplikationen
Spätergebnisse:	ASS obligat
Klinik ab 6 Monaten	Einfluß auf chirurgische Verfahren
Patency ab 12 Monaten	

Danksagung. Frau Prof. H. Erasmi und Herrn Dr. B. Bulling sei für die ausgezeichnete klinische Kooperation gedankt. Für die technische Assistenz danken wir Frau R. Cramer, Frau M. Held und Frau N. Philippek; Herrn cand. med. Dörbecker und Frau Wirt für die Unterstützung bei der Zusammenstellung der Nachuntersuchungsergebnisse und Herrn F. Textoris für die Anfertigung der Bildvorlagen.

Literatur

1. Barth KH, Virmani R, Strecker EP, Savin MA, Lindisch D, Matsumoto AH, Teitelbaum GP (1990) Flexible tantalum stents implanted in aortas and iliac arteries: effects in normal canines. Radiology 175:91–96
2. Becker GJ, Palmaz JC, Rees CR, et al (1990) Angioplasty-induced dissections in human iliac arteries: management with Palmaz balloon-expandable intraluminal stents. Radiology 176:31–38
3. Bonn J, Gardiner GA jr, Shapiro MJ, Sullivan KL, Levin DC (1990) Palmaz vascular stent: initial clinical experience. Radiology 174:741–745
4. Castaneda-Zuniga WR, Formanek A, Tadavarthy M, Vlodaver Z, Edwards JE, Zollikofer C, Amplatz K (1980) The mechanism of balloon angioplasty. Radiology 135:565–571
5. Cragg A, Lund G, Rysavy J, Castaneda F, Castaneda-Zuniga W, Amplatz K (1983) Nonsurgical placement of arterial endoprotheses: a new technique using nitinol wire. Radiology 147:261
6. Dotter CT (1969) Transluminally placed coil springs and arterial tube grafts: long-term patency in the canine popliteal artery. Invest Radiol 4:329–332
7. Dotter CT, Judkins MP (1964) Transluminal treatment of arteriosclerotic obstruction: description of a new technique and a preliminary report of its application. Circulation 30:654–670
8. Duprat G jr, Wright KC, Charnsangavej C, Wallace S, Gianturco C (1987) Self-expanding metallic stents for small vessels: an experimental evaluation. Radiology 162:469–472
9. Gardiner G, Bonn J, Garcia O, Shapiro M, Sullivan K, Levin D (1990) Palmaz vascular stent: Short- and intermediate-term angiographic results. Radiology 177:152
10. Günther RW, Vorwerk D, Bohndorf K, El-Din A, Peters I, Messmer BJ (1989) Perkutane Implantation von Gefäßendoprothesen (Stents) in Becken- und Oberschenkelarterien. Deutsch Med 114:1517–1523
11. Günther RW, Vorwerk D, Bohndorf K, Peters I, El-Din A, Messmer B (1989) Iliac and femoral artery stenoses and occlusions: treatment with intravascular stents. Radiology 172:725–730
12. Hausegger K, Lammer H, Klein E, Fleckiger F, Pilger E, Lafer M (1990) Percutaneous treatment of iliac artery occlusions with fibrinolysis percutaneous transluminal angioplasty, and stents. Radiology 177P:299
13. Joffre FP, Bernadet P, Rousseau H, Nomblot C, Durand D, Chamontin B, Suc JM (1989) Utilite d'une endoprothese percutane dans le traitement des stenoses de l'artere renale. Arch Mal Coeur 82:1199–1204
14. Kadir S, White RI, Kaufmann SL, et al (1983) Long-term-results of aorto-iliac-angioplasty. Surgery 94:10–14
15. Kichikawa K, Uchida H, Yoshioka T, Maeda M, et al (1990) Iliac artery stenosis and occlusions: preliminary results of treatment with Gianturco expandable metallic stents. Radiology 177:799–802
16. Krpski WC, Bass A, Kelly AB, Marzec UM, Hanson SR, Harker LA (1990) Heparin-resistant thrombus formation by endovascular stents in baboons. Interruption by a synthetic antithrombin. Circulation 82:570–577
17. Lembo NJ, Black AJ, Roubin GS, Wilentz JR, Mufson LH, Douglas JS jr, King SB (1990) Effect of pretreatment with aspirin versus aspirin plus dipyridamole on frequency and type of acute complications of percutaneous transluminal coronary angioplasty. Am J Cardiol 65:422–426
18. Maass D, Zollikofer C, Largiader F, Senning A (1984) Radiologic follow-up of transluminally inserted vascular endoprotheses: an experimental study using expanding spirals. Radiology 152:659–663
19. Mirich D, Wright K, Wallace S, et al (1989) Percutaneously placed endovascular grafts and aortic aneurysms: feasibility study. Radiology 170:1033–1037

20. Nöldge G, Richter GM, Siegerstetter V, Garcia O, Palmaz JC (1990) Tierexperimentelle Untersuchungen über den Einfluß der Flußrestriktion auf die Thrombogenität des Palmaz-Stentes mittels 111-Indium-markierter Thrombozyten. ROFO 152:264–270
21. Palmaz JC (1988) Balloon-expandable intravascular stent. AJR 150:1263–1269
22. Palmaz JC, Sibbitt RR, Reuter SR, Garcia F, Tio FO (1985) Expandable intrahepatic portacaval shunt stents: early expierience in the dog. AJR 145:821–825
23. Palmaz JC, Sibbitt RR, Tio FO, Reuter SR, Peters JE, Garcia F (1986) Expandable intraluminal vascular graft: a feasibility study. Surgery 99:199–205
24. Palmaz JC, Windeler SA, Garcia F, Tio FO, Sibbitt RR, Reuter SR (1986) Atherosclerotic rabbit aortas: expandable intraluminal grafting. Radiology 160:723–726
25. Palmaz JC, Kopp DT, Hayashi H, et al (1987) Normal and stenotic renal arteries: experimental balloon-expandable intraluminal stenting. Radiology 164:705–708
26. Palmaz JC, Richter GM, Noeldge G, et al (1988) Intraluminal stents in atherosclerotic iliac artery stenosis: preliminary report of a multicenter study. Radiology 168:727–731
27. Palmaz JC, Garcia OJ, Schatz RA, et al (1990) Placement of balloon-expandable intraluminal stents in iliac arteries: first 171 procedures. Radiology 174:969–975
28. Raillat C, Rousseau H, Joffre F, Roux D (1990) Treatment of iliac artery stenoses with the Wallstent endoprothesis. AJR 154:613–616
29. Rees CR, Palmaz JC, Garcia O, Roeren T, Richter GM, Gardiner G jr (1989) Angioplasty and stenting of completely occluded iliac arteries. Radiology 172:953–959
30. Richter G, Roeren T, Noeldge G, et al (1990) Renal artery stenting: European experience with the new type of Palmaz-Schatz two-segment articulated stent. Radiology 177P:299
31. Richter G, Noeldge G, Roeren T, Landwehr P, Brambs H, Kaufmann G, Palmaz J (1990) First long-term results of a randomized multicenter trial: iliac balloon-expandable stent placement vs regular percutaneous angioplasty. Radiology 177 P:151
32. Rousseau, H, Joffre F, Raillat C, Duboucher C, Glock Y, Escourrou (1989) Iliac artery endoprosthesis: radiologic and histologic findings after 2 years. AJR 153:1075–1076
33. Rousseau H, Joffre F, Raillat C, Boccalon H, Roux D, Dalous P, Glock Y (1989) Applications aux arteres des membres inferieurs des endoprotheses auto-expansibles. Ann Cardiol Angeiol (Paris) 38:455–459
34. Rutherford R, et al (1986) Suggested standards for reports dealing with lower extremity ischemia. J Vasc Surg 4:80–94
35. Schatz RA (1989) A view of vascular stents. Circulation 79:445–457
36. Schatz RA, Palmaz JC, Fermin T, Garcia F, Garcia O, Reuter S (1987) Balloon-expandable intracoronary stents in the adult dog. Circulation 76:450–457
37. Sigwart U, Puel J, Mirkovitch V, Joffre F, Kappenberger L (1987) Intravascular stents to prevent occlusion and restenosis after transluminal angioplasty. N Engl J Med 316:701–706
38. Strecker EP, Romaniuk P, Schneider B, Westphal W, Zeitler E, Wolf HD, Freudenberg N (1988) Perkutan implantierbare, durch Ballon aufdehnbare Gefäßprothese. Deutsch Med Wochenschr 113:538–542
39. Sutton CS, Tominaga R, Harasaki H, et al (1990) Vascular stenting in normal and atherosclerotic rabbits. Studies of the intravascular endoprosthesis of titanium-nickel-alloy. Circulation 81:667–683
40. Triller J, Mahler F, Do D, Thalmann R (1989) Die vaskulare Endoprothese bei femoro-poplitealer Verschlusskrankheit. ROFO 150:328–334
41. Trent MS, Parsonnet V, Shoenfeld R, et al (1990) A balloon-expandable intravascular stent for obliterating experimental aortic dissection. J Vasc Surg 11:707–717
42. Vorwerk D, Günther RW (1990) Mechanical revascularization of occluded iliac arteries with use of self-expandable endoprostheses. Radiology 175:411–415
43. Vorwerk D, Günther RW (1990) Removal of intimal hyperplasia in vascular endoprotheses by atherectomy and balloon dilatation. AJR 154:617–619
44. Wilson SE, Wolf G, Cross A (1989) Percutaneous transluminal angioplasty versus operation for peripheral arteriosclerosis. J Vasc Surg 9:1–9
45. Wright KC, Wallace S, Charnsanggavej C, Carrasco CH, Gianturco C (1985) Percutaneous endovascular stents: an experimental evaluation. Radiology 156:69–72
46. Zollikofer CL, Pfyffer M, Stuckmann G (1990) Clinical experience with arterial stent placement of the Wallstent. Radiology 177:P:151

Selbstexpandierende Endoprothesen (Stents) zur Behandlung peripher-arterieller Läsionen. Femoropopliteale versus iliakale Lokalisation

D. VORWERK und R. W. GÜNTHER

Die perkutane Ballondilatation arterieller Stenosen hat sich zu einem Standardverfahren in der Behandlung der peripheren arteriellen Verschlußkrankheit entwickelt.

Die Aufdehnung des eingeengten Gefäßlumens durch den Ballon führt neben einer Dehnung zu einer Teilzerreißung der Gefäßwand und leistet der Ausbildung von Dissektionen Vorschub, die Ursache einer frühzeitigen Reokklusion dilatierter Gefäße sein können. Zum anderen können sich nach der Ballondilatation Re-Stenosen im dilatierten Gefäßabschnitt zum Teil durch neointimale Hyperplasie entwickeln. Die vorgestellten Probleme sind im femoropoplitealen Gefäßbereich ausgeprägter als für Iliakalarterien [1]; die Entwicklung alternativer Ansätze ist daher gerade bei derart lokalisierten Läsionen von besonderer Bedeutung.

Daher wurden in den letzten Jahren verschiedene Typen perkutan implantierbarer vaskulärer Endoprothesen beschrieben, die eine Gefäßwandstützung herbeiführen, die akuten Ergebnisse nach Dilatation sowie die Langzeitdurchgängigkeitsrate nach perkutaner Gefäßintervention verbessern helfen sollen [2].

Verschiedene Typen von metallischen vaskulären Endoprothesen sind bislang beschrieben worden [2, 5, 6, 9, 10]. Gemeinsam ist allen Stents, daß sie im zusammengefalteten Zustand perkutan in das Gefäß eingebracht werden können und im interessierenden Gefäßabschnitt eine Querschnittvergrößerung erfahren; dies kann unter Verwendung von Metallspiralen – zum Teil unter Verwendung von Memory-Metallen wie Nitinol [2, 6] – durch Aufdehnung über Ballons oder durch Selbstexpansion bewerkstelligt werden.

Die bisher am häufigsten verwendeten Endoprothesen, der Palmaz- [5], der Strecker-Stent [10] und der Wallstent [9] repräsentieren 3 verschiedene Konstruktionsprinzipien solcher Endoprothesen. Der Palmaz-Stent ist starr und wird passiv über einen Ballonkatheter bis zu dem erwünschten Durchmesser aufgeweitet. Der Strecker-Stent wird ebenfalls durch einen Ballonkatheter gedehnt, bleibt aber flexibel und ist plastisch verformbar. Bei der von uns verwendeten vaskulären Endoprothese (Wallstent, Medinvent, Lausanne) handelt es sich um ein selbstexpandierendes Drahtgeflecht, welches von einer Doppelmembran auf einem 7–9-Charr-Katheter gehalten wird [9]. Durch Zurückziehen der Doppelmembran entfaltet sich der Stent unter gleichzeitiger Verkürzung zunehmend, bis er schließlich vollständig entfaltet ist und sich damit vom Katheter löst (Abb. 1); bei fehlerhafter Plazierung kann diese Endoprothese bis kurz vor der endgültigen Entfaltung noch entfernt werden. Aufgrund der hohen Flexibilität des Einführungskatheters bei einem kleinen Außen-

Friedmann/Gross-Fengels/Neufang (Hrsg.)
Stent-Implantationen und vaskuläre MR-Diagnostik
© Springer-Verlag Berlin Heidelberg 1991

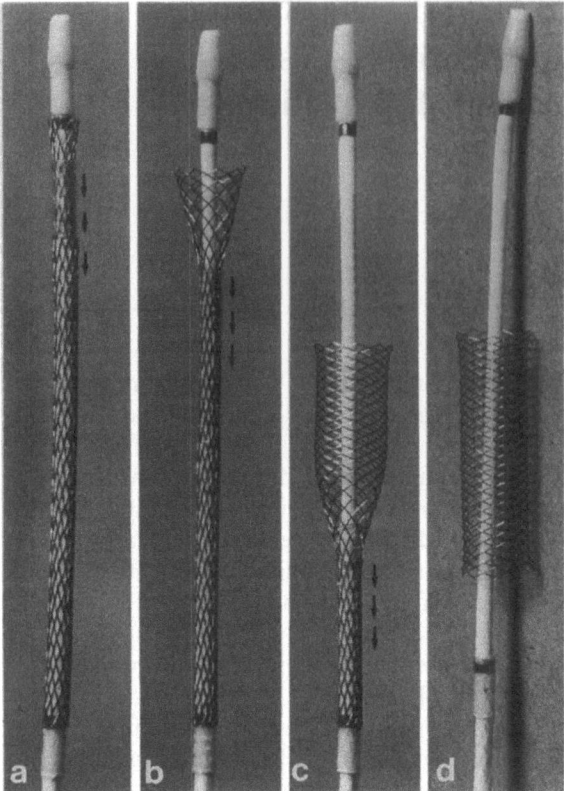

Abb. 1a–d. Selbstexpandierende vaskuläre Endoprothese (Wallstent). **a** Die Drahtendoprothese ist ausgezogen auf einem 7-Charr-Instrument durch eine Doppelmembran fixiert. **b** Durch Zurückziehen der Doppelmembran *(Pfeile)* beginnt sich der Stent zu entfalten. **c** Durch weiteres Zurückziehen der Doppelmembran über die Endoprothese entfaltet sich der Stent schrittweise auf seinen vollen Durchmesser, wobei er sich gleichzeitig verkürzt. **d** Nach komplettem Zurückziehen der Außenmembran wird der Stent ganz freigesetzt und dehnt sich in voller Länge auf

durchmesser von 7 Charr ist eine Implantation in periphere Gefäße kleineren Durchmessers wie Hämodialyseshunts und femorale Arterien technisch möglich.

Material und Methode

Bisher führten wir bei insgesamt 146 Patienten mit Stenosen oder Verschlüssen der Aorta, der Iliakal- und der Femoralarterien eine Stent-Implantation in Ergänzung zur Ballondilatation durch.

62 Patienten mit iliakalen oder aortalen Stenosen von durchschnittlich 3,2 cm Länge erhielten neben einer Ballondilatation eine selbstexpandierende Endoprothese (Wallstent), da das Ergebnis unmittelbar nach Dilatation hämodynamisch oder morphologisch unbefriedigend war oder akute Komplikationen auftraten, die eine Erweiterung der Intervention rechtfertigten. Eine primäre Indikation wurde bei 62 Patienten mit einem Beckenarterienverschluß gesehen, der bislang nicht als Indikation zur perkutanen Therapie wegen einer erhöhten Komplikationsrate und einem geringen technischen Primärerfolg galt [7]. Nach vorsichtiger mechanischer Sondierung und Dilatierung des Verschlusses wurde eine Endoprothese implantiert und ge-

gebenenfalls erst in einem zweiten Schritt vollständig aufgedehnt. Im Femoralarterienbereich wurde bei 22 Patienten eine selbstexpandierende Endoprothese implantiert.

Femoropopliteale Läsionen

Zwei Frauen und zwanzig Männer mit einem mittleren Altern von 53,2 Jahren wurden behandelt. Die mittlere Läsionslänge betrug 6,3 (2–22) cm. Die Läsionen waren bei 5 Patienten auf die proximalen Femoralisabschnitte beschränkt; bei den übrigen betrafen sie die mittleren und distalen Gefäßabschnitte. Vor der Behandlung lagen in 14 Fällen Gefäßverschlüsse mit einer mittleren Verschlußlänge von 6,8 cm und in 8 Fällen eine Stenose mit einer mittleren Länge von 5,3 cm vor. 21 Patienten waren im Stadium IIb nach Fontaine, bei einem Patienten lag ein Stadium IV vor. Die mittlere Gehstrecke betrug 140 m, der durchschnittliche Knöchel-Arm-Index vor Behandlung 0,59. Indikation zur Stent-Implantation war bei 12 Patienten ein morphologisch und hämodynamisch insuffizientes Dilatationsergebnis, bei 5 Patienten lag eine kollabierende Stenose und bei 5 Patienten eine erheblich flußreduzierende Dissektion vor.

Es wurden insgesamt 38 Endoprothesen mit einem Durchmesser von 6 mm (19 Patienten) und 7 mm (3 Patienten) implantiert. Die Länge des Stent-versorgten Abschnitts betrug im Mittel 8,5 cm, bei 13 Patienten wurde ein Stent, bei 6 Patienten 2 Stents und bei je 2 Patienten 3 und 4 Stents implantiert. Es wurde bei 18 Patienten der gesamte erkrankte Gefäßabschnitt mit Stents versorgt, während bei 4 Patienten nur selektiv besonders gefährdete Abschnitte mit Endoprothesen versorgt wurden. Wurden mehrere Stents verwendet, so wurden sie bei 6 Patienten überlappend und bei 4 Patienten nichtüberlappend implantiert.

Medikamentöse Begleittherapie

Im Gegensatz zu Patienten mit iliakalen Endoprothesen, bei denen lediglich eine Heparinisierung (1000 IE/h) über 24 h und eine Nachbehandlung mit 100 mg Acetylsalizylsäure/Tag durchgeführt wurde, wurde für Patienten mit femoralen Stents folgende gerinnungshemmende Therapie gewählt: 16 Patienten erhielten im Anschluß an die Stent-Implantation unter Heparinisierung eine Kumarintherapie. Diese Kumarinbehandlung wurde für 6 Monate nach Stent-Implantation aufrechterhalten. Bei 6 Patienten erfolgte eine Heparinisierung über 72 h, die zur Langzeitprophylaxe durch 100 mg Azetylsalizylsäure/Tag ersetzt wurde. Hierbei kam es bei einem Patienten zu einer Frühthrombose nach Absetzen der Heparinisierung, so daß eine Kumarintherapie nach erneuter Rekanalisation durchgeführt wurde.

Ergebnisse

Primärer technischer Erfolg

Bei 20 Patienten war die Implantation unproblematisch. Bei einem Patienten versagte der Abwurfmechanismus eines Stents, so daß dieser fehlplaziert wurde und eine weitere Endoprothese zur Überbrückung der Läsion implantiert werden mußte. Bei einem weiteren Patienten kam es unmittelbar nach Implantation einer ersten Endoprothese zur lokalen Thrombusbildung distal des Stents, die eine mechanische Thrombektomie notwendig machte, bevor ein weiterer Stent proximal implantiert werden konnte. Eine klinische Besserung fand sich bei 20 von 22 Patienten, 19 befanden sich im Stadium I, ein Patient im Stadium IIa.

Komplikationen

Der unmittelbare Verlauf war bei 4 Patienten (18%) in der unmittelbaren Postimplantationsphase wesentlich kompliziert (Tabelle 1).

Bei einem Patienten trat eine Frühthrombose 24 h nach Rekanalisation eines Verschlusses von 23 cm Länge auf; trotz erfolgreicher Lyse und Kumarintherapie konnte ein erneuter Re-Verschluß nach 5 Tagen nicht verhindert werden. In einem weiteren Fall trat nach Absetzen der Heparinisierung eine akute arterielle Thrombose ein, die mit mechanischer Thrombektomie und Kumarintherapie beherrscht werden konnte. Bei 2 Patienten entwickelten sich operationspflichtige Punktionshämatome. Anamnestisch traten bei 3 weiteren Patienten kleine transiente periphere Embolien auf.

Verlauf

Bei 20 von 22 Patienten war das behandelte Gefäß bei Entlassung durchgängig (Abb. 2). Ein Patient zeigte einen Frühverschluß, bei einem Patienten im Stadium IV wurde eine Oberschenkelamputation notwendig. Bei 3 von 6 Patienten mit überlappend implantierten Endoprothesen fand sich ein Auseinanderweichen der Stents im Überlappungsbereich.

Die durchschnittliche Nachuntersuchungszeit betrug 24,9 Monate(1–37 Monate). Im Verlauf der Nachbeobachtung kam es bei 9/20 Patienten (45%) zu einer Re-Stenose oder einem Re-Verschluß innerhalb des Stents. Bei diesen Patienten betrug die

Tabelle 1. Komplikationen bei peripher-arteriellen Eingriffen ($n = 146$)

Komplikation	Lokalisation		Behandlung		
	Iliakal *(n)*	Femoral *(n)*	Chirurgisch *(n)*	Perkutan *(n)*	Konservativ *(n)*
Akuter Verschluß	–	2	–	2	–
Kontralaterale Embolie	2	–	1	1	–
Ipsilaterale Embolie	1	–	–	–	1
Aortendissektion	1	–	–	–	1
Großes Leistenhämatom	–	2	2	–	–
Septikämie	1	–	–	–	1
Gesamt	5 (4%)	4 (18%)	3 (2%)	3 (2%)	3 (2%)

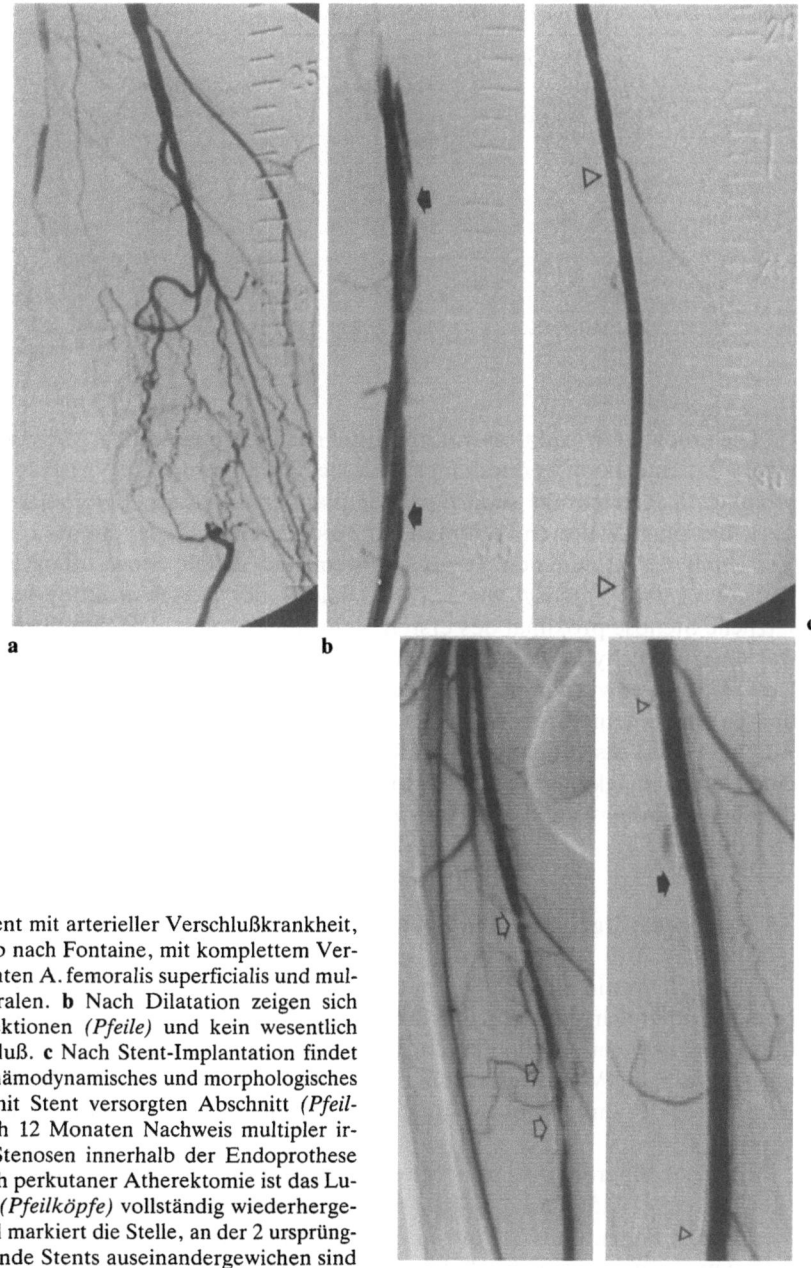

a   b   c

Abb. 2. a Patient mit arterieller Verschlußkrankheit, im Stadium IIb nach Fontaine, mit komplettem Verschluß der rechten A. femoralis superficialis und multiplen Kollateralen. **b** Nach Dilatation zeigen sich multiple Dissektionen *(Pfeile)* und kein wesentlich verbesserter Fluß. **c** Nach Stent-Implantation findet sich ein gutes hämodynamisches und morphologisches Ergebnis im mit Stent versorgten Abschnitt *(Pfeilköpfe).* **d** Nach 12 Monaten Nachweis multipler irregulärer Re-Stenosen innerhalb der Endoprothese *(Pfeile).* **e** Nach perkutaner Atherektomie ist das Lumen im Stent *(Pfeilköpfe)* vollständig wiederhergestellt. Der Pfeil markiert die Stelle, an der 2 ursprünglich überlappende Stents auseinandergewichen sind

d   e

mittlere Läsionslänge vor Behandlung 6,2 cm (3–14 cm), der mit Stent versorgte Abschnitt hatte eine durchschnittliche Länge von 10 cm (6,5–20 cm); es handelte sich um 5 Verschlüsse und 4 Stenosen vor Stent-Implantation. Bei 7 Patienten waren mehrere Stents implantiert worden; die Endoprothesen waren hierbei in 5 Fällen überlappend und in 2 Fällen nichtüberlappend plaziert worden.

Tabelle 2. Durchgängigkeitsrate. (Life-table-Analyse)

Zeitraum	Femoral	Iliakal (Stenose)	Iliakal (Verschluß)
	($n = 20$) [%]	($n = 60$) [%]	($n = 59$) [%]
3 Monate	95	100	100
6 Monate	74	100	100
12 Monate	53	93	98
18 Monate	53	89	95
24 Monate	53	89	90

Die erneute Obstruktion trat im Mittel nach 8 Monaten (3–12 Monaten) auf. Bei einem Patienten kam es durch mechanisches Trauma zum Re-Verschluß eines in der proximalen A. femoralis superficialis implantierten Stents; der Patient wurde operiert. Bei einem weiteren Patienten mit 2 nichtüberlappenden Stents kam es zum Re-Verschluß des proximalen Stents, während der distale Stent offenblieb und über Kollateralgefäße versorgt wurde. Als Ursache der Re-Obstruktion wurde eine zusätzliche Stenose proximal des ersten Stents identifiziert. Bei den übrigen Patienten war eine Intimahyperplasie Ursache für den Stent-Verschluß. 6 der Patienten mit Re-Obstruktion wurden perkutan revidiert; allerdings trat bei der Hälfte dieser Patienten eine erneute Stenosierung auf.

Unter Berücksichtigung der Life-table-Analyse nach Kaplan-Meier ergab sich eine Durchgängigkeitsrate von 74% nach 6 Monaten und von 53% nach 12 Monaten, die dann allerdings stabil war (Tabelle 2).

Vergleichende Ergebnisse bei Iliakalläsionen

Der Eingriff war in allen Fällen mit iliakalen Stenosen oder Verschlüssen technisch primär erfolgreich, und der mit Stent versorgte Abschnitt gut durchgängig. Allerdings fand sich bei 3 Patienten nach Rekanalisation von Iliakalarterienverschlüssen ein frühzeitiger Wiederverschluß innerhalb der ersten beiden Monate. Insgesamt traten in der Frühphase nur wenige Komplikationen auf, die Komplikationsrate betrug 4%.

Im Beckenbereich zeigten bei einer mittleren Verlaufszeit von 18,1 Monaten (2–37 Monate) 115 von 120 primär erfolgreich rekanalisierten Patienten unauffällige Verläufe. 5 Patienten (4%) mit iliakalen Endoprothesen wurden im Beobachtungszeitraum aufgrund von durch Intimahyperplasie bedingten Re-Stenosen oder Re-Verschlüssen erneut symptomatisch.

Die Durchgängigkeit nach Bestimmung mit der Kaplan-Meier-Methode (Tabelle 2) ergab für iliakale Stenosen und Verschlüsse (ohne technisch bedingte Frühverschlüsse) vergleichbare Ergebnisse mit 100% nach 6 Monaten und 93% bzw. 98% nach 12 Monaten. Re-Obstruktionen traten erst spät auf und führten zu einer 24-Monats-Durchgängigkeitsrate von 89% bzw. 90%.

Diskussion

Die perkutane Ballondilatation bleibt das Basisverfahren in der Behandlung von Gefäßstenosen. Allerdings haben sich hierbei Läsionsarten und Lokalisationen ergeben, bei denen das primäre Ergebnis und/oder der Langzeiterfolg eingeschränkt sind [1, 4]. Trotz der im allgemeinen guten Erfahrungen mit der Ballonangioplastie im Beckenbereich zählen hierzu:

- Exzentrische Stenosen, die nach Dilatation nicht vollständig aufdehnbar sind;
- Ostiumstenosen der A. iliaca communis, bei denen aortale Plaques den Abgang obstruieren;
- kollabierende Stenosen, die zwar leicht zu dilatieren sind, aber nach Entfernen des Ballons nicht stabil aufgeweitet bleiben, und
- Komplikationen nach Ballonangioplastie wie eine lumenverlegende Dissektion oder kleinere Aneurysmen.

Nur nach Scheitern einer einfachen Ballonangioplastie sollte in diesen Fällen die Implantation einer Endoprothese bei Beckenarterienstenosen erwogen werden. Eine andere Situation bietet sich bei der Anwendung von selbstexpandierenden Stents zur Rekanalisation von Iliakalarterienverschlüssen. Diese wurden bislang in der vorherrschenden Literaturmeinung wegen der relativ niedrigen Erfolgs- und hohen Komplikationsrate [7] als für eine Ballondilatation nicht geeignet bezeichnet. Bei Verwendung selbstexpandierender Endoprothesen sind dagegen die Embolisationsgefahr deutlich eingeschränkt, eine suffiziente Lumenerweiterung sicher und die mittelfristige Durchgängigkeit überzeugend [13]. Wir betrachten daher die Indikation zur Stent-Implantation bei Beckenarterienverschlüssen als primär. Sowohl Komplikationsrate als auch mittelfristige Durchgängigkeit entsprechen bei iliakaler Anwendung denen nach einfacher Ballondilatation oder sind sogar günstiger einzustufen.

Anders hingegen sind die Ergebnisse nach femoraler Stent-Implantation zu werten. Sie unterscheiden sich wesentlich von denen nach iliakaler Plazierung vaskulärer Endoprothesen. Auch wenn berücksichtigt werden muß, daß es sich bei den betroffenen Patientengut um eine negative Selektion von Läsionen handelt, ist das Ergebnis in mehrfacher Hinsicht unbefriedigend. Zum einen liegt die Komplikationsrate weit über der zu erwartenden Quote bei femoralen Interventionen [1]. Der hohe Anteil an thromboembolischen Komplikationen läßt den Schluß zu, daß die Implantation der Endoprothese hierzu wesentlich beiträgt. Die dadurch notwendig werdende strenge Antikoagulation ist mit eigenen Risiken behaftet, verlängert den stationären Aufenthalt und erhöht die allgemeinen Kosten des Eingriffs: dadurch werden die wesentlichen Vorteile perkutaner gegenüber operativen Verfahren eingeschränkt. Darüber hinaus sind die mittelfristigen Verlaufsergebnisse unbefriedigend und den in der Literatur mitgeteilten Resultaten nach einfacher Ballondilatation unterlegen [1]. Auch wenn dies aufgrund der kleinen Patientenzahl nicht eindeutig zu belegen ist, muß bei der Entwicklung der intimalen Hyperplasie doch ein fördernder Einfluß durch den Stent selbst angenommen werden. Auffällig hingegen ist, daß sich Re-Stenosen in Femoralarterien offenbar im ersten Jahr nach Implantation entwickeln, während sie bei iliakalen Stents später auftreten (Tabelle 2).

Die Entwicklung einer intimalen Hyperplasie beim Wallstent ist auch von anderen Arbeitsgruppen gesehen worden: eine Re-Stenosierungsrate von etwa 30%

wurde außer von uns auch von Triller et al. beobachtet [3, 12]; nur Rousseau et al. beschrieben eine geringere Rate von 10% [8]. Die hohe Re-Stenosierungsrate ist auch bei anderen Stent-Typen wie dem Strecker-Stent beobachtet worden [11]; daher sollte aus unserer Sicht, trotz der Verfügbarkeit nun auch des Palmaz-Stents zur peripheren Implantation, von einer breiten Verwendung im femoropoplitealen Gefäßsystem Abstand genommen werden.

Zusammenfassung

Die Verwendung selbstexpandierender Endoprothesen hat sich in der akuten Sicherung und Optimierung einer Dilatationsbehandlung von komplizierten Iliakalarterienläsionen bewährt. Allerdings stehen ausreichende Ergebnisse zur Beurteilung der Langzeitwirkung bislang noch aus. Bei Femoralarterien hingegen sollte die Verwendung von Endoprothesen aufgrund der unbefriedigenden Früh- und Spätresultate auf wenige Ausnahmen beschränkt bleiben. Eine femorale Anwendung erscheint nur gerechtfertigt, wenn nach Dilatation eines vormals offenen, wenn auch stenosierten, Gefäßes eine akute Obstruktion durch eine dilatationsbedingte Dissektion droht oder bei der Behandlung von Femoralverschlüssen mit anderen Mitteln keine Durchgängigkeit erhalten werden kann.

Literatur

1. Becker GJ, Katzen B, Dake MD (1989) Noncoronary angioplasty. Radiology 170:921–940
2. Dotter CT (1969) Transluminally placed coilspring endarterial tube grafts: long-term patency in canine popliteal artery. Invest Radiol 4:329–332
3. Günther RW, Vorwerk D, Bohndorf K, et al (1989) Iliac and femoral artery stenoses and occlusions: treatment with intravascular stents. Radiology 172:725–730
4. Johnston KW, Rae M, Hogg-Johnston S, et al (1987) 5-year results of a prospective study of percutaneous transluminal angioplasty. Ann Surg 206:403–413
5. Palmaz JC, Sibbitt R, Reuter SR, et al (1985) Expandable intraluminal graft: a preliminary study. Radiology 156:73–77
6. Rabkin J (1990) Roentgenendoprosthetics of the vessels, biliary ducts, bronchus, trachea and uterus with nitinol prosthesis. In: Schneider GH, Vogler E, Kočerer K (Hrsg) Digitale Bildgebung – Interventionelle Radiologie – Integrierte digitale Radiologie. 6. Grazer Radiologisches Symposium. Blackwell Ueberreuter Wissenschaft, Berlin, S 98–102
7. Ring E, Freiman D, McLean G, et al (1985) Percutaneous recanalization of common iliac artery occlusions: an unacceptable complication rate. AJR 139:587–589
8. Rousseau H, Raillat C, Joffre E, et al (1989) Treatment of femoropopliteal stenoses by means of self-expandable endoprostheses: midterm results. Radiology 172:961
9. Sigwart U, Puel J, Mirkovirtch V, et al (1987) Intravascular stents to prevent occlusion and restenosis after transluminal angioplasty. N Engl J Med 316:701–706
10. Strecker E, Romaniuk R, Schneider B, et al (1988) Perkutan implantierbare, durch Ballon aufdehnbare Gefäßprothese. Dtsch Med Wochenschr 113:538–542
11. Strecker EP, Liermann D, Wolff H (1990) Long-term follow-up of peripheral arterial occlusive disease treated with flexible tantalum stents. Radiology 177(P):202
12. Triller J, Mahler F, Do D, et al (1989) Die vaskuläre Endoprothese bei femoropoplitealer Verschlußkrankheit. ROFO 150:328–334
13. Vorwerk D, Günther RW (1990) Mechanical revascularization of occluded iliac arteries with use of self-expandable endoprostheses. Radiology 175:411–415

Implantation ballonexpandierbarer Tantalgefäßprothesen (Strecker) in die Nierenarterien. Erste klinische Erfahrungen

F.-P. Kuhn, B. Kutkuhn, G. Torsello, E. P. Strecker und U. Mödder

Die perkutane transluminale Ballonangioplastie (PTA) ist heute ein anerkanntes und weitverbreitetes Verfahren für die Behandlung von Nierenarterienstenosen bei renaler Hypertonie. Die technische Erfolgsrate liegt zwischen 79 und 97% [4]. Eine klinische Heilung oder Besserung der Hypertonie ist bei atherosklerotischen Stenosen in 30–75% und bei der fibromuskulären Dysplasie (FMD) in 80–95% der Fälle zu erzielen [3, 8, 16]. Mißerfolge treten überwiegend bei atherosklerotischen Stenosen, extrem druckresistenten fokalen Formen der FMD [1] und bei narbig bedingten Stenosen von Transplantatnierenarterien [12] auf. Auch wenn der technische Primärerfolg gelingt, ist mit einer relativ hohen Rezidivrate in bis zu 33% der Fälle zu rechnen [2, 3, 6, 8, 9, 14, 17]. Ungünstige Einflußfaktoren sind: ostiale Lage der Nierenarterienstenose, elastische Rückstellkräfte der Arterienwand, Residualstenose >30%, fibröser Aufbau der Gefäßenge und ausgeprägte Gefäßwanddissektionen [8, 18]. Wie die Ergebnisse einiger neuerer Untersuchungen vermuten lassen, hat ein gutes morphologisches PTA-Ergebnis wesentliche Schlüsselfunktion für die Offenheitsrate im Langzeitverlauf. Für eine Verbesserung der Ergebnisse bietet sich deshalb die Implantation metallischer Gefäßprothesen (Stents) in die Nierenarterien an, zumal die Voraussetzungen gut sind. In der Nierenarterie herrscht ein hoher Fluß, das Gefäß ist im allgemeinen relativ kaliberstark und für perkutane interventionelle Maßnahmen leicht zugänglich. Wir berichten über erste eigene Erfahrungen.

Patienten

Die perkutane Stent-Implantation wurde bei 12 Patienten (6 Frauen, 6 Männer) im Alter zwischen 43 und 71 Jahren durchgeführt. 11 Patienten waren hypertensiv [181 mm Hg ± 12 systolisch und 92 mm Hg ± 3 diastolisch], ein Patient war normotensiv und wurde zur Erhaltung der Nierenfunktion therapiert. Der mittlere Stenosegrad der angiographisch dokumentierten Nierenarterienstenosen betrug 89% ± 9%, die mittlere Stenoselänge 8 mm ± 6.

Sieben der Stenosen lagen im Bereich der rechten und 3 im Bereich der linken Nierenarterie, in 2 Fällen wurde der Stent in eine Transplantatnierenarterie implantiert. Mit Ausnahme der Transplantatnierenarterien lag bei allen Patienten eine nichtostiale Stenose atherosklerotischen Ursprungs vor.

Friedmann/Gross-Fengels/Neufang (Hrsg.)
Stent-Implantationen und vaskuläre MR-Diagnostik
© Springer-Verlag Berlin Heidelberg 1991

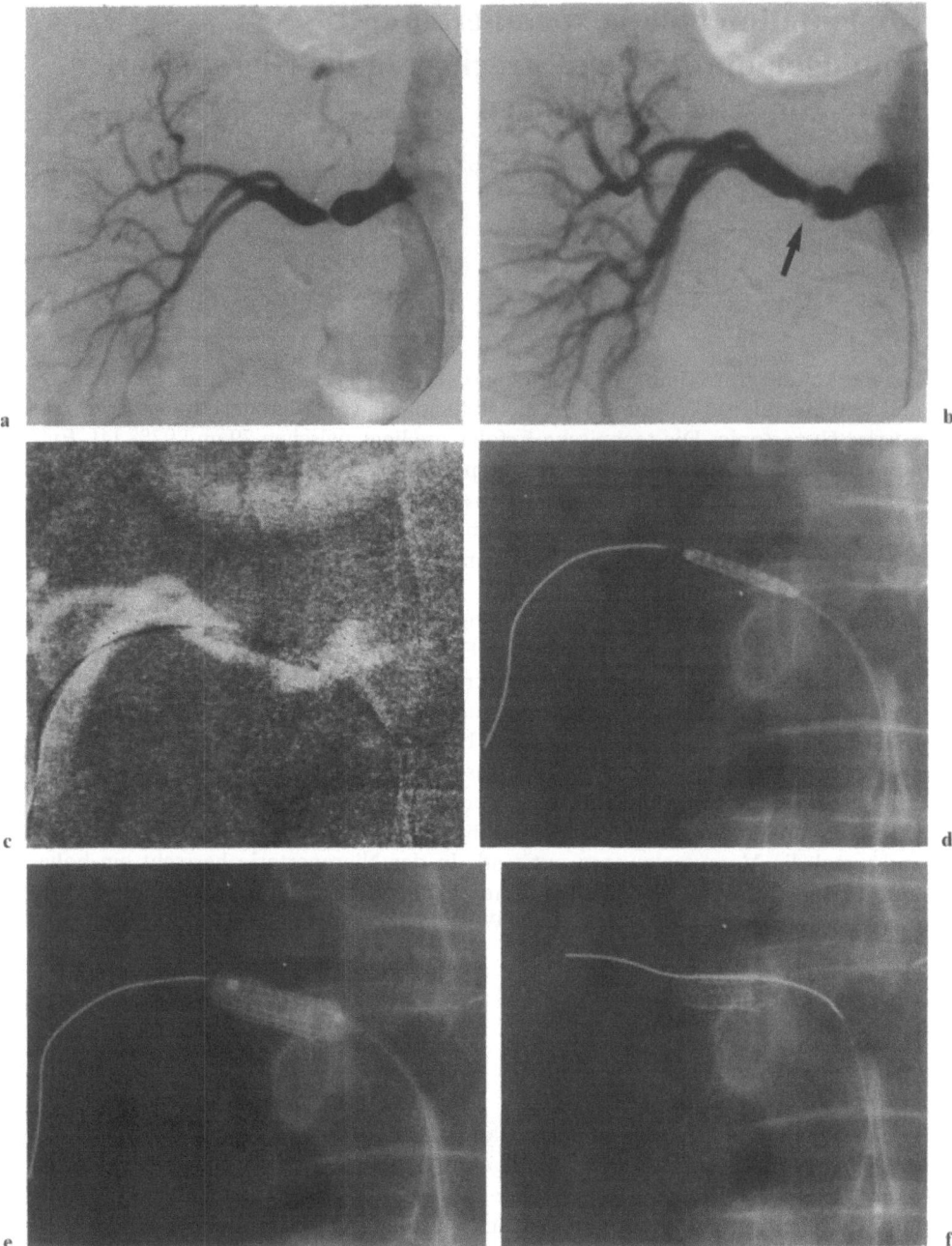

Abb. 1. a Filiforme Re-Stenosierung der rechten A. renalis 6 Monate nach transaortaler Desobliteration. **b** Erhebliche Residualstenose *(Pfeil)* unmittelbar nach PTA. **c** Positionierung der Gefäßprothese im Roadmap-Verfahren. **d** Stent unmittelbar vor der Balloninflation. **e** Vollständige Entfaltung des Strecker-Stents bei einem Ballondruck von 7 atm (709275 Pa). **f** Expandierter Stent nach Zurückziehen des Trägerballons. **g** Korrekte Stentposition *(Pfeile)* und vollständige Beseitigung der Residualstenose

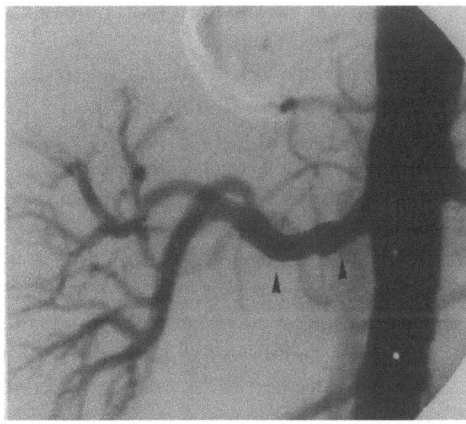

g

Gefäßprothese (Stent)

Es wurde ausschließlich die von Strecker inaugurierte, perkutan applizierbare Gefäßprothese (Boston Scientific) eingesetzt, die an anderer Stelle ausführlich beschrieben ist [15]. Der Stent besteht aus einem tubulären Drahtgeflecht, ist aus einem durchlaufenden 0,1 mm dicken Tantaldraht gestrickt, sehr röntgendicht und hochflexibel. Das Tantalgeflecht ist werksseitig auf einem 5-Charr-PTA-Ballonkatheter montiert und wird an beiden Enden durch Silikonmanschetten fixiert. Bei Entfaltung des Ballons erweitert sich das Drahtgeflecht zunächst im mittleren Drittel und befreit sich mit zunehmender Balloninflation aus den Silikonmanschetten. Eine nennenswerte Verkürzung des Stents erfolgt nicht. Wird der Ballon deflatiert, verringert sich der Durchmesser des Stents um ca. 10% infolge der materialtypischen Restelastizität des Tantalgeflechts. Der Durchmesser des inflatierten Trägerballons ist deshalb grundsätzlich 1 mm größer als der vom Hersteller vorbestimmte Stent-Durchmesser.

Die drahtgeführte Positionierung des Stents gleicht der eines PTA-Katheters. Ein Führungskatheter ist nicht erforderlich. Die Ablösung und Entfaltung des Stents erfolgt ab einem Inflationsdruck von 5 atm (506 625 Pa).

Perkutanes Vorgehen

Die Indikationen zur Stent-Implantation waren in 8 Fällen eine 40–80%ige Residualstenose nach perkutaner transluminaler Ballonangioplastie (PTA), in einem Fall eine 80%ige Re-Stenose 3 Monate nach vorausgegangener PTA und in 3 Fällen eine obstruierende Intimadissektion (2 Fälle) bzw. filiforme Re-Stenosierung (1 Fall) unmittelbar postoperativ bzw. 6 Monate nach Durchführung einer transaortalen Nierenarteriendesobliteration.

Die PTA und Stent-Implantation wurden wie folgt durchgeführt (Abb. 1 a–g):

1. Übersichtsaortographie über eine 8-Charr-Schleuse (Terumo) bzw. einen 5-Charr-Pigtail-Kalibrierkatheter.

2. Berechnung des wahren Durchmessers eines normalkalibrig imponierenden Nieren-
   arterienabschnitts.
3. Wiederholte PTA mit dem Ziel einer 10–20%igen Überdilatation in Relation zum
   normalen Gefäßdurchmesser.
4. Kontrollangiographie.
5. Indikation zur Stent-Implantation bei erheblicher Residual-Stenose bzw. bleiben-
   der Gefäßobstruktion.
6. Wahl der Größe (Durchmesser, Länge) des Stents entweder gleich groß oder abhängig vom morphologischen Befund 1 mm größer als der tatsächliche Gefäßdurchmesser.
7. Drahtgeführte (0,635 mm, 3 cm weiche Goldspitze) Positionierung und manometrisch kontrollierte Entfaltung des Stents mit Hilfe der Roadmap-Technik, exter-
   nen metallischen Markierungen und/oder knöchernen Leitstrukturen.
8. Kontrollarteriographie nach Entfernung des Trägerballons.

Begleitmedikation

Als Begleitmedikation erhielten alle Patienten 5000 IE Heparin vor PTA, weitere
5000 IE unmittelbar vor der Stent-Applikation und eine systemische Heparinisierung (1000 IE/h, 2–3fache PTT-Verlängerung) über 48 h nach Implantation des
Stents. Für die nächsten 6 Monate wurden 2mal täglich Aspirin (330 mg) und Dipyridamol (75 mg) verabreicht.

Ergebnisse

Technischer Primärerfolg

Bei den 12 Patienten wurden in 8 Fällen je ein und in 4 Fällen je 2 Stents implantiert.
10 Stents wurden in die rechte Nierenarterie, 4 in die linke Nierenarterie und 2 in
Transplantatnierenarterien appliziert. Eine bilaterale Stent-Implantation wurde nicht
durchgeführt.
    Der Durchmesser der Stents lag zwischen 4 und 8 mm, die Länge zwischen 20–
40 mm. Die Implantation und vollständige Gefäßrekanalisation war bei 9 von 12 Patienten (5 rechts, 3 links, 1 Transplantatnierenarterie) erfolgreich.

Komplikationen

Während der Stent-Applikation kam es zu folgenden klinisch relevanten Komplikationen: Eine Fehlpositionierung bzw. Stent-Dislokation trat in 3 Fällen auf. Diese
war in einem Fall nicht korrekturbedürftig, in 2 Fällen war die Implantation eines
zweiten Stents erforderlich.
    In einem Fall bildete sich ein ca. 4 mm kleiner Thrombus innerhalb des Stents
spontan während der Prozedur zurück ohne nachweisbare distale Nierenarterien-
embolisation.

In einem Fall einer fokalen perimedialen fibromuskulären Dysplasie führte die elastische Rückstellung der Arterienwand zu einer akut auftretenden Kompression und Okklusion der Gefäßprothese. In der unmittelbar nachfolgenden transaortalen Nierenarteriendesobliteration ließ sich der Stent vollständig und ohne Nachteile für die Nierenfunktion bergen.

Bei zwei Patienten (eine Transplantatniere, eine rechte Niere) versagte der Stent-Ablösemechanismus trotz maximaler Inflation des Trägerballons. In einem Fall war, retrospektiv gesehen, der Stent im Verhältnis zur Nierenarterie zu groß gewählt, im zweiten bleibt die Ursache ungeklärt. Beide Stents ließen sich erfolgreich perkutan bergen. Die perkutane Stent-Bergung erfolgte mit Hilfe einer handelsüblichen dreiarmigen Fremdkörperfaßzange über eine zuvor eingewechselte 50 cm lange 10-Charr-Teflonschleuse.

6-Monats-Ergebnisse

Eine intraarterielle Kontrollangiographie und klinische Halbjahresergebnisse liegen bisher von 8 Patienten vor. Keiner der Patienten wies eine Verschlechterung seiner Kreatininwerte bzw. Nierenfunktion auf. Die Hypertonie war entsprechend der von Ingrisch vorgeschlagenen Beurteilungskriterien [5] in 2 Fällen geheilt, hatte sich in 4 Fällen gebessert und blieb bei 2 Patienten unverändert.

Die Offenheitsrate der erfolgreich implantierten Stents beträgt derzeit 8/8 (100%). Bei einem der nach transaortaler Nierenarteriendesobliteration mit einem Stent versorgten Patienten wurde eine 40–50%ige, diffuse Restenosierung im proximalen und distalen Drittel der Gefäßprothese festgestellt.

Die durchschnittliche Dicke der Neointima, die sich zwischenzeitlich auf der Innenseite des Stents gebildet hatte, betrug unter Einschluß der stenosierten Prothese $0,85 \pm 0,53$ mm. Seitenäste, die in 2 Fällen mit dem Stent überbrückt werden mußten, waren weder stenosiert noch verschlossen (Abb. 2). Auch eine Migration der Gefäßprothesen oder sekundäre Aneurysmabildung wurden nicht nachgewiesen.

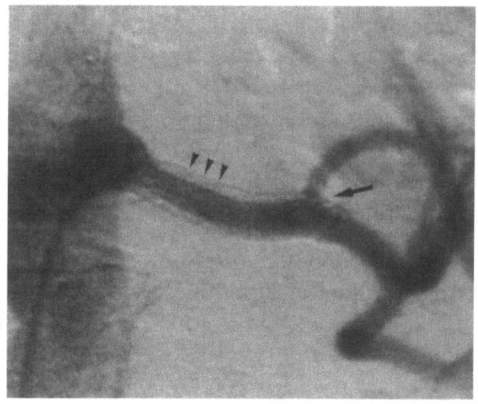

Abb. 2. Linke Nierenarterie 6 Monate nach Stent-Implantation. Deutlich erkennbare Neointima *(Pfeilspitzen)*. Der durch den Stent überbrückte Seitenast *(Pfeil)* ist perfundiert

12-Monats-Ergebnisse

Bisher wurde bei 2 Patienten eine Kontrollangiographie 12 Monate nach Stent-Applikation durchgeführt. Im ersten Fall lag weder eine Re-Stenosierung noch eine Zunahme der Dicke der Neointima vor. Im zweiten Fall ließ sich etwa 1 cm entfernt von der ursprünglichen Stenose eine im mittleren Drittel der Gefäßprothese gelegene 70–80%ige Re-Stenosierung erkennen. Die mutmaßlich durch eine exzessive myointimale Proliferation bedingte Re-Stenosierung war durch eine erneute Ballondilatation vollständig zu rekanalisieren. Blutdruck und Serumkreatinin wiesen im Vergleich zur 6-Monats-Kontrolle bei beiden Patienten keine veränderten Werte auf.

Diskussion

Bei der Implantation metallischer Gefäßprothesen in die Nierenarterien sind eine Reihe von Faktoren zu berücksichtigen. Dies betrifft insbesondere die Sicherheit der Maßnahme, ihre Indikation und ihre Effektivität im Langzeitverlauf.

Grundsätzlich bietet sich der Einsatz metallischer Gefäßprothesen nach erfolgloser PTA bzw. chirurgischer Intervention in den folgenden Situationen an:

1. bei akut auftretender obstruierender Intimadissektion,
2. bei Residualstenose über 30–40% und
3. einer sich im Spätverlauf entwickelnden Re-Stenosierung.

Nach anfänglichen vielversprechenden tierexperimentellen Untersuchungen von Palmaz berichteten erstmals Mali (Wallstent, Medinvent), Joffre (Wallstent) sowie Rees et al. (modifizierter Palmaz-Stent) über frühe klinische Ergebnisse [7, 10, 11, 13]. Abschließende Stellungnahmen liegen noch von keiner Arbeitsgruppe vor. Ein Vergleich mit den eigenen Ergebnissen wäre verfrüht.

Nach unseren bisherigen Erfahrungen ist die in der vorliegenden Untersuchung verwendete Tantalgefäßprothese – eine gewisse Lernphase vorausgesetzt – relativ sicher und nutzbringend für die Therapie von Stenosen der Nierenarterien einzusetzen.

Die Vorteile des Strecker-Stents sind seine gute Sichtbarkeit, extreme Flexibilität und die prinzipielle Möglichkeit zur perkutanen notfallmäßigen Bergung des Stent-Materials. Letzteres scheint uns besonders wichtig, da auch Erfahrene mit Fehlplazierungen des Stents aufgrund von Patientenbewegungen, Parallaxenfehlern, falsch berechneter Gefäßgröße oder Instabilität des Stent-Systems während der sukzessiven Balloninflation rechnen müssen.

Für einen möglichst reibungslosen Ablauf der Stent-Implantation empfiehlt es sich, die folgenden Punkte zu berücksichtigen:

1. Bei einem Gefäßkaliber unter 5 mm und sehr kurzen, segmental begrenzten Stenosen sollte der Durchmesser des Stents 10–15% größer als das tatsächliche Gefäßkaliber sein. Dies reduziert die Neigung des Stents zur Migration und schafft Platz für die zu erwartende Neointimaproliferation, die bei einer Neointimadicke von 0,5 mm und einem Gefäßkaliber von z.B. 6 mm immerhin zu einem um 30% verminderten Gefäßquerschnitt führt.

2. Der Durchmesser des inflatierten Trägerballons ist werksseitig 1 mm größer als der vom Hersteller vorbestimmte Stent-Durchmesser. Dies führt u. U. zu einer unerwünschten Überdilatation der Nierenarterie. Ist der Trägerballon über 6 mm groß, reduziert sich das Problem. Nach experimentellen Untersuchungen von Strecker lassen sich diese Ballons auch bei hohen Drücken nicht auf ihren maximalen nominalen Durchmesser entfalten.

3. Eine möglichst vollständige Entfaltung des Trägerballons ist Grundvoraussetzung für eine unkomplizierte Freigabe des Stents aus seiner Haltevorrichtung. Der Trägerballon darf deshalb im Verhältnis zum tatsächlichen Gefäßdurchmesser nicht zu groß bemessen sein. Auch empfiehlt es sich, auf die Implantation eines Stents zu verzichten, wenn bei der zuvor durchgeführten Angioplastie der Ballon nicht vollständig zu entfalten war.

4. Die Inflation des Trägerballons muß manometrisch kontrolliert erfolgen, um eine akzidentelle Berstung des Ballons zu vermeiden.

5. Ein zweiter transfemoraler Diagnostikkatheter von der Gegenseite erleichtert die exakte Positionierung der Gefäßprothese. Alternativ bietet sich auch der Gebrauch einer 50–60 cm langen Schleuse zur koaxialen Kontrastmittelgabe in Höhe des Nierenarterienostiums an.

6. In seiner derzeitigen technischen Auslegung ist der Strecker-Stent nur unter bestimmten Voraussetzungen für die Therapie ostialer, von der Aortenwand ausgehender atherosklerotischer Nierenarterienstenosen geeignet. Diese Stenosen weisen erfahrungsgemäß eine hohe Rezidivneigung auf, u.a. infolge der großen elastischen Rückstellkräfte der Aortenwand. Andererseits haben eigene experimentelle Untersuchungen gezeigt, daß die aus einem nur 0,1 mm dicken Tantaldraht gestrickte Gefäßprothese bereits vollständig komprimiert wird, wenn der von extern auf die Prothese einwirkende Druck 0,2–0,3 atm übersteigt.

   Liegt auch nach wiederholten Dilatationsversuchen eine elastische Re-Stenose vor, empfiehlt es sich, den für eine vollständige Ballonentfaltung erforderlichen Druck mit Hilfe eines Manometers genau zu registrieren. Bei Drücken über 0,2–0,3 atm ist der Einsatz des Strecker-Stents wenig erfolgversprechend.

7. Allgemeine Kontraindikationen für eine Stent-Implantation sind eine bekannte Hyperkoagulabilität und eine nach PTA entstandene Gefäßperforation (Aufweitung der Perforationsstelle!)

8. Die Akzeptanz der Methode unter den klinischen Disziplinen wird u. E. auch wesentlich von der Häufigkeit auftretender Komplikationen abhängen. Für den Fall einer notfallmäßigen perkutanen Bergung des Stents sollten das technische Vorgehen bekannt und die erforderlichen instrumentellen Voraussetzungen gewährleistet sein.

Mit Ausnahme von Notfallsituationen, wie sie im Rahmen der PTA oder als Operationsfolge entstehen können, ist die Indikation zur Stent-Implantation in die Nierenarterien derzeit nur relativ zu stellen.

Ob sich durch den Einsatz ballonexpandierbarer oder selbstexpandierender renaler Gefäßendoprothesen die Rate von Re-Stenosierungen langfristig und bedeutsam reduzieren läßt, bleibt abzuwarten. Zwar haben zahlreiche Studien gezeigt, daß ein morphologisch gutes Angioplastieergebnis die Offenheitsrate im Langzeitverlauf maßgeblich mitbestimmt, andererseits wissen wir aber auch, daß sich ein nach PTA zunächst schlechtes morphologisches Ergebnis im Verlauf beträchtlich verbessern, wenn nicht gar spontan normalisieren kann. Dies gilt ebenso für die Therapie der im Verlauf nach PTA auftretenden Re-Stenosierungen. In diesen Fällen ist es nach wie vor sinnvoll, zunächst nur eine zweite Ballonangioplastie durchzuführen.

Literatur

1. Archibald GR, Beckmann CF, Libertino JA (1988) Focal renal artery stenosis caused by fibromuscular dysplasia: treatment by percutaneous transluminal angioplasty. AJR 151:593–596
2. Colapinto RF, Stronell RD, Harries-Jones EP, et al (1982) Percutaneous transluminal dilatation of the renal artery: follow-up studies on renovascular hypertension. AJR 139:727–732
3. Greminger P, Steiner A, Schneider E, et al (1989) Cure and improvement of renovascular hypertension after percutaneous transluminal angioplasty of renal artery stenosis. Nephron 51:362–366
4. Gross-Fengels W, Degenhardt S, Steinbrich W (1988) Früh- und Spätergebnisse der perkutanen transluminalen Angioplastie von Nierenarterienstenosen. Radiologe 28:387–394
5. Ingrisch H (1984) Radiologische Therapie der Nierenarterienstenose durch perkutane transluminale Angioplastik (PTA). In: Arlart IP, Ingrisch H (Hrsg) Renovaskuläre Hypertonie. Radiologische Diagnostik und Therapie. Fortschr Röntgenstr Erg.-Bd.; 121
6. Ingrisch H, Hegele T, Frey K (1982) Angiographic control of renal artery stenoses 6 months following percutaneous transluminal angioplasty. Cardiovasc Intervent Radiol 5:249–256
7. Joffre F, Bernadet P, Rousseau H, et al (1989) Usefulness of percutaneous intravascular stents in the treatment of renal artery stenosis. Arch Mal Coeur 82:1199–1204
8. Klinge J, Mali WP, Puijlaert C, Geyskes G, Becking WB, Feldberg M (1989) Percutaneous transluminal renal angioplasty: initial and long-term results. Radiology 171:501–506
9. Kuhlmann U, Greminger P, Grüntzig A, et al (1985) Long-term experience in percutaneous transluminal dilatation of renal artery stenosis. Am J Med 79:692–698
10. Mali WPTM, Geyskes GG, Thalman R (1989) Dissecting renal artery aneurysm: treatment with an endovascular stent. AJR 153:623–624
11. Palmaz JC, Kopp DT, Hayashi H, et al (1987) Normal and stenotic renal arteries: experimental balloon-expandable intraluminal stenting. Radiology 164:705–708
12. Raynaud A, Bedrossian J, Remy P, Brisset JM, Angel CY, Gaux JC (1986) Percutaneous transluminal angioplasty of renal transplant arterial stenoses. AJR 146:853–857
13. Rees CR, Garcia O, Palmaz JC (1990) Palmaz stenting of the iliac and renal arteries. CIRSE abstract, 246
14. Schwarten DE (1984) Percutaneous transluminal angioplasty of the renal arteries: intravenous digital subtraktion angiography for follow-up. Radiology 150:369–375
15. Strecker E-P, Liermann D, Barth KH, et al (1990) Expandable tubular stents for tretment of arterial occlusive diseases: experimental and clinical results. Radiology 175:97–102
16. Tegtmeyer CJ, Elson J, Glass TA, et al (1982) Percutaneous transluminal angioplasty: the treatment of choice for renovascular hypertension due to fibromuscular dysplasia. Radiology 143: 631–637
17. Tegtmeyer CJ, Kellum CD, Ayers C (1984) Percutaneous transluminal angioplasty of the renal arteries. Radiology 153:77–81
18. Waller BF, Orr CM, Pinkerton CA, Van Tassel JW, Pinto RP (1990) Morphologic observations late after coronary balloon angioplasty: mechanisms of acute injury and relationship to restenosis. Radiology 174:961–967

Intrakoronare Gefäßstützen –
Standortbestimmung und Perspektiven

H. W. Höpp, D. Franzen, U. Sechtem und H. H. Hilger

Seit Andreas Grüntzig hat sich die perkutane transluminale Ballondilatation ebenso wie in der peripheren Angiologie auch auf koronarem Gebiet als nahezu konkurrenzlose, zentrale Interventionstechnik zur Therapie flußbehindernder Stenosen etabliert. Diese Ausnahmestellung basiert nicht zuletzt auf der mit über 85% hohen primären Erfolgsrate dieses Behandlungsverfahrens. Dennoch zeigt die perkutane transluminale Koronarangioplastie (PTCA) immanente, auch durch die ständige Verbesserung der Kathetertechnik nicht zu behebende Probleme sowohl in der unmittelbaren Interventionsphase als auch im Langzeitverlauf nach zunächst erfolgreicher Reduktion der Koronarstenose: So ist zum einen erfahrungsgemäß bei etwa 5% aller Ballondilatationen mit einem akuten Verschluß der Koronararterie zu rechnen, zum anderen beträgt das statistische Risiko einer Rezidivstenose bei subtotalen Koronarläsionen um 30% und steigt bei rekanalisierten Koronarverschlüssen und nach Dilatation eines stenosierten aortokoronaren Venenbypasses auf 50% an [11, 24, 27, 49].

Gemeinsame pathophysiologische Grundlage beider unerwünschter Prozesse ist die durch die PTCA gesetzmäßig bedingte mechanische Verletzung der Gefäßwand bis hin zu Einrissen der Media (Abb. 1). Größere Dissektionen können hierbei unmittelbar das Gefäßlumen verlegen oder – nach endothelialer Freisetzung entsprechender Induktoren – durch Appositionsthromben und spastische Reaktionen zum Akutverschluß führen [57, 58]. Trotz intrakoronarer Applikation thrombolytischer bzw. spasmolytischer Substanzen und wiederholter sowie längerer Inflationen mit einem größer dimensionierten Ballon gelingt es nach eigenen Erfahrungen nur in etwa der Hälfte der Fälle, eine solche Akutokklusion mit rein interventionellen Maßnahmen dauerhaft zu revidieren. Bei den übrigen Patienten verbleibt als einzige Möglichkeit zur Vermeidung größerer Infarzierungen die notfallmäßige Bypass-Operation, welche mit einer etwa 50%igen Inzidenz transmuraler Myokardinfarkte behaftet ist.

Auch bei zunächst unkompliziertem Akutverlauf hat die PTCA-bedingte Traumatisierung der Gefäßwand eine lokale Thrombenbildung und die Freisetzung wachstumsstimulierender Faktoren, so unter anderem des „platelet derived growth factor" (PDGF) zur Folge. Diese reaktiven Mechanismen führen einerseits bereits innerhalb weniger Tage zur nahezu vollständigen Deckung der oberflächlichen Endothelläsion durch neointimale Zellen, andererseits durch eine überschießende fibrozelluläre Proliferation der Media bei etwa einem Drittel der Patienten zu einer erneuten Lumeneinengung des Koronargefäßes. Diese 3–6 Monate nach PTCA auftretenden Re-Stenosen sind in ihrer histologischen Struktur nicht mit dem primären arteriosklero-

Friedmann/Gross-Fengels/Neufang (Hrsg.)
Stent-Implantationen und vaskuläre MR-Diagnostik
© Springer-Verlag Berlin Heidelberg 1991

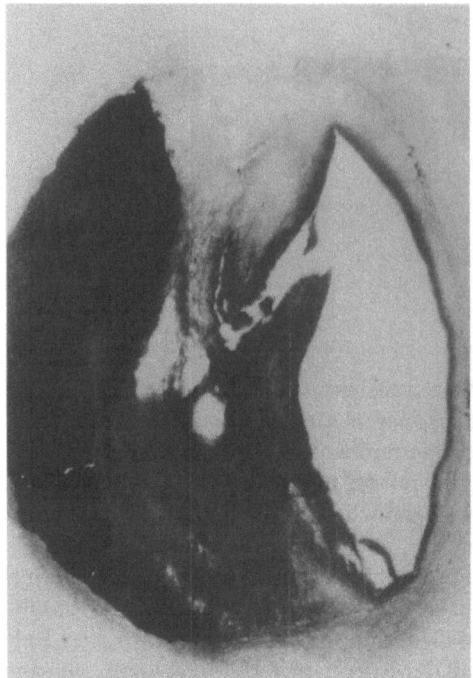 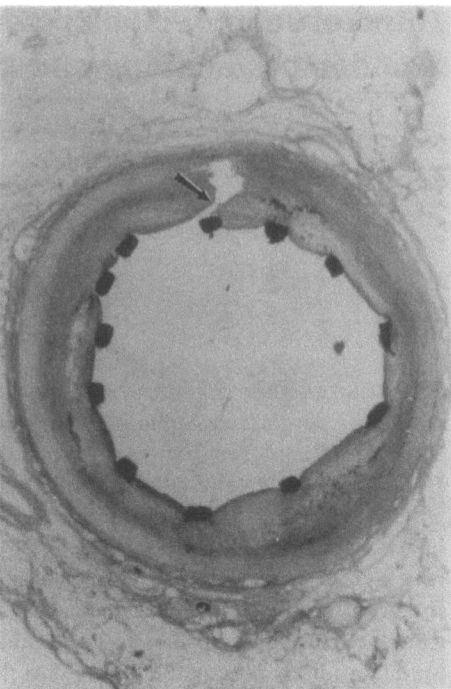

a   b

Abb. 1. a Menschliche Koronararterie mit typischer Intima- und Mediadissektion nach PTCA. **b** Dilatierte Koronararterie nach Implantation einer Endoprothese, welche die Gefäßwand trotz eines tiefen Mediaeinrisses weitgehend rekonstruiert und das Gefäßlumen eröffnet. (Aus Schatz 1989 [42])

tischen Plaque vergleichbar [2, 59]. Sämtliche Versuche, die Re-Stenoserate nach koronarer Angioplastie durch eine Verbesserung der PTCA-Technik und durch medikamentöse Maßnahmen – Antikoagulanzien, Thrombozytenaggregationshemmer, Kalziumantagonisten, Kortikosteroide, Fischöle etc. – entscheidend zu senken, erwiesen sich bislang als erfolglos. Auch scheinen nach den bisher vorliegenden Erfahrungen neuere interventionelle Techniken wie Atherektomie- und Rotationskathetersysteme und die Eximer-Laser-Angioplastie mit einer ähnlich hohen Akutkomplikationsrate sowie einer zumindest vergleichbaren, wenn nicht größeren Re-Stenosehäufigkeit behaftet [60].

In Anbetracht der relativ günstigen Erfahrungen mit der Implantation endovaskulärer Prothesen im peripheren Gefäßsystem liegt daher die Frage nahe, ob intrakoronare Gefäßstützen durch endokavitäre Gefäßmodellierung die Akut- und Langzeitrisiken der alleinigen Ballondilatation günstig beeinflussen und damit die PTCA sinnvoll ergänzen können. Die Konzeption endokavitärer Gefäßstützen läßt prinzipiell einen durchaus vorteilhaften Effekt erwarten: So ist es denkbar, daß im Fall eines peri-interventionellen Akutverschlusses ein Stent die Gefäßwand durch Anlegen der flußbehindernden Dissektionsmembran sowie durch Kompression eines nach PTCA entstandenen subintimalen Rupturspalts remodelliert, damit den laminaren Blutfluß wiederherstellt und das Ausmaß ansonsten überschießender thrombozytenaggregatorischer und proliferativer Vorgänge vermindert [42, 44]. Darüber hinaus schaltet eine koronare Endoprothese die ansonsten regelmäßig nach PTCA zu beobachtenden elastischen Rückstellkräfte der Arterienwand aus und führt mittelfristig über die Reduktion der Gefäßwandspannung zu einer deutlichen Mediaatrophie [34, 43]. Wie zahlreiche vorwiegend tierexperimentelle Untersuchungsergebnisse nahelegen, zeigen solche gestützten, „streßgeschützten" Wandabschnitte arterieller Gefäße in der Folgezeit lediglich umschriebene arteriosklerotische Veränderungen zwischen Neointima und atrophischer Media und scheinen vor einer überschießenden Atherosklerose relativ geschützt [32, 55]. Diese Befunde stehen im Einklang mit der klinischen Erfahrung, daß das Ausmaß atherosklerotischer Veränderungen distal eines kritisch stenosierenden Gefäßprozesses zumeist weniger ausgeprägt ist als im prästenotischen Bereich.

Prinzipielle Voraussetzungen koronarer Endoprothetik

Intravaskuläre Endoprothesen in Form von spiralförmigen Stützen aus „chirurgischem" Stahl und Nickel-Titan-Legierungen wurden bereits von Dotter konzipiert und im Tierexperiment eingesetzt [12, 14]. Hierbei zeigten sich Probleme vor allem bei der Positionierung und in Form thrombotischer Komplikationen, die zum damaligen Zeitpunkt weder technisch noch pharmakologisch zu lösen waren und zunächst zum weitgehenden Stillstand der Entwicklung führten.

Bereits dieser historische Aspekt, aber auch die Erfahrungen mit der Gefäßstützenimplantation in peripheren Arterien sowie die morphologischen und funktionellen Besonderheiten des koronaren Systems machen deutlich, daß an koronare Endoprothesen spezielle technische und funktionelle Forderungen zu stellen sind:

– Biokompatibel
– Flexibel
– Radiologisch sichtbar
– Günstiges Initialprofil
– Anpaßbar an Gefäßmorphologie

Die *Biokompatibilität* ist stets die Grundvoraussetzung für die Einsetzbarkeit eines Materials in vivo. Im Falle intakoronarer Stützprothesen ist in diesem Zusammenhang sowohl die unmittelbare Materialverträglichkeit als auch die Thrombogenität sowie das Ausmaß einer möglichen Induktion proliferativer Wandprozesse von ausschlaggebender Bedeutung. Der bei den meisten heute verfügbaren Stents verwandte rostfreie Stahl besitzt keine Antigenität. Dieses in der Regel positiv geladene Material ist zwar aufgrund der elektronegativen Ladung des Bluts potentiell thrombogen, im Gegensatz zu elektronegativen Metallen jedoch bedeutend weniger korrosionsanfällig. In der Abwägung von Vor- und Nachteilen erscheint rostfreier Stahl somit als durchaus akzeptables biomedizinisches Material, zumal sich die positive Oberflächenladung durch spezielle Verfahren verringern läßt [9].

Nachweislich führt darüber hinaus auch eine Oberflächenreduktion der Stützprothese zu einer deutlichen Minderung der vor allem in der Frühphase nach Implantation bestehenden Thrombogenität und damit auch der Gefahr des akuten thrombotischen Verschlusses. Demgegenüber ist zu bedenken, daß die erwünschte Endothelialisierung des Metallgerüsts nur dann erfolgt, wenn der Stent von einer dünnen Schicht aus Fibrinogen und Thrombozyten überzogen ist. Trotz dieser essentiellen Bedeutung thrombotischer Vorgänge für die endgültige Einheilung der Endoprothese sollte die Thrombogenität des Materials nicht nur wegen der ansonsten drohenden Akutkomplikation, sondern auch im Hinblick auf die engen Wechselbeziehungen zwischen Thrombozyten und Zellproliferation so niedrig wie möglich gehalten werden.

Unter den genannten technologischen Voraussetzungen und entsprechender antikoagulatorischer bzw. thrombozytenaggregationshemmender Begleitmedikation scheint auch das Ausmaß der nachfolgenden Intimaproliferation annähernd steuerbar: So fand Schatz 6 Monate nach intrakoronarer Implantation von Palmaz-Stents eine Neointima von maximal 50–100 μm Dicke. Größere Stent-Oberflächen bedingen demgegenüber erfahrungsgemäß ebenso wie dickere Stent-Filamente durch Flußturbulenzen sowie chronische Endotheltraumatisierung eine exzessivere Intimahyperplasie und sollten daher bei der Herstellung und bei der Auswahl des Systems zur Implantation möglichst vermieden werden [29, 42]. Die prinzipiellen Vorteile einer Materialeinsparung zeigen sich nicht nur bezüglich des Proliferationsgrads, sondern auch in der Geschwindigkeit der Endothelialisierung: So konnte gezeigt werden, daß im Gegensatz zu materialstärkeren Systemen 0,09 mm dicke Filamente aus rostfreiem Stahl bereits innerhalb von 3 Wochen vollständig von Neoendothel überzogen sind [52, 62].

Faßt man diese bisherigen Erfahrungen zusammen, so ist heute bei metallischen Stents bezüglich der Biokompatibilität neben der Reinheit des Materials, einer möglichst glatten Oberfläche sowie einem niedrigen Elektropotential vor allem eine konsequente Materialreduktion sowie eine belastungsadäquate Resistenz gegenüber Korrosion und Materialermüdung zu fordern [9]. Die Frage, ob die derzeit experimentell ebenfalls untersuchten und zum Teil abbaufähigen Plastikmaterialien diesen Postulaten gerecht werden können, ist heute noch nicht zu beantworten.

Die Gefäßstützenimplantation im koronaren Gefäßgebiet impliziert jedoch nicht nur materielle, sondern auch spezielle konfigurative Voraussetzungen: So ist aus Gründen der Praktikabilität und der Patientensicherheit zu erwarten, daß ein Stent auf dem entsprechenden Transportkathetersystem leicht implantiert, das heißt problemlos durch einen 8-Charr- oder 9-Charr-Katheter geführt und auch bei stärker geschlängelten und dünnkalibrigen Koronargefäßen bis zum stenosierten Areal vorgeschoben werden kann. Während somit für den Implantationsvorgang eine ausreichende longitudinale *Flexibilität* des im Durchmesser noch komprimierten Stents geboten ist, sollte die Gefäßstütze nach Implantation möglichst stabil sein und sich der Gefäßwand ohne fortwirkende Scher- und radiale Expansionskräfte anlagern. Experimentelle Untersuchungen lassen nämlich vermuten, daß eine trotz konstantem Kontakt zur Arterie persistierende Beweglichkeit der Stent-Filamente die schnelle Endothelialisierung des Metallgerüsts verhindert und daß chronische Druckkräfte einen starken Stimulus zur überschießenden Intimahyperplasie darstellen. Inwieweit dauerelastische, selbstexpandierende Gefäßstützen, die sich der Gefäßmorphologie prinzipiell besser anzupassen vermögen als relativ starre Stents, auch in vivo mit diesen eher nachteiligen Folgen behaftet sind, ist bislang ungeklärt.

Ein wesentlicher Nachteil aller aus Stahllegierungen gefertigten und im Material reduzierten Endoprothesen zur koronaren Implantation ist die fehlende *Sichtbarkeit* unter konventioneller Durchleuchtung. Dieser Umstand erschwert nicht nur die genaue Positionierung des Stents bei der Implantation, sondern erlaubt auch keine Lokalisierung von beim Implantationsvorgang evtl. vorzeitig bzw. an falscher Stelle abgestreiften Gefäßstützen. Nicht zuletzt aus diesem Grunde wird in der jüngsten Stent-Generation nahezu ausschließlich Tantalum verwandt, ein bereits in kleinsten Mengen radiologisch gut sichtbares und ausreichend elastisches Material, welches jedoch bei gleicher Filamentdicke nach den bislang vorliegenden Erfahrungen bezüglich Korrosionsverhalten und mechanischer Belastbarkeit dem herkömmlichen Edelstahl unterlegen scheint.

Eine weitere wesentliche Voraussetzung ist die ausreichende *Expansionsfähigkeit* eines Stents: Zum einen sollte dieser in kollabiertem Zustand klein genug sein, um auf profilgünstige Ballon- bzw. sonstige Trägersysteme sicher montiert werden und so auch engkalibrige und vermehrt geschlängelte Gefäße passieren zu können; andererseits muß eine koronare Gefäßstütze auch in größer dimensionierten Gefäßen, wie z. B. einem aortokoronaren Venenbypass, durch eine lumenentsprechende Expansion zuverlässig zu positionieren sein. Embolisationen durch zu gering aufgedehnte Gefäßstützen sind ebenso wie eine aus einer Überdehnung des Stents resultierende chronische Intima- bzw. Mediaschädigung nur durch eine möglichst optimale Anpassung des Stents an die konkrete Gefäßmorphologie vermeidbar, wobei der Stent-Durchmesser das Gefäßlumen erfahrungsgemäß um nicht mehr als 20% überschreiten sollte. Speziell in diesem Punkt besitzen die ballonexpandierbaren Gefäßstützen unbestreitbare Vorteile, da diese bei einer initialen Unterschätzung des erforderlichen Durchmessers in einem zweiten Schritt mit Hilfe eines größeren Ballons „nachexpandiert" werden können, während die selbstexpandierenden Endoprothesen in ihrem Durchmesser nicht mehr nachträglich zu verändern und auch nicht zu entfernen sind.

Technologie verfügbarer koronarer Endoprothesen

Bei den aktuell verfügbaren koronaren Gefäßstützen handelt es sich nahezu ausschließlich um miniaturisierte, im Design jedoch nicht wesentlich modifizierte Formen bereits im peripheren Gefäßgebiet erprobter Endoprothesen. Die jeweiligen technischen Besonderheiten der unterschiedlichen Koronarstents sind Tabelle 1 zu entnehmen, wobei die folgende Differenzierung speziell deren Expansionsverhalten berücksichtigt.

Selbstexpandierende Koronarstents

Hauptvertreter dieser Gruppe ist der aus Stahlfaserelementen gewobene Wallstent (Medinvent), mit welchem auch die ersten klinischen Erfahrungen mit endokoronaren Gefäßstützen gewonnen werden konnten (52; Abb. 2a). Dieser durch eine Schutz-

Tabelle 1. Technologische Charakteristik koronarer Stents

Stent	Material	Charakteristik	Länge [mm]	Durch-messer [mm]	Fila-ment-dicke [mm]	Material/ Gesamt-oberfläche [%]
Wallstent	Stahl	Selbst-expandierend	15–30	3,5–4,5	0,08	20
Gianturco-Roubin	Stahl/ Tantalum	Ballon-expandierbar	20	2,0–4,0	0,15	10
Palmaz-Schatz	Stahl/ Tantalum	Ballon-expandierbar	15	3,0–4,0	0,08	10
Wictor	Tantalum	Ballon-expandierbar	17	2,5–5,0	0,125	5–10
Cordis	Tantalum	Ballon-expandierbar	18	2,5–3,5	0,127	13–18
Strecker	Tantalum	Ballon-expandierbar	15	3,0–3,5	0,07	–

hülle auf einen Durchmesser von etwa 1,5 mm komprimierbare Stent ist aufgrund seiner guten Flexibilität sowie des im Profil günstigen Einführungskatheters meist problemlos auch in vermehrt geschlängelte bzw. zartkalibrigere Koronargefäße vorzuführen und wird durch Zurückziehen der Schutzmembran im entsprechenden Gefäßsegment freigesetzt. Die hervorragende longitudinale Beweglichkeit erlaubt in Anpassung an die jeweilige Stenose variable Stent-Längen zwischen 15 und 30 mm, wobei die Gefäßstütze sich bei der Implantation in Abhängigkeit vom nominalen Durchmesser deutlich verkürzt. Aufgrund seiner Textur besitzt der Wallstent einen relativ hohen Materialanteil an der Gesamtoberfläche der expandierten Endoprothese. Eine gesteigerte Thrombogenität ließ sich bei initialen tierexperimentellen Untersuchungen und nach Implantationen in Arterien der unteren Extremität jedoch nicht nachweisen [52].

Endoprothesen aus Nitinol, welche in der Lage sind, temperaturabhängig einen vordefinierten Durchmesser anzunehmen und aufgrund dieser besonderen Eigenschaft bereits früh Verwendung in der experimentellen Stent-Forschung fanden, stehen derzeit zum koronaren Einsatz nicht zur Verfügung [14].

Unabhängig vom Material besitzen selbstexpandierende Stents zwei prinzipielle Nachteile: Zum einen erlauben sie aufgrund des definierten Nominaldurchmessers keine Korrektur bei fehlerhafter Unterschätzung der Gefäßweite, zum anderen führen sie bei Überschätzung des Gefäßlumens aufgrund der radialen Kräfte zu einer dauerhaften Druckschädigung der Gefäßwand und damit u. U. zu einer unerwünschten Stimulation überschießender proliferativer Regenerationsprozesse [39, 42].

Ballonexpandierbare Koronarstents

Alle passiv expandierenden Koronarstents sind ab Werk auf „Over-the-wire-Ballonkatheter" montiert und mit deren Hilfe an das avisierte Stenoseareal heranzuführen.

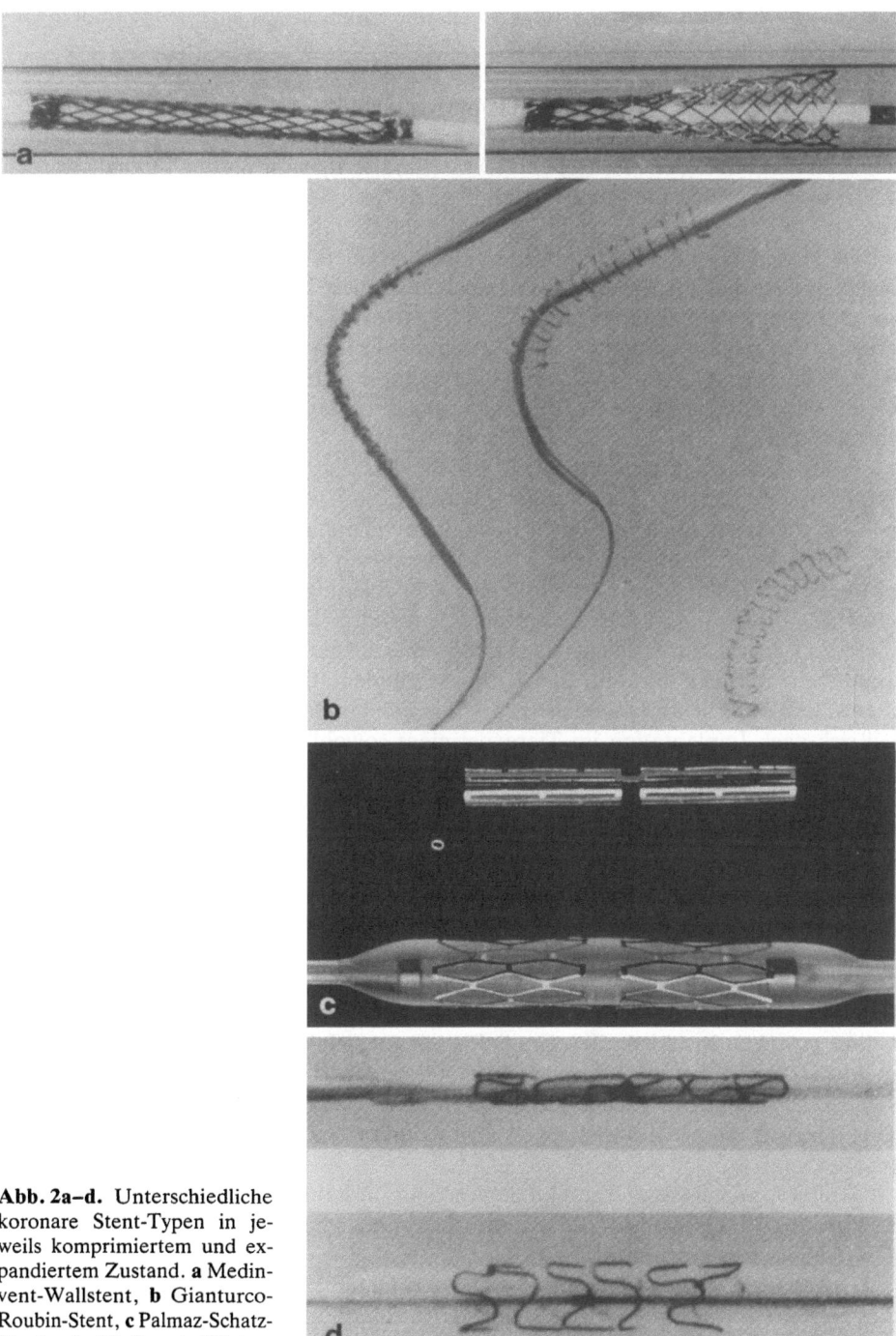

Abb. 2a–d. Unterschiedliche koronare Stent-Typen in jeweils komprimiertem und expandiertem Zustand. **a** Medinvent-Wallstent, **b** Gianturco-Roubin-Stent, **c** Palmaz-Schatz-Stent, **d** Medtronic-Wictor-Stent

Die eigentliche Implantation erfolgt durch eine Inflation des entsprechend dem Ge-fäßdurchmesser gewählten Ballons.

Der koronare Gianturco-Roubin-Stent (Abb. 2b) besteht abweichend von der in peripheren Gefäßen verwendeten Gianturco-Gefäßstütze aus einem 0,15 mm dik-ken, um einen Polyäthylenballonkatheter gewickelten Stahldraht, wobei der Ballon zur Kompensation der elastischen Rückstellkräfte 0,5 mm größer gewählt werden sollte als das gewünschte Stent-Lumen [38]. Aufgrund seiner außerordentlich locke-ren Struktur besitzt dieser Stahl-Stent eine relativ hohe Verletzlichkeit gegenüber mechanischen Einflüssen und erfordert eine besonders vorsichtige Handhabung. Im Rahmen tierexperimenteller Voruntersuchungen ließen sich nach Implantation die-ser Gefäßstütze in periphere und koronare Arterien erfolgversprechende Befunde erheben: So zeigten sich unter einer Kombinationstherapie mit Aspirin und Dipyri-damol keinerlei thrombotische Komplikationen. Darüber hinaus war im Bereich der Gefäßstütze eine deutliche Dickenminderung der atherosklerotischen Plaques fest-zustellen [15, 36, 39].

Beim Palmaz-Schatz-Stent (Abb. 2c) handelt es sich um ein mit zahlreichen Schlitzen versehenes, 1,5 cm langes Stahlrohr von 0,08 mm Wanddicke. Durch Ex-pansion dieser ebenfalls auf einen Ballonkatheter montierten Gefäßstütze nehmen die zunächst rektangulären Schlitze eine Rautenform ein und verleihen dieser Endo-prothese eine relativ hohe Festigkeit. Zur Verbesserung der longitudinalen Flexibili-tät wurde die im peripheren Gefäßgebiet seit Jahren eingesetzte Palmaz-Endopro-these von Schatz durch die Konstruktion einer in der Mitte des Stents gelegenen Stahlfilamentbrücke für die endokoronare Implantation modifiziert [45]. Dieses Stent-Design wurde umfangreichen vorklinischen Untersuchungen unterworfen, wo-bei sich nach Implantation im Tierexperiment sowohl eine günstige Beeinflussung der lokalen Atherosklerose als auch eine nur relativ geringe Intimahyperplasie zeig-ten. Eine aggressive Antikoagulation *und* Thrombozytenaggregationshemmung ist nach den experimentellen Daten zur Vermeidung thrombotischer Komplikationen unerläßlich, wobei sich eine implantationsbegleitende Kombinationstherapie aus Aspirin, Dipyridamol, Heparin und Dextan als überlegen erwies [33, 42, 43]. Zur Verbesserung der Stent-Sichtbarkeit befindet sich derzeit eine Tantalumlegierung in vorklinischer Erprobung [46].

Der Medtronic-Wictor-Stent (Abb. 2d) besteht aus einem 0,125 mm dicken Tan-talumdraht, welcher in engen, serpentinenartigen Schlaufen um einen Polyäthylen-ballon gewickelt ist. Auch dieser radiologisch gut sichtbare Stent zeigt in tierexperi-mentellen Vorstudien nach Implantation in koronare und iliakale Gefäße zufrieden-stellende Ergebnisse; insbesondere waren trotz nur kurzzeitiger Antikoagulation über eine Nachbeobachtungszeit von 8 Monaten keine Gefäßverschlüsse aufgetreten [61].

Weitere, zumeist aus Tantalumlegierungen bestehende Gefäßstützen befinden sich ebenso wie Endoprothesen aus resorbierbaren Materialien (L-Polylactide) der-zeit in klinischer Erprobung [1, 20, 31].

Unabhängig vom Design der verwendeten Gefäßstützen sowie von der Tierspe-zies zeigten histologische Untersuchungen im Anschluß an Stent-Implantationen im Tiermodell ein nahezu identisches Reaktionsmuster: Bereits innerhalb weniger Mi-nuten sind die metallischen Strukturen der Endoprothese von einer etwa 150 µm dik-ken Schicht von Fibrinogen, Thrombozyten und Leukozyten überzogen; nach etwa einem Tag entwickeln sich neoendotheliale Zellen. Innerhalb von 3–6 Wochen ist die Gefäßstütze vollständig in die Neointima eingebettet und endothelialisiert, wobei das Ausmaß der neointimalen Proliferation wesentlich von den Materialeigenschaften mitbestimmt wird. Im weiteren Verlauf zeigt die zunächst zwischen 100 und 400 µm starke Neointima eine deutliche Retraktionstendenz [41, 43]. Speziell für die Implantation im koronaren Gefäßgebiet ist die Erfahrung relevant, daß die Endothelialisierung des Stents im Abgangsbereich von Seitenästen nicht flächig erfolgt, sondern sich ausschließlich an den Metallfilamenten orientiert und damit eine ausreichende Perfusion gewährleistet [53].

Klinische Erfahrungen

Zum klinischen Einsatz gelangten bislang lediglich der Palmaz-Schatz-, der Gianturco-Roubin-, der Wictor- sowie der Wallstent, wobei die Implantationen fast ausschließlich im Rahmen kontrollierter, jedoch nicht randomisierter Multizenteruntersuchungen erfolgten.

Wallstent

Dieser selbstexpandierende Koronarstent wurde erstmals 1986 beim Menschen implantiert. Als Indikationen galten initial Akutverschlüsse nach PTCA [53], Re-Stenosen nativer Koronargefäße [52] sowie Stenosierungen aortokoronarer Venenbrükken. Langzeitergebnisse bei der letztgenannten Patientengruppe wurden von Urban [56] mitgeteilt: Die bei 13 Patienten vorgenommenen Implantationen von insgesamt 20 Intra-ACVB-Stents verliefen bei allen Patienten primär erfolgreich und ohne bedeutsame Komplikationen. Zehn dieser Patienten konnten nach durchschnittlich 7 Monaten nachangiographiert werden, wobei sich in 2 Fällen (20%) Stent-assoziierte Re-Stenosen zeigten; diese konnten durch eine erneute Dilatation im Bereich der Endoprothese behandelt werden. Die Begleitmedikation bestand nach der initialen Heparinisierung aus Nifedipin, Aspirin, Dipyridamol sowie einer Antikoagulation für 3 Monate.

Den besten Einblick über die mit diesem Stent erzielbaren Ergebnisse vermitteln die von Serruys publizierten Daten der an 5 Zentren zwischen 1986 und 1988 implantierten Wallstents [50]. Die insgesamt 117 Stent-Implantationen bei 105 Patienten erfolgten aufgrund von Re-Re-Stenosen ($n = 71$), nach Gefäßrekanalisation ($n = 5$), als primäre additive Therapie zur PTCA ($n = 27$) bzw. als notfallmäßige Maßnahme bei im Rahmen der PTCA eingetretenen Akutverschlüssen ($n = 14$). Betroffen waren überwiegend native Herzkranzgefäße und nur in 20% der Fälle aortokoronare Venenbrücken. Die kardiale Gesamtsterblichkeit innerhalb eines Jahres nach Implantation betrug 7,6%; hiervon starben 3 Patienten, möglicherweise aufgrund eines akuten Stent-Verschlusses, unter dem Bild des plötzlichen Herztods. Die nach durchschnittlich 5,7 Monaten erfolgte angiographische Kontrolle ergab bei 25 von 95 Patienten einen Gefäß-Verschluß, in 21 Fällen (20%) war die Okklusion innerhalb von

2 Wochen nach Stent-Implantation eingetreten. Die Verschlußhäufigkeit war eng korreliert mit der Intensität der in den einzelnen Zentren unterschiedlich gehandhabten gerinnungshemmenden Maßnahmen, technischen Problemen bei der Implantation sowie der Gesamt- und koronaren Situation des Patienten (kardiogener Schock, instabile Angina, Rekanalisation bei chronischem Koronargefäßverschluß). Unter Verwendung eines Stenosekriteriums von ≥ 50% des originären Gefäßdurchmessers betrug die Re-Stenoserate 14%.

Gianturco-Roubin-Stent

Dieser in Atlanta entwickelte Stent wurde bislang im Rahmen von 3 unterschiedlichen und aufeinander aufbauenden Studienkonzepten implantiert. In Phase I diente die Gefäßstütze lediglich als notfallmäßige Übergangsmaßnahme bei akutem Gefäßverschluß nach PTCA. Sämtliche entsprechend behandelten Patienten wurden anschließend einer Bypass-Operation unterzogen. Die Implantation der koronaren Endoprothese gelang technisch und funktionell zufriedenstellend bei 10 der insgesamt 16 Patienten. In allen diesen Fällen war die anschließende operative Revaskularisation nicht durch einen transmuralen Myokardinfarkt kompliziert. In den auf diesen initialen Erfahrungen aufbauenden, derzeit laufenden Studien wird der Stent nicht mehr als temporäre Überbrückung bis zur Bypass-Operation, sondern als additive Therapie bei angiographisch unbefriedigendem PTCA-Ergebnis (Phase II) bzw. elektiv als mögliche Alternative zur herkömmlichen PTCA (Phase III) eingesetzt und im Langzeitverhalten überprüft [26, 38, 40]. Endgültige Ergebnisse dieser Untersuchungen, insbesondere Angaben zur Häufigkeit von Akutkomplikationen und Re-Stenosen liegen bislang nicht vor.

Medtronic-Wictor-Stent

Dieser ballonexpandierbare Tantalum-Stent wurde im Rahmen einer kontrollierten klinischen Multizenterstudie bei bislang 24 Patienten implantiert. Indikation für das intrakoronare „stenting" war das Vorliegen einer Re- bzw. Re-Re-Stenose nach vorangegangener PTCA. Technisch gelang die Implantation in 96% der Fälle (24/25 Patienten). Bei den ersten 17 Patienten mit nur unzureichender Antikoagulation traten in 4 Fällen innerhalb der ersten 5 Tage nach Stent-Implantation akute Gefäßverschlüsse auf, während bei den nachfolgenden 7 Patienten mit optimierter Gerinnungshemmung – Aspirin, Heparin und Dextran – keine thrombotischen Okklusionen beobachtet werden konnten. Angiographische Kontrolldaten liegen bislang nicht vor [5].

Der gleiche Stent wurde von der Göttinger Arbeitsgruppe bei einem Kollektiv von insgesamt 10 Patienten aufgrund eines akuten Koronargefäßverschlusses nach PTCA implantiert. Innerhalb einer Woche nach PTCA traten bei dem einzigen Patienten mit 2 sequentiell implantierten Stents ein akuter (8 h nach Intervention) sowie bei einem weiteren Patienten nach Unterbrechung der gerinnungshemmenden Begleitmedikation ein subakuter Verschluß (8 Tage nach Intervention) des prothetisch versorgten Koronargefäßes auf. Im Rahmen der bei 7 Patienten nach 6 Monaten durchgeführten Kontrollangiographie waren in 2 Fällen Re-Stenosen ≥ 50% im Stent-Bereich feststellbar [7].

Palmaz-Schatz-Stent

Der artikulierte Palmaz-Schatz-Stent ist die zwischenzeitlich am häufigsten beim Menschen implantierte koronare Endoprothese. Nach den Daten des zentralen amerikanischen Registers traten bei insgesamt 174 technisch erfolgreichen Implantationen unter kombinierter Antikoagulation und Thrombozytenaggregationshemmung kein akuter und nur ein subakuter Gefäßverschluß auf. Eine notfallmäßige Bypass-Operation war in keinem Fall erforderlich. Die nach einer Nachbeobachtungszeit von durchschnittlich 8 Monaten durchgeführte Koronarangiographie offenbarte eine deutliche Abhängigkeit der Re-Stenoserate von der Anzahl der implantierten Stents: So zeigten Patienten mit nur einer Gefäßstütze in 14%, solche mit multiplen Endoprothesen jedoch in 41% der Fälle Re-Stenosierungen im Bereich der implantierten Gefäßstütze [47]. Eine weitere Determinante der Re-Stenosierung beschreibt Ellis in der Nachbeobachtungsstudie bei insgesamt 87 Patienten mit 93 Stents, bei welchen die Implantation der Gefäßstütze elektiv im Bereich des R. interventricularis anterior, aufgrund einer Re-Stenose nach PTCA oder nach erfolgreicher Rekanalisation eines chronischen Koronargefäßverschlusses erfolgte. Lag der endgültige Durchmesser des expandierten Stents unter 3,2 mm, so betrug die Re-Stenoserate bei singulärer Gefäßstütze 29%, während die Gefäße bei sämtlichen 11 Patienten mit multiplen, überlappend implantierten Stents verschlossen waren. Wies das Koronargefäß nach Stent-Implantation jedoch eine Lumenweite von ≥ 3,2 mm auf, zeigten sich bei multiplen Stents in 53%, bei singulärer Endoprothese jedoch nur in 16% der Fälle erneute Lumeneinengungen [17].

Berichte über den unmittelbaren Verlauf nach Stent-Implantation liegen auch von einer französischen Arbeitsgruppe vor. Die Intervention verlief bei insgesamt 160 Patienten in 93% der Fälle erfolgreich, schwerwiegendere Komplikationen waren bei 6 Patienten zu beobachten. Hierbei handelte es sich in 5 Fällen um einen akuten bis subakuten Verschluß des Koronarstents, ein Patient mußte wegen einer rechtskoronaren Ostiumdissektion einer notfallmäßigen Bypass-Operation unterzogen werden. Die thrombotischen Komplikationen traten hierbei ausschließlich in der ersten Implantationsserie auf, in welcher keine konsequente gerinnungshemmende Begleitmedikation erfolgte [19].

Im Rahmen einer deutschen bizentrischen Studie wurden bei 56 Patienten insgesamt 67 Palmaz-Schatz-Stents in native Koronararterien implantiert. Technisch erfolgreich verliefen 93% der Interventionen (Abb. 3). Subakute thrombotische Gefäßverschlüsse traten bei 2 der 8 Patienten mit multiplen und bei nur 3 der insgesamt 46 Patienten mit singulärer Gefäßstütze auf, wobei zum Zeitpunkt der Komplikationen bei 2 Patienten der letztgenannten Gruppe die ansonsten optimierte gerinnungshemmende Therapie mit Azetylsalizylsäure, Dipyridamol, Heparin und Kumarin kurzfristig unterbrochen war. Die Re-Stenoserate betrug 4 Monate nach Implantation bei singulären Stents 6,6%, bei mehrfachen Gefäßstützen jedoch 71% [18]. Von der Mainzer Arbeitsgruppe wurden darüber hinaus die mit diesem Stent bei einer speziellen Risikogruppe zu erzielenden Ergebnisse publiziert: Bei 15 Patienten mit

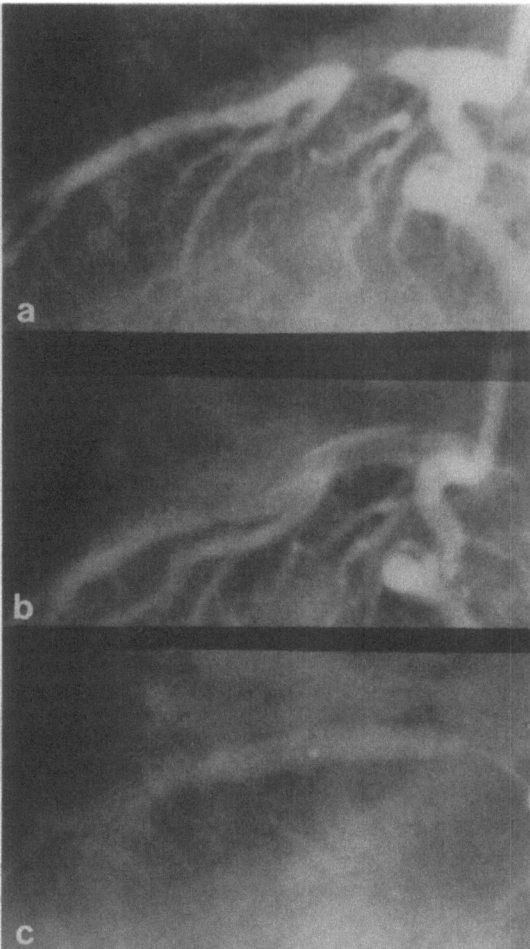

Abb. 3a–e. Akut- und Langzeitergebnis nach Stent-Implantation im proximalen Anteil des R. interventricularis anterior (streng seitliche Projektion). **a** Native Stenose, **b** Deutlich erkennbarer Mediaeinriß („Cap-Phänomen") nach PTCA mit resultierender Flußbehinderung. **c** Inflationszustand des Stenttragenden Ballonkatheters. **d** Unmittelbares Resultat nach Implantation eines Palmaz-Schatz-Stents. **e** Kontrollangiographie nach 12 Monaten ohne Nachweis einer bedeutsamen Reststenose

dissektionsbedingter Ischämie und entsprechender Beschwerdesymptomatik nach PTCA wurden insgesamt 22 Gefäßstützen implantiert. Bei einem Patienten trat ein akuter thrombotischer Verschluß auf, welcher erfolgreich lysiert werden konnte, ein weiterer wurde aufgrund persistierender Angina pectoris innerhalb der ersten 24 h einer kardiochirurgischen Intervention unterzogen. Im Rahmen der angiographischen Kontrolluntersuchungen 4–6 Monate nach der Implantation war in 25% der Fälle eine Re-Stenose sowie bei einem der insgesamt 12 nachbeobachteten Patienten ein Verschluß im Stent-Bereich zu konstatieren. Auch in dieser Untersuchung bestätigte sich die Abhängigkeit der späten Stent-Komplikationen von der Anzahl der implantierten Endoprothesen: Während das betroffene Koronargefäß bei singulärer Gefäßstütze nur in einem einzigen Fall re-stenosierte, zeigten alle Patienten mit multiplen Stents erneute Lumeneinengungen $\geq 50\%$ [25].

Ein nicht unerhebliches Problem des bis Ende 1990 verfügbaren Palmaz-Schatz-Stents war die relativ hohe technische Versagerquote bei der Implantation: Nicht

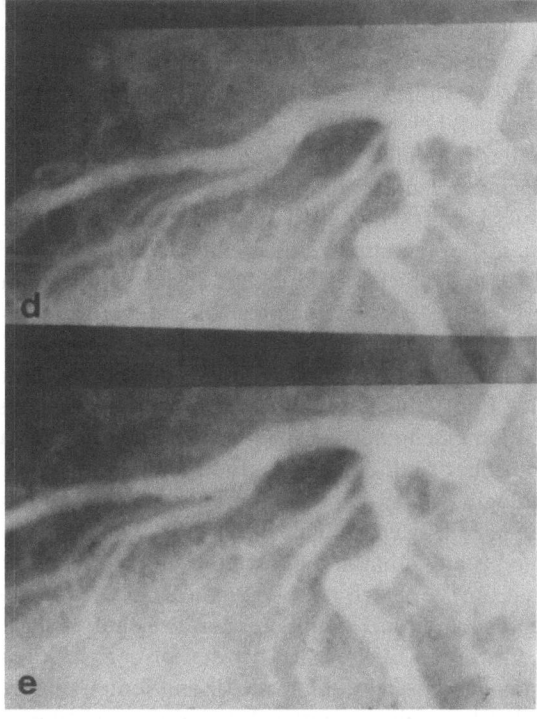

nur die erst im Katheterlabor erfolgende Montage der Endoprothese auf den Dilatationsballon, sondern auch die Steifigkeit und ungünstige Gesamtcharakteristik
empfohlener Ballonkatheter führte nicht selten dazu, daß v. a. in vermehrt geschlängelten Koronargefäßen gelegene Stenosen nicht erreicht werden konnten und die
Gefäßstütze in seltenen Fällen beim Zurückziehen des Systems an unerwünschter
Stelle vom Ballonkatheter abgestreift wurde. Die entsprechenden Mitteilungen auch
anderer Arbeitsgruppen decken sich mit unseren Erfahrungen: So gelang die in der
Kölner Klinik bei insgesamt 22 Patienten wegen eines Post-PTCA-Dissekats bzw. einer Re-Stenose geplante Stent-Implantation technisch lediglich in 18 Fällen, da bei 4
Patienten das entsprechende Gefäßareal zwar mit dem Führungsdraht und einem
profilgünstigen Ballonkatheter, nicht jedoch mit dem stent-armierten System erreicht werden konnte. In 2 Fällen war die Endoprothese problemlos mit dem Führungskatheter zu entfernen; ein Stent streifte sich an der Punktionsstelle der A. femoralis ab, ohne jedoch zu Komplikationen zu führen. Im vierten Fall verhakte die
Gefäßstütze beim Rückzug des Führungskatheters im proximalen Anteil der rechten
Koronararterie, war dort infolge einer Stauchung nicht in üblicher Form zu expandieren und führte innerhalb weniger Minuten zu einem akuten thrombotischen Verschluß des Gefäßes, so daß der Patient einer notfallmäßigen Bypass-Operation zugeführt werden mußte. Ein subakuter Verschluß innerhalb der ersten 48–72 h nach primär erfolgreicher Implantation trat in dem in Köln behandelten Kollektiv bei insgesamt 2 Patienten (11%) ein, wobei dieser in zumindest einem Fall auf eine zum entsprechenden Zeitpunkt nur unzureichende Antikoagulation zurückzuführen war.

Eine Re-Stenose ($\geq 50\%$) war in der erfolgreich implantierten Patientengruppe, welche grundsätzlich einer 4monatigen und 12monatigen angiographischen Kontrolle unterzogen wurde, lediglich bei einem Patienten (6%) zu beobachten, ohne daß diese erneute Lumeneinengung bei fehlenden objektiven Ischämiezeichen und blander subjektiver Symptomatik eine erneute Intervention erforderte. Die Tatsache, daß bei diesem Patienten die Re-Stenose erst bei der Angiographie nach 12 Monaten imponierte, während bei der ersten angiographischen Kontrolle 4 Monate nach Implantation keinerlei Tendenz zur erneuten Lumeneinengung zu erkennen war, könnte Hinweis darauf sein, daß die Re-Stenoseentwicklung nach PTCA mit Stent-Implantation zeitlich anders abläuft als nach alleiniger PTCA.

Um die Sicherheit und Erfolgsrate der Implantation von Palmaz-Schatz-Stents zu erhöhen, stehen seit einigen Monaten Kathetersysteme mit bereits montierten Endoprothesen und einer 5-Charr-Schutzhülle zur Verfügung. Die klinischen Erfahrungen mit dieser Technik sind bislang noch beschränkt und erlauben noch keine definitive Beurteilung [4]. In diesem Zusammenhang ist zu betonen, daß die zitierten und mit unterschiedlichen Stents gewonnenen Erfahrungen nur bedingt miteinander vergleichbar sind, da die einzelnen Studien nicht nur bezüglich der Endoprothesentechnologie, sondern auch in der Patientenauswahl und der gerinnungshemmenden Therapie zum Teil erheblich differieren. Dennoch lassen die Mitteilungen erkennen, daß die bislang klinisch eingesetzten Gefäßstützen relativ niedrige Re-Stenoseraten zeigen, im Vergleich zur alleinigen PTCA jedoch eher mit einer noch höheren akuten und subakuten Komplikationsrate behaftet sind. Es darf andererseits nicht übersehen werden, daß es sich bei den bisher vorliegenden Studien nahezu ausschließlich um negativ selektionierte Risikopatienten mit entweder einem flowbehinderten Dissekat bzw. einem akuten Verschluß oder einer Re-Stenose nach PTCA handelt, so daß diese Daten nicht denen der primären PTCA gleichzusetzen sind.

Die große Zahl offener Fragen erlaubt derzeit auch noch keine Festlegung möglicher Indikationsbereiche für die Stent-Implantation in den Koronargefäßen. Demgegenüber sind die Kontraindikationen bereits heute klar zu definieren: Gegenanzeigen gegen eine konsequente Antikoagulation, Hauptstammstenose, prästenotisch stärker geschlängelte Koronarien bzw. peripher diffus veränderte Gefäße mit entsprechender Flußbeeinträchtigung. Nach den vorliegenden Daten kann darüber hinaus ein „stenting" sowohl bei Koronarien mit einem Gefäßdurchmesser <3 mm als auch bei längeren und prinzipiell mehrere Endoprothesen erfordernden Stenosen ($>1,5$ cm) aufgrund der hohen Re-Stenoseraten bereits heute als obsolet gelten [17, 18, 47].

Probleme und Perspektiven

Subakuter Stent-Verschluß

Nach den bislang an größeren Patientenkollektiven gewonnenen Daten beläuft sich die akute bzw. subakute Verschlußrate nach zunächst erfolgreicher Stent-Implantation auf 3–20%, wobei die meisten Okklusionen erfahrungsgemäß 24–72 h nach der Intervention eintreten. Bei unmittelbarem klinischem Zugriff gelingt es in vielen

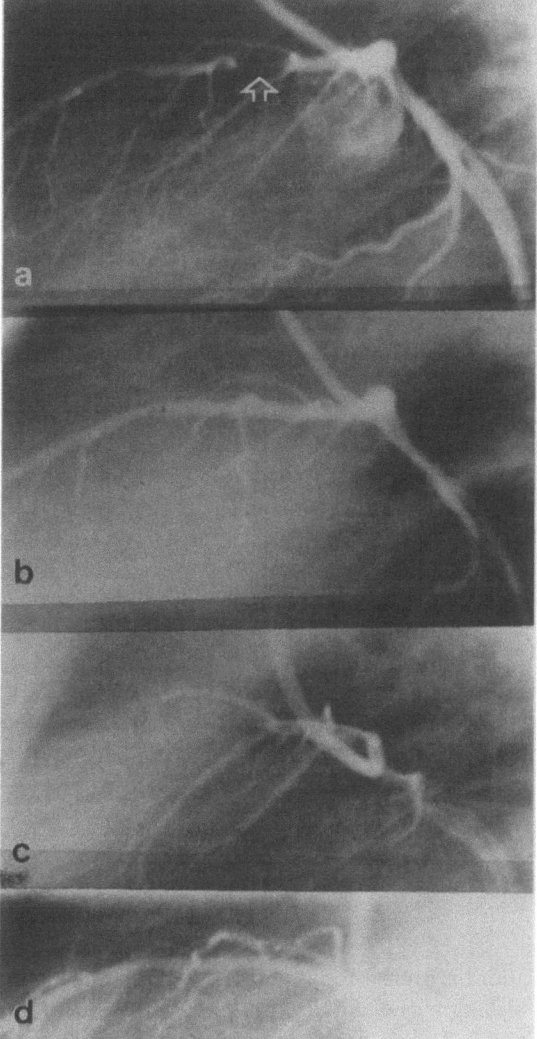

Abb. 4a–d. Subakuter thrombotischer Verschluß nach Stent-Implantation. **a** Originäre subtotale Stenose des R. interventricularis anterior. (↑; streng seitliche Projektion). **b** Sofortkontrolle nach Implantation eines Palmaz-Schatz-Stents. **c** Angiographischer Befund 72 h nach Implantation: analog der akut aufgetretenen subjektiven Beschwerdesymptomatik und den elektrokardiographischen Zeichen eines Vorderwandinfarktes frischer thrombotischer Gefäßverschluß im Endoprothesenbereich. **d** Reperfundiertes Gefäß ohne Nachweis einer bedeutsamen Reststenose nach sofortiger intrakoronarer Lyse und mechanischer Rekanalisation des Verschlusses

Fällen, den thrombotischen Verschluß durch intrakoronare Lyse bzw. unmittelbare mechanische Rekanalisation bleibend zu eröffnen und auf diese Weise eine transmurale Infarzierung zu vermeiden (Abb. 4).

Zu der relativ hohen Zahl thrombotischer Komplikationen trägt unter Umständen auch die heute zumeist praktizierte sequentielle Verfahrenstechnik mit initialer PTCA und konsekutiver Stent-Implantation bei, da sich auf diese Weise die dem Stent eigene Thrombogenität zu der bekannten, PTCA-induzierten Freisetzung thrombozytenaggregationsfördernder Faktoren addiert. Die unter anderem von der Oberflächenstruktur und -beschaffenheit bestimmte Thrombogenität vaskulärer Endoprothesen ist ein bereits aus tierexperimentellen Untersuchungen bekanntes Phänomen: Bereits 3 h nach Stent-Implantation in arterielle Beingefäße des Hunds zeigen sich ausgedehnte Appositionsthromben, deren Bildung nur durch eine aggressive Kombinationstherapie von Heparin, Azetylsalizylsäure, Dipyridamol und Dextran nahezu vollständig zu unterdrücken ist [32]. Dieses Behandlungsregime einschließlich der die initiale Heparinisierung ablösenden Kumarintherapie floß konsequenterweise in nahezu sämtliche mit dem koronaren Palmaz-Schatz-Stent durchgeführten klinischen Untersuchungen ein. Im Vergleich zu anderen Endoprothesen und Antikoagulationskonzepten treten bei dieser Behandlung relativ wenig thrombotische Komplikationen auf, andererseits sind bei 6–8% der Patienten größere, zumeist lokale Blutungen zu beobachten [48]. Aufgabe kontrollierter Studien wird es sein, sowohl ein in der Effektivität optimales und in den begleitenden Blutungsrisiken tolerables Therapiekonzept als auch die zur Komplikationsvermeidung notwendige Behandlungsdauer exakt zu definieren.

Weitere Perspektiven könnten sich aus der prinzipiellen Möglichkeit ergeben, das thrombogene Potential der Stent-Oberfläche durch eine Polymerisation oder einen Überzug („coating") mit Endothelzellen bzw. antithrombotischen Substanzen wie Salicylaten, Prostazyklin, Thromboxan-A2-Inhibitoren oder Thrombinantagonisten zu reduzieren [3, 8, 23, 37, 54]. Eine In-vitro-Endothelialisierung des Stent-Gerüsts mit aus der Umbilikalvene stammenden Zellen erwies sich experimentell als ebenso durchführbar wie eine Kodierung des Zellpools durch Gentransfer [10, 22]. Nach In-vitro-Ergebnissen behalten entsprechend behandelte und auf einem Stent angebrachte Endothelzellen auch nach der Expansion der Gefäßstütze ihre Fähigkeit, z.B. β-Galactosidase oder Gewebeplasminogenaktivatoren zu bilden, bei [10]. Unabhängig von der sich bei gentechnologischen Maßnahmen ergebenden ethischen Problematik wird es weiteren, ggf. auch klinischen Untersuchungen vorbehalten sein, die Praktikabilität und Effektivität des jeweiligen „coating" zu überprüfen.

Re-Stenose

Vier bis sechs Monate nach der Implantation koronarer Endoprothesen ist nach den bislang vorliegenden klinischen Untersuchungen mit einer Re-Stenoserate ($\geq 50\%$) von 7–71% zu rechnen (s. Tabelle 2). Eine Stent-Implantation in dünnkalibrige Gefäße (< 3 mm Durchmesser) führt erfahrungsgemäß ebenso wie der Einsatz mehrerer, sich zum Teil überlappender Gefäßstützen zu einer deutlich erhöhten Re-Stenoseneigung [17, 18, 47]. Die bei Implantation nur einer Gefäßstütze beobachteten Re-Stenoseraten liegen zwischen 6% und 25% und könnten damit für einen tendenziell gegenüber der alleinigen PTCA günstigeren Effekt koronarer Stents sprechen (s. Abb. 5). Dies gilt um so mehr, als die in entsprechende Studien aufgenommenen Patienten aufgrund einer akuten Dissektion bzw. einer bereits ein- oder mehrmalig aufgetretenen Re-Stenose nach PTCA einem Risikokollektiv zuzurechnen sind. Eine Klärung dieser Frage ist durch zur Zeit laufende, kontrollierte und randomisierte Vergleichsstudien zu erwarten. Klinisch bedeutsam ist die Feststellung, daß 4–6 Monate nach der Implantation aufgetretene Re-Stenosen aufgrund der zu diesem Zeitpunkt vollständigen Inkorporation der Endoprothese relativ problemlos erneut zu dilatieren sind und keine speziellen Techniken erfordern [28].

Tabelle 2. Klinische Untersuchungen mit unterschiedlichen Stents

Autor	Wallstent		Gianturco-Roubin	Wiktor		Palmaz-Schatz				
	Serruys [50]	Urban [56]	Roubin [40]	Bertrand [5]	Buchwald [7]	Schatz [47]	Ellis [17]	Fajadet [19]	Haude [25]	Erbel [18]
Jahr	1991	1989	1990	1990	1990	1990	1990	1990	1990	1990
Patienten (n) / Stents (n)	105 / 117	13 / 20	16	24	10 (bo)[a] / 11	174	87 / 93	160	15 (bo) / 22	56 / 67
Gefäß	Nativ (94) ACVB (23)	ACVB	Nativ	Nativ	Nativ	Keine Angabe	Nativ	Keine Angabe	Nativ	Nativ
Primärerfolg [%]	99	95	62	96	100	Keine Angabe	Keine Angabe	93	96	93
Frühverschluß n/[%]	<14d: 21/20	0	0	∅/15	<8d: 2/20	1	Keine Angabe	<6d: 5/3	1/6	Subakut 5/9
Restenose [%] (>50%)	14	20	Kein fu[b]	Kein fu	20	Singulärer Stent: 14 Multiple Stents: 41	>3,2 mm: 16 53	Keine Angabe	25	Singulärer Stent: 7 Multiple Stents: 71
Spätverschluß n/[%]	4/4	0	–	–	1/10	Keine Angabe	Keine Angabe	Keine Angabe	1/9	Keine Angabe

[a] bo („bail out") = Notfallindikation
[b] fu = Verlaufskontrolle

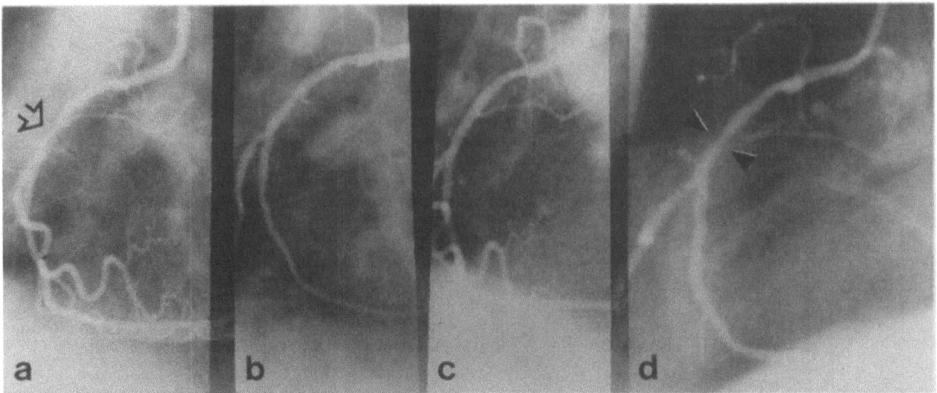

Abb. 5a–d. Angiographische Verlaufsserie vor und nach Implantation eines Palmaz-Schatz-Stents bei rechtskoronarer Stenose (45°-LAO-Projektion). **a** Präinterventionelle Darstellung der 80%igen, konzentrischen Stenose. **b** Angiographie 3 Wochen nach erfolgreichem „stenting" mit relativ unregelmäßigen Wandkonturen im Bereich der Endoprothese. **c** Kontrolle nach 4 Monaten mit jetzt glatt konturiertem Innenlumen ohne Rest- bzw. Re-Stenose. **d** Angiographische Kontrolle 12 Monate nach Intervention mit Nachweis einer konzentrischen 68%igen Re-Stenose im Brückenbereich des artikulierten Stents

Mehr noch als das thrombogene Risiko wird das Ausmaß der Re-Stenosierung durch die Geometrie der Gefäßstütze bestimmt. Aufgabe weiterer technischer Entwicklungen wird es sein, die Endoprothesen auf dem Boden der sich ergebenden klinischen Erfahrungen in Richtung weiterer Materialreduktion, optimierter Flexibilität sowie Verminderung der auf die Gewäßwand chronisch einwirkenden mechanischen Kräfte zu verbessern. Denkbar wäre in diesem Zusammenhang auch die Entwicklung resorbierbarer Materialien, um die funktionelle Gefäßgeometrie durch den implantierten Stent nicht länger als notwendig zu beeinträchtigen und den Proliferationsreiz zu reduzieren. Inwieweit sich auch unter diesem Aspekt ein „coating" koronarer Endoprothesen mit proliferationshemmenden Substanzen, z.B. Inhibitoren von PDGF („platelet-derived growth factor") und Interleukin 1, als sinnvoll erweisen könnte, ist derzeit noch nicht zu beantworten [54].

Temporäre Stent-Versorgung

Speziell zur Notfalltherapie flußbehindernder Dissekate nach PTCA und zur Überbrückung des Zeitintervalls bis zur anschließenden Bypass-Operation wurde von der Arbeitsgruppe in Lyon ein 5-Charr-Prototyp-Katheter mit einem expandierbaren Stahlmaschennetz entwickelt und bereit klinisch erfolgreich eingesetzt [21]. Zukünftige kontrollierte Studien werden die Frage zu klären haben, ob ein solches Notfallkathetersystem bei dieser speziellen Indikation eine sinnvolle Ergänzung zur sonstigen Stent-Technologie darstellt.

Schlußfolgerungen

Ein „idealer" Stent, der alle, prinzipiell an eine koronare Endoprothese zu stellenden Forderungen erfüllt, steht aktuell nicht zur Verfügung. Nicht zuletzt deshalb ist die Implantation koronarer Gefäßstützen heute nicht als etabliertes Standardverfahren anzusehen, auch wenn diese Technologie im Gegensatz zu einigen anderen alternativen bzw. additiven Verfahren zur PTCA aufgrund der vorliegenden Daten durchaus erfolgversprechend erscheint. Die große Zahl noch offener Fragen wird letztlich nur durch kontrollierte und randomisierte Studien im Vergleich zur alleinigen PTCA zu klären sein. Im Vordergrund steht hierbei zweifellos die Problematik thrombotischer Akutkomplikationen sowie der Re-Stenoserate, jedoch bedarf sicher auch die Kosten-Nutzen-Relation einer abschließenden Wertung.

Literatur

1. Anwar A, Stertzer SH, Webb J, et al (1990) Animal experience with Boneau II: a new intracoronary stent device. Circulation 82 [Suppl III]: 658
2. Austin GE, Ratliff NB, Hollman J, Tabei S, Phillips DF (1985) Intimal proliferation of smooth muscle cells as an explanation for recurrent coronary artery stenosis after percutaneous transluminal coronary angioplasty. J Am Coll Cardiol 6: 309–355
3. Bailey SR, Guy DM, Garcia OJ, Paige S, Palmaz JC, Miller DD (1990) Polymer coating of Palmaz-Schatz stent attenuates vascular spasm after stent placement. Circulation 82 [Suppl III]: 541
4. Baim DS, Bailey S, Curry C, Walker C, Schatz RA (1990) Improved success and safety of Palmaz-Schatz coronary stenting with a new delivery system. Circulation 82 [Suppl III]: 657
5. Bertrand M, Kober G, Scheerder Y, Uebis R, Wiegand V (1990) Initial multicenter human clinical experience with the Medtronic Wiktor stent. Circulation 82 [Suppl III]: 541
6. Block PC (1991) Coronary-artery stents and other endoluminal devices. N Engl J Med 324: 52–53
7. Buchwald A, Unterberg C, Werner GS, Voth E, Kreuzer H, Wiegand V (1990) Akut- und Langzeitergebnisse nach Implantation des neuen Wiktor-Stents bei akutem Koronarverschluß nach PTCA. Z Kardiol 79: 837–842
8. Cavender JB, Anderson P, Roubin GS (1990) The effect of heparin bonded tantalum stents on thrombosis and neointimal proliferation. Circulation 82 [Suppl III]: 541
9. DePalma VA, Ford JW, Gott VL, Furuse A (1972) Investigation of three surface properties of several metals and their relation to blood compatibility. J Biomed Mater Res Symp 3: 37–42
10. Dichek DA, Neville RF, Zweibel JA, Freeman SM, LeonMB, Anderson WF (1989) Seeding of intravascular stents with genetically engineered endothelial cells. Circulation 80: 1347–1353
11. Dorros G, Johnson W, Tector AJ, Schmahl TM, Kalush SL, Janke L (1984) Percutaneous transluminal coronary angioplasty in patients with prior coronary artery bypass grafting. J Thorac Cardiovasc Surg 87: 17–23
12. Dotter CT, Judkins MP (1964) Transluminal treatment of atherosclerotic obstruction: description of a new technique and preliminary report of its application. Circulation 30: 654–670
13. Dotter CT (1969) Transluminally placed coil-spring endarterial tube grafts, long term patency in canine popliteal artery. Invest Radiol 4: 329–334
14. Dotter CT, Buschmann RW, McIunney MK (1983) Transluminal expandable nitilol coil stent grafting. Preliminary report. Radiology 147: 259
15. Duprat G, Wright KC, Charnsangavej C, Wallace S, Gianturco C (1987) Flexible balloon-expanded stent for small vessels. Radiology 162: 276–278
16. Ellis SG, Topol EJ (1989) Intracoronary stents: will they fulfill their promise as an adjunct to angioplasty? J Am Coll Cardiol 13: 1425–1430

17. Ellis SG, Savage M, Baim D, Hirshfeld J, Cleman M, Teirstein P, Topol EJ (1990) Intracoronary stenting to prevent restenosis: preliminary results of a multicenter study using the Palmaz-Schatz stent suggest benefit in selected high risk patients. J Am Coll Cardiol 15:118A

18. Erbel R, Höpp HW, Haude M, et al (1990) Success, complication, and restenosis rate of intra-coronary placing of balloon expandable stents. Eur Heart J 11 [Abstr Suppl]:272

19. Fajadet JC, Marco J, Cassagneau BG, Laurent JP, Flores YM, Robert GP (1990) Balloon expandable intracoronary stents: analysis of complications in a consecutive series of 160 patients. Circulation 82 [Suppl III]:539

20. Gammon RS, Chapman GD, Bauman RP, et al (1990) The Cordis balloon-expandable stent: implantation features and long-term follow-up in an animal model. Circulation 82 [Suppl III]: 541

21. Gaspard PE, Didier BP, Delsanti GL (1990) The temporary stent catheter: a non operative treatment for acute occlusion during coronary angioplasty. J Am Coll Cardiol 15:118A

22. Giessen WJ van der, Serruys PW, Visser WJ, Verdouw PD, Schalkwijk WP van, Jongkind JF (1988) Endothelialization of intravascular stents. J Intervent Cardiol 1:109–120

23. Giessen WJ van der, Strauss BH, Beusekom HMM van, Loon H van, Woerkens LJ van (1990) Self-expanding mesh stents: an experimental study comparing polymer coated and uncoated Wallstents in the coronary circulation of pigs. Circulation 82 [Suppl III]:542

24. Gleichmann U, Mannebach H (1989) 5. Bericht über Struktur und Leistungszahlen der Herz-katheterlabors in der Bundesrepublik Deutschland. Z Kardiol 78:811–817

25. Haude M, Erbel R, Straub U, Dietz M (1990) Intracoronary stent implantation in patients with symptomatic dissections after balloon angioplasty: short- and long-term results. Circulation 82 [Suppl III]:655

26. King III SB, Roubin GS, Douglas JS, Robinson KA (1989) Preliminary observations with the wire coil endovascular coronary stent rosthesis. In: Vogel JH, King III SB (eds) Interventional cardiology: future directions. Mosby, St. Louis, pp 343–351

27. Kux A, Höpp HW, Kürten A, Klocke RK, Pöhler E, Hilger HH (1989) Mechanische Rekanali-sation chronischer Koronararterienverschlüsse. Z Kardiol 78:707–713

28. Levine MJ, Clemen MW, Schatz RA, Buchbinder M, Erbel R, Baim DS (1990) Management of restenosis following Palmaz-Schatz intracoronary Stenting: multicenter results. Circulation 82 [Suppl III]:657

29. Leung DY, Glagov S, Mathews MB (1976) Cyclic stretching stimulates synthesis of matrix components by arterial smooth muscle cells in vitro. Science 191:475

30. Litvack F (1989) Intravascular stenting for prevention of restenosis: in search of the magic bullet. J Am Coll Cardiol 13:1092–1093

31. Muhlestein JB, Sketch MH, Quigley PJ, MacGregor DC, deCariolis PE, Hillstead RA, Stack RS (1990) The Cordis endovascular stent: experimental results and long-term follow-up. J Am Coll Cardiol 15:118A

32. Palmaz JC, Windelar SA, Garcia F, Tio FO, Sibbitt RR, Reuter SR (1986) Balloon expandable intraluminal grafting of atherosclerotic rabbit aortas. Radiology 160:723–728

33. Palmaz JC, Garcia O, Kopp DT, Schatz RA, Tio FO, Ciarvino V (1987) Balloon expandable intra arterial stents: effect of anticoagulation on thrombus formation. Circulation 76 [Suppl IV]:45

34. Palmaz JC, Kopp DT, Hayashi H, et al (1987) Normal and stenotic renal arteries: experimental balloon expandable intraluminal stenting. Radiology 164:705–711

35. Popma JJ, Ellis SG (1990) Intracoronary stents: clinical and angiographic results. Herz 15:307–318

36. Robinson KA, Roubin GS, Siegel RJ, Black AJ, Apkarian RP, King III SB (1988) Intraarterial stenting in the atherosclerotic rabbit. Circulation 78:646–653

37. Robinson KA, Roubin GS, King III SB, Black AJ, Stack JE, Hunter RL, Gruentzig A (1988) Inhibition of coronary thrombosis after stent placement in swine by copolymer poloxamer 188. Circulation 78 [Suppl II]:408

38. Roubin GS, Robinson KA (1990) The Gianturco-Roubin stent. In: Topol EJ (ed) Textbook of interventional cardiology. Saunders, Philadelphia, pp 633–646

39. Roubin GS, Robinson KA, King SB (1987) Early and late results of intracoronary arterial stenting after coronary angioplasty in dogs. Circulation 76:891–898

40. Roubin GS, King SB, Douglas JS, Lembo NJ, Robinson KA (1990) Intracoronary stenting during percutaneous transluminal coronary angioplasty. Circulation 81 [Suppl IV]:92

41. Rousseau H, Puel J, Joffre F, et al (1987) Self-expanding endovascular prosthesis: an experimental study. Radiology 164:709–714
42. Schatz RA (1989) A view of vascular stents. Circulation 79:445–457
43. Schatz RA, Palmaz C, Tio FO, Garcia F, Garcia O, Reuter SR (1987) Balloon expandable intracoronary stents in the adult dog. Circulation 76:450–457
44. Schatz RA, Tio F, Palmaz JC, Garcia O (1987) Balloon expandable intravascular stents in deceased human cadaver coronary arteries. Circulation 76 [Suppl IV]:26
45. Schatz RA, Palmaz JC, Tio F, Garcia O (1988) Report of a new articulated balloon expandable intravascular stent (ABEIS). Circulation 78 [Suppl II]:449
46. Schatz RA, Palmaz JC, Tio F, Garcia O (1988) Report of a new radiopaque balloon expandable intravascular stent (RBEIS) in canine coronary arteries. Circulation 78 [Suppl II]:448
47. Schatz R, Leon M, Baim D, et al (1990) Reduced complications and restenosis following elective coronary stenting. Eur Heart J 11 [Abstr Suppl]:272
48. Schatz RA, Leon M, Baim D, Ellis S, Marco J, Erbel R, Goldberg S (1990) Short-term clinical results and complications with the Palmaz-Schatz coronary stent. J Am Coll Cardiol 15:117A
49. Serruys PW, Umans V, Heyndrickx GR, Brand M van den, Feyter PJ de, Wijns-Jaski B, Hugenholtz PG (1985) Elective coronary angioplasty of totally occluded coronary arteries not associated with acute myocardial infarction: short term and long term results. Eur Heart J 6:2–12
50. Serruys PW, Strauss BH, Beatt KJ, et al (1991) Angiographic follow-up after placement of a self-expanding coronary-artery stent. N Engl J Med 324:13–17
51. Sigwart U (1990) Koronare Endoprothesen. Herz 15:319–328
52. Sigwart U, Puel J, Mirkovitch V, Joffre E, Kappenberger L (1987) Intravascular stents to prevent occlusion and restenosis after transluminal angioplasty. N Engl J Med 316:701–706
53. Sigwart U, Urban P, Golf S, Kaufmann U, Imbert C, Fisher A, Kappenberger L (1988) Emergency stenting for acute occlusion after coronary balloon angioplasty. Circulation 78:1121–1127
54. Slepian MJ (1990) Polymeric endoluminal paving and sealing: therapeutics at the crossroad of biomechanics and pharmacology. In: Topol EJ (ed) Textbook of interventional cardiology. Saunders, Philadelphia, pp 647–670
55. Thubrikar M, Baker J, Nolan S (1988) Inhibition of atherosclerosis associated with reduction of arterial intramural stress in rabbits. Arteriosclerosis 8:410–415
56. Urban P, Sigwart U, Golf S, Kaufmann U, Sadeghi H, Kappenberger L (1989) Intravascular stenting for stenosis of aortocoronary venous bypass grafts. J Am Coll Cardiol 13:1085–1091
57. Waller BF (1983) Early and late morphological changes in human coronary arteries after percutaneous transluminal coronary angioplasty. Clin Cardiol 6:363–372
58. Waller BF, Gorfinkel HJ, Rogers FJ, Kent KM, Roberts WC (1984) Early and late morphological changes in major epicardial coronary arteries after percutaneous transluminal coronary angioplasty. Am J Cardiol 53:42C–47C
59. Waller BF, Pinkerton CA, Foster LN (1987) Morphologic evidence of accelerated left main coronary artery stenosis: a late complication of percutaneous transluminal balloon angioplasty of the proximal left anterior descending coronary artery. J Am Coll Cardiol 9:1019–1023
60. Waller BF (1989) Crackers, breakers, stretchers, drillers, scrapers, shavers, burners, welders and melters: the future treatment of atherosclerotic coronary artery disease? J Am Coll Cardiol 13:969–987
61. White CJ, Ramee SR, Banks AK, et al (1990) Angiographic patency of a tantalum coil stent. J Am Coll Cardiol 15:118A
62. Wright KC, Wallace S, Charnsangevej C, Carrasco CH, Gianturco C (1985) Percutaneous endovascular stents. An experimental evaluation. Radiology 156:69–72

Stents bei venösen Obstruktionen inkl. Dialyseshunts

Ch. L. Zollikofer, F. Antonucci, G. Stuckmann und E. A. Heilbron

Die Behandlung venöser Stenosen mittels perkutaner transluminaler Angioplastie (PTA) zeigt eine hohe Rezidivrate [1, 2]. Zudem sind narbig-fibrotische Stenosen, Stenosen in der Ausflußbahn eines Dialyseshunts oder Tumorstenosen oft schon primär kaum effektiv zu dilatieren. Endovaskuläre Prothesen sind im arteriellen Bereich erfolgreich zur Überwindung solcher Probleme eingesetzt worden. Deshalb scheint es logisch, daß auch im venösen System die Technik einer inneren mechanischen Abstützung zur Verhinderung eines Kollapses des Lumens bzw. einer Rezidivstenose eingesetzt wird [3–8]. In Frage kommen Stenosen der V. cava, von größeren zentralen Venen sowie von Dialyseshunts. Nachfolgend berichten wir über unsere Resultate bei 15 Patienten, die mit selbstexpandierenden endovaskulären Stents behandelt worden sind.

Patienten und Methoden

15 Patienten mit insgesamt 20 venösen Stenosen oder Verschlüssen wurden mit selbstexpandierenden Endoprothesen behandelt. Bei 13 Patienten wurde der Wallstent, bei 2 Patienten wurden Gianturco-Stents verwendet. Es handelte sich um 8 Frauen und 7 Männer im Alter von 26–78 Jahren (Mittel 51 Jahre). Die Lokalisation und Ätiologie der Läsionen sowie die verwendeten Stents sind in Tabelle 1 zusammengefaßt.

Die Patienten können in 2 Gruppen unterteilt werden:

1. a) palliative Behandlung einer Tumorkompression (6 Patienten, 7 Stenosen),
   b) postoperative Rezidivstenosen von großen Venen im Becken- bzw. Oberschenkelbereich (2 Patienten, 2 Stenosen),
2. Stenosen des venösen Ausflußtraktes bei Patienten mit chronischer Hämodialyse (7 Patienten, 11 Stenosen).

Die beiden verwendeten selbstexpandierenden Endoprothesen (Abb. 1) und ihr Ablösemechanismus sind anderweitig ausführlich beschrieben worden [3, 4]. Die meisten Stents wurden über einen perkutanen inguinalen Zugang eingesetzt mit Ausnahme einiger peripherer Stents bei Dialysepatienten, wo die drainierende Vene für die Stentapplikation direkt punktiert wurde. Wallstents bis zu einem maximalen Durchmesser von 10 mm können durch ein French-7-Einführungsbesteck und solche

Friedmann/Gross-Fengels/Neufang (Hrsg.)
Stent-Implantationen und vaskuläre MR-Diagnostik
© Springer-Verlag Berlin Heidelberg 1991

Tabelle 1. Übersicht über die untersuchten Patienten

Pat. Nr.	Alter Geschlecht	Lokalisation	Ätiologie	Indikation zur Endoprothese	Stentart Anzahl; ∅	Früh- komplikation Therapie
1	68 M	V. cava sup.	Ausbestrahltes Bronchus-Ca.	Obere Einfluß- stauung	Wallstent 1; 14 mm	Keine
2	83 M	V. cava sup.	Ausbestrahltes Bronchus-Ca.	Obere Einfluß- stauung	Gianturco 3; 30 mm	Stentverlagerung → zusätzlich 2 Endoprothesen
3	67 M	V. cava sup.	Ausbestrahltes Bronchus-Ca.	Obere Einfluß- stauung	Wallstent 1; 14 mm	Akuter Ver- schluß Thrombolyse
4	41 F	V. iliaca com.	Metastasierendes Cervix-Ca.	Beinschwel- lung links	Wallstent 1; 14 mm	Keine
5	47 F	V. cava inf. V. iliaca com. li.	Metastasierendes Ovarial-Ca.	Untere Einfluß- stauung bds.	Wallstent 2; 25 mm	Keine
6	67 M	V. cava inf.	Metastasierendes Colon-Ca.	Kompression durch Leber- meta., untere Einflußstauung	Gianturco 1; 30 mm	Keine
7	39 M	V. iliaca com.	St. n. Xenograft V. iliaca wegen Beckenvenen- thrombose St. n. Operation eines Venensporns	Beinschwel- lung li. Stenose V. ili- aca communis	Wallstent 1; 14 mm	Keine
8	33 F	V. fem. sup.	St. n. Venen- plastik wegen trau- matischer Venen- durchtrennung	Unterschenkel- schwellung li. Rezidivstenose	Wallstent 1; 10 mm 1; 12 mm	Keine
9	43 F	V. brachioceph. links	Hämodialyse	Armschwellung ↑ Dialysedrücke St. n. 3 × PTA	Wallstent 1; 12 mm	Keine
10	78 F	V. brachioceph. links	Hämodialyse	Armschwellung ↑ Dialysedrücke	Wallstent 1; 12 mm	Keine
11	51 F	V. basilica/Graft- anastomose	Hämodialyse	↑ Dialysedrücke St. n. PTA	Wallstent 1; 8 mm	Keine
12	26 M	V. basilica	Hämodialyse	↑ Dialysedrücke St. n. 3 × chir- urg. Revision	Wallstent 2; 6 mm	Akuter Ver- schluß 2. Tag Thrombolyse + PTA
13	73 F	V. cephalica Vorderarm	Hämodialyse	↑ Dialysedrücke St. n. 2 × PTA	Wallstent 1; 8 mm	Keine

Rezidiv/ Sekundär- intervention	Kommentar	Gesamtverlauf Durchgängigkeit
Nein	Asymptomatisch bis zum Tod. Bei Autopsie durchgängig, geringes Einwachsen von Tumor	6 Wochen † durchgängig
Nein	Asymptomatisch bis zum Tod. Bei Autopsie keine Tumor- infiltration	6 Wochen † durchgängig
Rezidivverschluß nach ca. 4 Wochen	Akuter Verschluß erfolgreich lysiert. Bei Kontrollphlebo- graphie nach 2 Monaten wieder verschlossen, aber asympto- matisch bis zum Tod nach 3 Monaten	3 Monate † verschlossen
Nein	Kontrollphlebographie nach 7 Monaten zeigt gute Durchgängig- keit. Nach 3 Monaten †, asymptomatisch	9 Monate † durchgängig
Nein	Kontrollphlebographie nach 6 Monaten zeigt gute Durchgängig- keit, asymptomatisch	7 Monate klin. durchgängig
Nein	Rasche Abschwellung, asymptomatisch	1 Monat klin. durchgängig
Nein	Phlebographie nach 39 Monaten zeigt optimale Durchgängig- keit, klinisch asymptomatisch	53 Monate klin. durchgängig
Nein	Phlebographie nach 32 Monaten zeigt mäßige intimale Hyper- plasie (25%), unverändert seit 30 Monaten. Klinisch asympto- matisch	45 Monate klin. durchgängig
Nein	Transplantiert nach 8 Monaten. Phlebographie nach 18 Mona- ten zeigt optimale Durchgängigkeit des Stents, aber neue Ste- nose in V. subclavia. Patient asymptomatisch	33 Monate klin. durchgängig
Nein	Gute Stentdurchgängigkeit, aber neue Stenose in V. subclavia nach 3½ Monaten. Armödem. Dialyse möglich bis zum Tod nach 5 Monaten	5 Monate † klin. durchgängig
Ja	Transplantiert nach 5 Monaten. Ca. 50% Restenose bei Phlebo- graphie. Klinisch noch offen nach 11 Monaten. Keine weiteren Kontrollen	11 Monate klin. durchgängig
Ja	Erfolgreiche perkut. Rekanalisation. Restenosierung nach 4 Monaten wegen intimaler Hyperplasie. Verschluß nach 5 Mona- ten. Transplantiert nach 7 Monaten	7 Monate Verschluß nach 5 Monaten
Ja, 1 × PTA	Rezidivstenose nach 7 Monaten, erfolgreich mit PTA behandelt	11 Monate durchgängig

Tabelle 1 (Fortsetzung)

Pat. Nr.	Alter Ge-schlecht	Lokalisation	Ätiologie	Indikation zur Endoprothese	Stentart Anzahl; ∅	Früh-komplikation Therapie
14	56 M	V. cephalica peripher	Hämodialyse	↑ Dialysedrücke PTA ungenü-gend	Wallstent 1; 8 mm	Keine
		V. cephalica proximal		↑ Dialysedrücke Rezidiv nach PTA	1; 10 mm	Keine
15	34 F	V. basilica/Graft-anastomose OA	Hämodialyse	↑ Dialysedrücke St. n. 4 × PTA	Wallstent 1; 8 mm	Keine
		V. axillaris	Hämodialyse	↑ Dialysedrücke	1; 8 mm	Keine
		V. subclavia	Hämodialyse	neue Läsionen	1; 10 mm	Keine
		V. basilica	Hämodialyse	↑ Dialysedrücke 6. Rezidiv n. Stent	1; 8 mm	Keine
		V. basilica	Hämodialyse	↑ Dialysedrücke	1; 8 mm	Keine
		V. subclavia	Hämodialyse	neue Läsionen	1; 10 mm	Keine

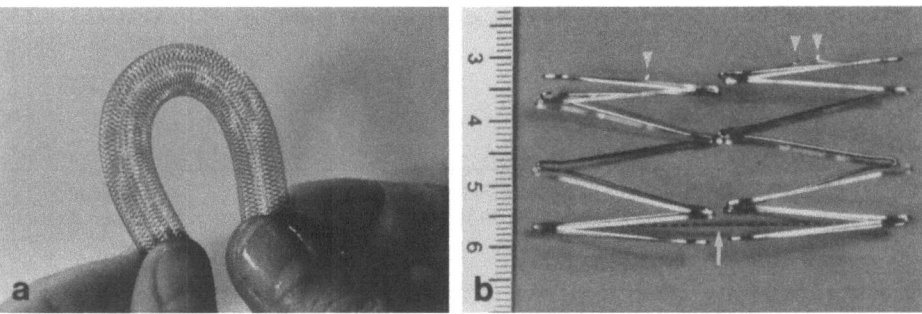

Abb. 1. a Voll expandierter „Wallstent". **b** Gianturco-Doppelprothese: Zwei Einzel-Zick-Zack-Pro-thesen sind mittels eines zusätzlichen Drahtes miteinander verbunden *(Pfeil)*. Kleine Widerhaken dienen der besseren Verankerung im Gefäß *(Pfeilspitzen)*

bis zu 14 mm Durchmesser durch ein French-9-Einführungsbesteck appliziert wer-den. Bei einer Patientin haben wir 25-mm-Wallstent-Prototypen über ein F-20-Ein-führungsbesteck transfemoral appliziert. Für Gianturco-Stents von 25–40 mm Durch-messer ist ein Einführungsbesteck von 11–12 F notwendig.

Fast alle Stenosen wurden vor Stentapplikation mit einem Ballonkatheter vor-dilatiert. Die Dimensionen der Ballons wurden mindestens 1 mm kleiner als der Durchmesser des voll expandierten Stents gewählt, bei den großen Venen und der V. cava meist deutlich kleiner. In Fällen, bei denen die Endoprothese nach dem Ab-lösen nur eine unvollständige Entfaltung zeigte, wurde zusätzlich eine Ballondilata-tion des bereits implantierten Stents durchgeführt.

Rezidiv/ Sekundär- intervention	Kommentar	Gesamtverlauf Durchgängigkeit
Ja, 1 × PTA	Rezidivstenose nach 9 Monaten, gutes Resultat nach PTA	23 Monate durchgängig
Ja, 1 × PTA	Rezidiv nach 10 Monaten, befriedigendes Resultat nach PTA. Transplantiert 22 Monate nach erster Endoprothese	19 Monate durchgängig
Ja, 6 × PTA	Intervall zwischen Rezidivstenosen 2½ Monate. → 2. Stent 18 Monate nach 1. Prothese	28 Monate durchgängig
Nein	Neue Läsionen 16 Monate nach 1. Stent in Anastomose zur V. basilica	12 Monate durchgängig
Nein	Zweiter Stent 18 Monate nach 1. Prothese	10 Monate durchgängig
Nein	Komplettierung der Schienung von V. basilica. Neue Läsion des nicht geschienten Anteils der V. axillaris-subclavia. Patient transplantiert 27 Monate nach 1. Prothese	3 Monate durchgängig

Analog zur konventionellen PTA wurden während des Eingriffs 5000 Einheiten Heparin intravenös appliziert. Nach Abschluß des Eingriffs wurden die Patienten für weitere 2–4 Tage heparinisiert und, sofern keine Kontraindikation bestand, überlappend für mindestens 6 Monate peroral mit Sintrom (Kumarinderivat) antikoaguliert.

Resultate

Eine detaillierte Übersicht ist in Tabelle 1 zusammengestellt.

Tumorstenosen

Vier der sechs palliativ behandelten Patienten starben nach 6 bis 9 Monaten (Abb. 2). Die beiden überlebenden Patienten sind 1 und 7 Monate nach Stenteinlage asymptomatisch (Abb. 3). Keiner der verstorbenen Patienten zeigte zum Zeitpunkt seines Todes ein Rezidiv seiner Einflußstauung. Bei einem Patienten mit oberer Einflußstauung war die V. cava jedoch 4 Wochen nach Stentapplikation phlebographisch verschlossen, nachdem zuvor schon 3 Tage nach Protheseneinlage eine Rekanalisation mit Thrombolyse und Aspiration wegen eines Verschlusses durchgeführt werden mußte.

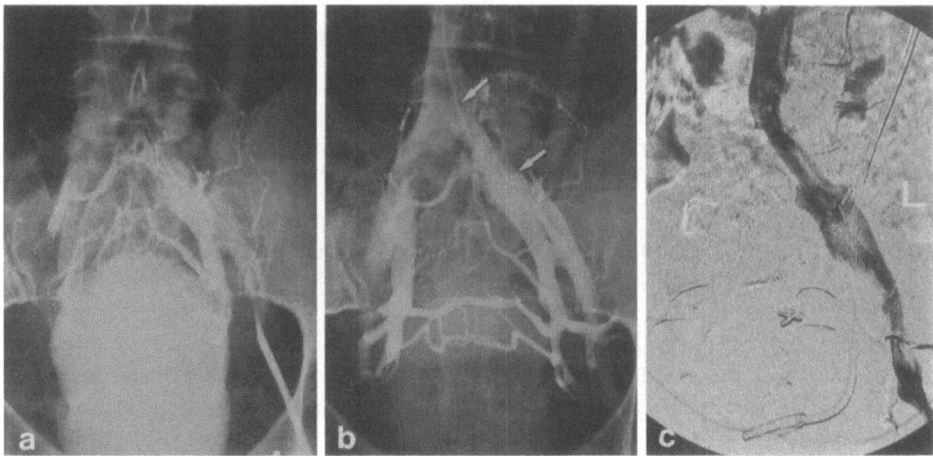

Abb. 2a–c. 41jährige Patientin mit operiertem und bestrahltem Zervixkarzinom und massiver links-seitiger Beinschwellung (Fall 4). **a** die Phlebographie zeigt einen Verschluß des V. iliaca communis links mit zahlreichen Kollateralen. **b** Nach Stenteinlage ist die V. iliaca communis wieder durchgän-gig. Das kraniale Ende der Prothese (zwischen den *Pfeilen*) liegt genau am Konfluens mit der V. iliaca communis rechts. **c** Die Kontrollphlebographie nach 7½ Monaten zeigt die gute Durchgängigkeit der geschienten Vene. Ein Doppel-Pigtailkatheter drainiert die linksseitige tumorbedingte Hydro-nephrose

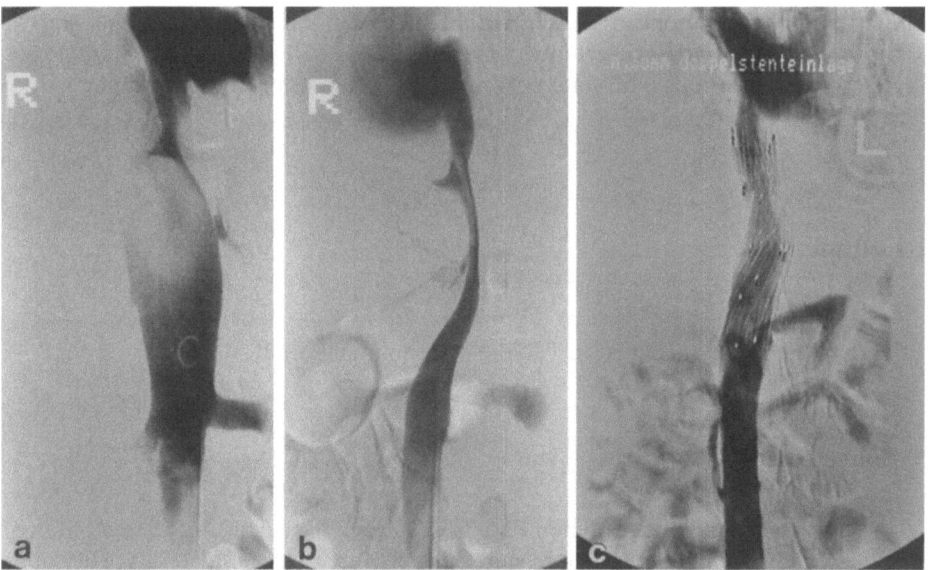

Abb. 3a–c. 67jähriger Patient mit Lebermetastasen eines Kolonkarzinoms (Fall 3). **a, b** Die Kavo-graphie a.-p. und seitlich zeigt eine massive Kompression des intrahepatischen Cavasegments. **c** Nach Einlage zweier Gianturco-Doppelstents besteht eine gute Durchgängigkeit der V. cava

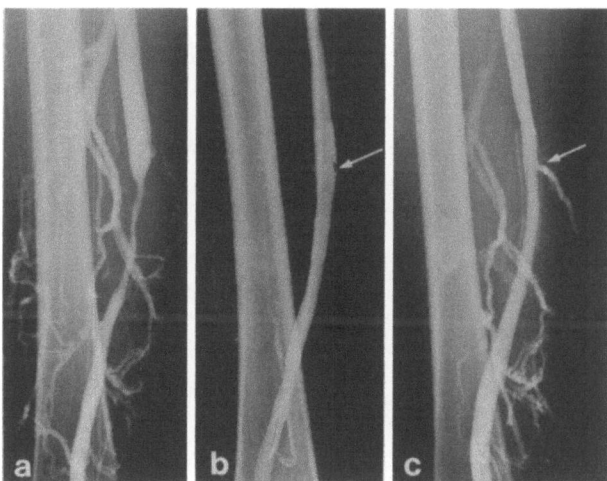

Abb. 4a–c. 33jährige Patientin mit Venenrekonstruktion nach traumatischer Durchtrennung der V. femoralis superficialis (Fall 8). **a** Die anterograde Phlebographie des rechten Oberschenkels zeigt 4 Wochen nach Operation eine 8 cm lange hochgradige Stenose der V. femoralis superficialis. **b** Nach Einlage eines 10-mm- und eines 12-mm-Wallstents gute Durchgängigkeit der Vene. Die Stents überlappen ca. 3 cm. Beachte Einflußphänomen einer Kollateralvene *(Pfeil)*. **c** Die Kontrollphlebographie nach 2½ Jahren zeigt eine mäßige intimale Hyperplasie ohne Abflußbehinderung. Die Kollateralvene ist immer noch durchgängig *(Pfeil)*

Postoperative Rezidivstenosen

Bei den beiden Patienten wurden Kontrollphlebographien nach maximal 32 und 39 Monaten durchgeführt. Bei der einen Patientin, die wegen Rezidivstenose nach Rekonstruktion einer V. femoralis superficialis einen Stent erhalten hatte, zeigte sich nach 6 Wochen eine mäßige Hyperplasie, die sich bei den folgenden Kontrollen jedoch nicht mehr verstärkte (Abb. 4). Beim anderen Patienten zeigte sich stets eine frei durchgängige, geschiente V. iliaca. Dieser Patient war ursprünglich wegen eines postoperativen Rezidivs nach Venensporn geschient worden. Beide Patienten sind nach 45 bzw. 53 Monaten beschwerdefrei.

Hämodialyseshunts

Sieben Patienten zeigten Stenosen in der Ausflußbahn einer AV-Fistel. Die Patienten können je nach Lokalisation der Läsion in 2 Gruppen unterteilt werden, und zwar in solche, deren Stenose proximal/zentral, und in solche, deren Stenose peripher im Abstand bis etwa 5 cm zur Anastomose der AV-Fistel lokalisiert war.

Proximale Läsionen fanden sich bei 4 Patienten; in zweien dieser Fälle entwickelten sich die proximalen Läsionen erst Monate bis Jahre nach der Behandlung von peripheren Stenosen. Die Stenosen fanden sich in der V. brachiocephalica, der V. subclavia, der V. axillaris und an der Mündung der V. cephalica. Ein Patient verschied

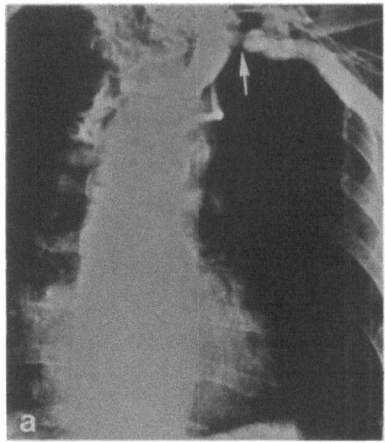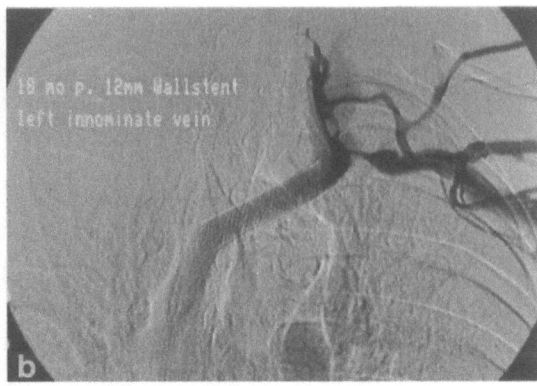

Abb. 5a, b. 43jährige Patientin mit Dialyseshunt am linken Oberarm, Status nach Subclaviakatheter (Fall 9). **a** Die Armphlebographie links zeigt eine massive Stenose der V. anonyma mit zahlreichen Kollateralen sowie eine fragliche Stenose an der Einmündung der V. subclavia *(Pfeil)*, damals interpretiert als Venenklappe. Status nach zweimaliger Dilatation der V. anonyma. **b** Die Kontrollphlebographie nach 18 Monaten zeigt eine perfekte Durchgängigkeit des voll expandierten Stents. An der Einmündung der V. subclavia hat sich jetzt eine hochgradige Stenose gebildet. Keine Symptomatik

5 Monate nach „Stenting", wobei die Dialyse bis zum Tod möglich war. Allerdings kam es zu einer Armschwellung, und eine Phlebographie zeigte eine neue proximale Stenose in 3 cm Abstand von der ersten geschienten Läsion. Letztere war frei durchgängig ohne Zeichen eines Rezidivs. Der Follow-up bei den anderen 3 Patienten betrug 1–30 Monate. Eine Patientin, bei der eine Stenose der linken V. brachiocephalica geschient worden ist, erhielt nach 8 Monaten ein Nierentransplantat; gleichzeitig wurde die AV-Fistel reseziert. Eine Kontrollphlebographie 18 Monate nach Endoprotheseneinlage zeigte bei der asymptomatischen Patientin eine frei durchgängige V. brachiocephalica (Abb. 5). Neu hingegen hatte sich eine hochgradige Stenose an der Einmündung der linken V. subclavia gebildet, welche aber wegen der fehlenden Symptomatik nicht behandelt wurde. Die Patientin ist 30 Monate nach dem Ersteingriff immer noch asymptomatisch. Bei den zwei anderen Patienten bestanden primär periphere Läsionen. Beim ersten mußte ein Rezidiv der Stenose an der Einmündung der V. cephalica in die V. subclavia 10 Monate nach Schienung wegen intimaler Hyperplasie redilatiert werden. Beim zweiten Patienten mußte 9 Monate nach Schienung zweier kurzer Segmente in der V. subclavia und axillaris das dazwischenliegende, nicht geschiente Stück wegen einer neu aufgetretenen, hochgradigen Stenosierung ebenfalls mit einer Endoprothese versorgt werden (Abb. 6).

Periphere Läsionen fanden sich bei 5 Patienten, wobei, wie oben erwähnt, 2 Patienten zusätzliche zentrale Läsionen nach 6 und 12 Monaten entwickelten. Nachkontrollen bei diesen Patienten erstreckten sich über einen Zeitraum von 3–28 Monaten. Beim ersten Patienten kam es einen Tag nach Stentimplantation zu einem akuten Verschluß wegen forcierter sportlicher Betätigung. Es gelang, die Vene perkutan zu rekanalisieren, nach 4½ Monaten entwickelte sich jedoch eine massive intimale

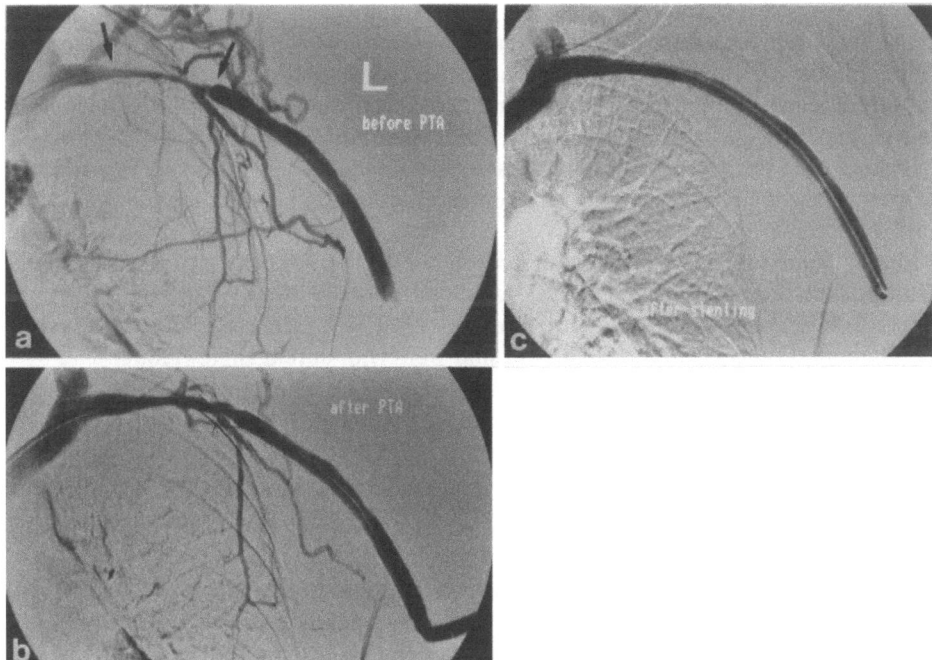

Abb. 6a–c. 34jährige Patientin mit Dialyseshunt (Gortex-Graft) am linken Oberarm. Status nach Endoprotheseneinlage in der proximalen Anastomose und V. axillaris und subclavia (Fall 15). **a** Die Shuntdarstellung zeigt hochgradige neue Stenosen im nicht geschienten Anteil der V. axillaris und subclavia *(Pfeile)*. Abfluß teilweise über ausgeprägte Kollateralen. **b** Nach Dilatation mäßige Besserung des Lumens. Immer noch deutlicher kollateraler Abfluß. **c** Nach Prothesenimplantation (10 mm) regelmäßiges, gut durchgängiges Lumen. Die Kollateralen kommen nicht mehr zur Darstellung

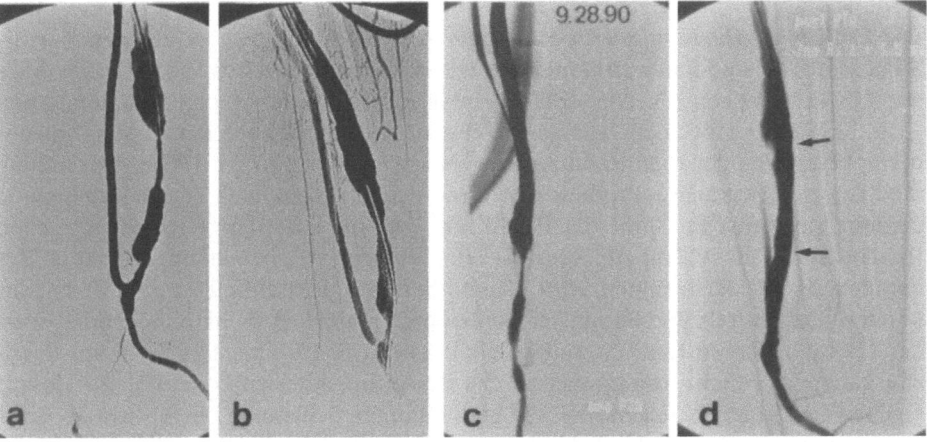

Abb. 7a–d. 73jährige Patienten mit distalem Dialyseshunt. Status nach PTA der Anastomose und zweimaliger PTA des venösen Schenkels. **a** Arteriogramm des Vorderarms: hochgradige Rezidiv-Stenose im venösen Schenkel. Anastomose gut durchgängig. **b** Nach Dilatation und Stenteinlage (8 mm) deutlich gebessertes Lumen mit raschem Abfluß. **c** Shuntdarstellung nach 6 Monaten: Rezidivstenose im Stent. **d** Nach Dilatation wieder gut durchgängiger venöser Schenkel *(Pfeile)*. Das Lumen ist durch die Selbstexpansionskraft der Prothese eher weiter als in **b**

Hyperplasie, deren sekundäre perkutane Behandlung abgelehnt wurde, so daß es schließlich nach 5 Monaten zum vollständigen Graftverschluß kam. Ein weiterer Patient erhielt 4½ Monate nach der Endoprothese eine Nierentransplantation, die Kontrolle einen Monat später zeigte eine deutliche intimale Hyperplasie, der Shunt wurde jedoch nicht mehr benutzt. Zwei weiteren Patienten wurde nach 22 und 27 Monaten eine Niere transplantiert. Restenosierungen infolge intimaler Hyperplasie erforderten jedoch insgesamt 10 Sekundärinterventionen bei 3 Patienten zwischen 3 und 9 Monaten nach „Stenting" (Abb. 7). Allein 7 dieser Sekundärinterventionen waren bei einer einzigen Patientin erforderlich (Nr. 15). Wegen eines perioperativen Blutdruckabfalls anläßlich einer Abdominaloperation 20 Monate nach der ursprünglichen Schienung kam es zu einem Shuntverschluß, der jedoch operativ saniert werden konnte. Die gestenteten Segmente sind weiterhin durchgängig (Abb. 6).

Komplikationen

Zwei akute Verschlüsse (Pat. 3 und 12) konnten erfolgreich perkutan behandelt werden. Bei einem Patienten (Nr. 2) mit einer kurzstreckigen Stenose der V. cava superior kam es zu einer Kranialdislokation des Gianturco-Stents um etwa 3 cm, so daß zwei weitere Stents zur Behebung der Tumoreinengung plaziert werden mußten. Sonst sahen wir keine schweren Komplikationen. Insbesondere traten keine weiteren Stentverlagerungen, Gefäßrupturen oder Infektionen auf.

Diskussion

Die häufigste Anwendung der perkutanen Angioplasie im venösen System betrifft Stenosen bei Hämodialysepatienten. Diese Stenosen finden sich vor allem im venösen Ausflußtrakt von AV-Dialysefisteln oder im Bereich der brachiozephalen Venen [2, 9, 10]. Bisher gibt es nur wenige Berichte über die perkutane Behandlung von anderen benignen oder tumorinduzierten venösen Stenosen [11, 12]. Die Anwendung flexibler endovaskulärer Prothesen eröffnet neue Perspektiven in der Behandlung venöser Strikturen im Sinne der Ergänzung oder als Alternative zur chirurgischen Behandlung. Tumorbedingte Stenosen oder Verschlüsse, bei denen alternative Behandlungen wie Bestrahlung oder Chemotherapie nicht zum Ziel geführt haben, können jetzt mittels endoluminaler Schienung erfolgreich palliativ behandelt werden. Bei der oberen Einflußstauung, die bei etwa 3–4% aller Patienten mit Bronchuskarzinom auftritt, erfolgt eine rasche Besserung der Symptomatik [13]. Unsere eigenen Erfahrungen zeigen, daß die endoluminale Schienung der V. cava superior auch bei späterem Verschluß durch Tumoreinwachsen oder Thrombose die akute Phase zu überbrücken hilft, weil Zeit für die spontane Bildung von Kollateralen gewonnen wird. Endoluminale Gefäßprothesen sind auch zur Behandlung der Tumorkompression oder von fibrotischen Stenosen nach Bestrahlung im Bereich der V. cava inferior und der Beckenvenen geeignet.

Da zur Zeit der Wallstent nur als Prototyp in größeren Durchmessern als 14 mm zur Verfügung steht, mußten wir für große Gefäßkaliber (20–30 mm) in 2 Fällen die Gianturco-Prothese verwenden. Da diese Stents in der Längsachse relativ steif sind, kann es vorkommen, daß der Stent aus sehr kurzen, hochgradigen Stenosen herausrutscht, was bei einem unserer Patienten der Fall war. Durch das Plazieren weiterer Stents kann dieses Problem aber behoben werden.

Stenosen nach chirurgischen Venenrekonstruktionen oder beim sog. Venensporn sind eine weitere wichtige Indikation für Implantationen von Endoprothesen im venösen System. Unsere 2 Fälle mit Langzeitnachkontrollen von 45 und 53 Monaten zeigen, daß Spätkomplikationen bzw. Rezidivverschlüsse in großen Venen nicht zu erwarten sind. Daher glauben wir auch, daß bei Patienten mit May-Turner-Syndrom die Ballondilatation, verbunden mit einer Endoprotheseneinlage, die Methode der Wahl darstellt und die chirurgische Therapie ersetzen sollte.

Neben Strikturen der AV-Anastomose sind Stenosen im venösen Ausflußtrakt die häufigste Ursache einer Dysfunktion von Dialyseshunts [2, 14]. Bei Cimino-Shunts sind die Stenosen meist in der drainierenden Vene oder im Falle eines Grafts im Bereich der proximalen Anastomose zu finden. Stenosen der brachiozephalen Venen stellen eine weitere Komplikation bei Hämodialyseshunts dar [9, 15–18]. Als mögliche Ursachen dieser Läsionen kommen Gefäßwandschädigungen durch Katheterisierung bzw. zentrale Venenkatheter, Turbulenzen infolge des erhöhten Flows, insbesondere im Bereich von Klappen sowie die abnorme Funktion von dialysegeschädigten Blutplättchen in Frage [17, 18]. Die konventionelle Ballondilatation der peripheren wie auch der mehr zentral gelegenen Läsionen ist meist unbefriedigend und zeigt eine Durchgängigkeitsrate von 45% nach einem Jahr und von nur 12% nach 2 Jahren [15]. Intimale Hyperplasie und perivenöse Fibrose sind die hauptsächlichen Ursachen dieser Restenosierungen nach Angioplastie [3]. Deshalb wurden endoluminale Endoprothesen im Hinblick auf ein verbessertes Langzeitresultat verwendet. Unsere Erfahrungen zeigen aber, daß trotz Endoprotheseneinlage Restenosierungen aufgrund einer intimalen Hyperplasie weiterhin ein ernsthaftes Problem darstellen. Die wiederholte PTA oder perkutane Atherektomie als Sekundärinterventionen zur Erhaltung der Shuntfunktion sind bei den peripheren Läsionen praktisch die Regel. Die zeitlichen Intervalle zwischen den Interventionen konnten jedoch häufig im Vergleich zur alleinigen Ballondilatation verdoppelt oder verdreifacht werden. Zentrale Läsionen im Bereich der brachiozephalen Venen scheinen im Vergleich zu den peripheren, shuntnahen Stenosen weniger zu Restenosen zu neigen. Es ist aber zu beachten, daß sich neue Läsionen außerhalb des direkt geschienten Bereichs entwickeln können. Die Zeit, bis sich eine intimale Hyperplasie innerhalb des geschienten Bereichs nach Stenteinlage manifestiert, variierte bei unseren Patienten von etwa 4 bis zu 10 Monaten, wobei sich diese Stenosen meist auffallend leicht dilatieren ließen. Trotz dieser teils häufigen Reinterventionen glauben wir, daß die Gefäßschienung bei Dialysepatienten eine eindeutige Verbesserung bringt, da die Shuntfunktion dadurch ohne größere chirurgische Interventionen erheblich verlängert werden kann. Zudem sind die Sekundärinterventionen technisch meist einfach und erfolgreich. Endoprothesen sind sowohl für Patienten, die in einem Transplantationsprogramm stehen, wie auch für solche mit lebenslangen Hämodialysen indiziert. Wir verwenden jedoch die Stents nur bei solchen Patienten, bei denen die Angioplastie primär kein befriedigendes Lumen erbringt oder die nach einfacher Angioplastie in immer kürzeren Abständen (weniger als 2 Monate) Rezidive zeigen. Allerdings sollten Endoprothesen dort nicht verwendet werden, wo der AV-Shunt primär keine Funktionstüchtigkeit erreicht oder wo das zu punktierende venöse Segment zu kurz würde. Der Stentbereich kann für die Dialyse nicht mehr direkt punktiert werden.

Schlußfolgerungen

Die palliative Endoprothesenbehandlung von tumorbedingten Venenobstruktionen stellt eine wichtige Indikation insbesondere bei Patienten mit venösen Einflußstauungen dar.

Gefäßendoprothesen sind auch eine wichtige Bereicherung zur Behandlung von Stenosen nach chirurgischen Venenrekonstruktionen und könnten unseres Erachtens die chirurgische Behandlung beim May-Thurner-Syndrom ersetzen. Auch postthrombotische Einengungen großer Venen stellen wahrscheinlich eine gute Indikation für Gefäßendoprothesen dar.

Die Verwendung von Endoprothesen als mechanische Stütze kann die Shuntfunktion bei Hämodialysepatienten erheblich verlängern. In Anbetracht der chirurgisch oft schwierigen Verhältnisse bei mehrfach voroperierten Patienten scheint uns die Möglichkeit einer nichtoperativen Verlängerung der Shuntfunktion über Jahre hinaus auch bei häufig notwendigen perkutanen Rezidiveingriffen gerechtfertigt. Die Endoprotheseneinlage ist deshalb vor allem auch bei Patienten in einem Transplantationsprogramm indiziert, um die Hämodialyse bis zur vollen Funktion der Transplantatniere zu garantieren.

Literatur

1. Wilms G, Baert AL, Nevelsteen A, Suy R, Verbrugge H, Hauglustaine D, Michielsen P (1989) Balloon angioplasty of venous structures. JBR-PTR 72:273–277
2. Hunter DW, Castaneda-Zuniga WR, Coleman CC, Young AT, Salomonowitz E, Mercado S, Amplatz K (1984) Failing arteriovenous dialysis fistulas: Evaluation and treatment. Radiology 152:631–635
3. Zollikofer CL, Largiadèr I, Brühlmann WF, Uhlschmid GK, Marty AH (1988) Endovascular stenting of veins and grafts: Preliminary clinical experience. Radiology 167:707–712
4. Charnsangavej CH, Carrasco CH, Wallace S, Wright KC, Ogawa K, Richli W, Gianturco C (1986) Stenosis of vena cava: Preliminary Assessment of treatment with expandable metallic stents. Radiology 161:295–298
5. Günther RW, Vorwerk D, Bohndorf K, et al (1989) Venous stenoses in dialysis shunts: Treatment with self-expanding metallic stents. Radiology 170:401–405
6. Moradian GP, Hunter DW, Castaneda F, et al (1989) Clinical experience with placement of Gianturco vascular stents in the venous system. 75th Annual Meeting of the Radiological Society of North America, Chicago, December 1989
7. Antonucci F, Zollikofer CL, Salomonowitz E, Hugentobler M, Stuckmann G (1990) Stenotic veins, grafts and dialysis shunts: Treatment with self-expanding prostheses. Presented at the 76th Scientific Assembly and Meeting of the RSNA, Chicago, November 1990

8. Rousseau H, Morfaux V, Joffre F, Tor That H, Goudable C, Partoli P, Yong MY (1984) Treatment of hemodialysis arteriovenous fistula stenosis by percutaneous implantation of a new intravascular stent. Interventional Radiology Radiology 4:161–169
9. Vanherwegher JL, Cabolet P, Dhaene M, et al (1986) Complications related to subclavian catheters for haemodialysis. Am J Nephrol 6:339–345
10. Schwab SJ, Quarles LD, Middleton JP, Cohan RH, Saeed M, Dennis VW (1988) Haemodialysis-associated subclavian vein stenosis. Kidney Int 33:1156–1159
11. Werner WR, Sievers KW, Serdarevic M (1988) Über eine perkutane transluminale Angioplastie (PTA) der Vena brachiocephalica bei Sarkoidose mit oberer Einflußstauung. Radiologe 28: 429–432
12. Capek P, Cope C (1989) Percutaneous treatment of superior vena cava syndrome. AJR 152: 183–184
13. Putman JS, Uchida BT, Antonovic R, Rösch J (1988) Superior vena cava syndrome associated with massive thrombosis: Treatment with expandable wire stents. Radiology 167:727–728
14. Glanz S, Gordon D, Butt KMH, et al (1984) Dialysis access fistulas: Treatment of stenoses by transluminal angioplasty. Radiology 152:637–642
15. Glanz S, Gordon DH, Lipkowitz GS, Butt KMH, Hong J, Sclafani SJ (1988) Axillary and subclavian vein stenosis: Percutaneous angioplasty. Radiology 168:371–373
16. Ingram TL, Reid SH, Tisnado J, Cho SR, Posner MP (1988) Percutaneous transluminal angioplasty of brachiocephalic vein stenoses in patients with dialysis shunts. Radiology 166:45–47
17. Barrett N, Spencer S, McIvor J, Brown EA (1988) Subclavian stenosis: a major complication of subclavian dialysis catheters. Nephrol Dial Transplant 3:423–425
18. Gaux JC, Bourgelot P (1990) Percutaneous transluminal angioplasty of arteriovenous shunts. In: Dondelinger RF, Rossi P, Kurdziel JC, Wallace S (eds) Interventional radiology. Thieme, Stuttgart, pp 662–669

TIPSS: Transjugulär angelegter, intrahepatischer portosystemischer Stentshunt bei portaler Hypertension

G. M. RICHTER, G. NÖLDGE, M. RÖSSLE und J. C. PALMAZ

Die endoskopische Sklerosierung ist allgemein als Methode der Wahl zur Primärbehandlung von Varizenblutungen bei portaler Hypertension akzeptiert [12, 20, 36]. Operative druckentlastende Shuntverfahren werden hauptsächlich bei Leberzirrhosepatienten mit rezidivierenden Varizenblutungen nach mehrfacher und technisch suffizienter Sklerosierung im metabolischen Stadium Child A und B angewandt [11, 12, 20]. Für Patienten in schlechtem Allgemeinzustand und besonders im Child-Stadium C kommen allerdings beide Verfahren häufig nicht mehr in Betracht [3, 12]. Nachdem bereits 1967 Hanafee die Möglichkeit eines transjugulären, transhepatischen Zugangsweges zum Pfortadersystem beschrieben hatte [14], nutzte Rösch 1969 erstmals erfolgreich diese Route für eine interventionell-radiologisch erzielte, intrahepatische Verbindung zwischen Lebervene und Pfortader in einem Schweinemodell [34]. Colapinto gelang die erste klinische Anwendung: Er versuchte, zuvor intrahepatisch geschaffene venoportale Parenchymtrakte durch Langzeitballondilatation offen zu halten [4]. Wegen der relativ häufigen Wiederverschlüsse konnte sich diese Technik bisher allerdings nicht klinisch durchsetzen [1, 13]. Palmaz berichtete dagegen über hervorragende Langzeitergebnisse portosystemischer Shunts in einem Hundemodell, bei dem eine zuvor geschaffene portokavale Anastomose mit der von ihm entwickelten Gefäßendoprothese gestützt und permanent offen gehalten werden konnte [21, 22]. Somit erschien der Versuch gerechtfertigt, ein Verfahren zur dauerhaften Etablierung eines portosystemischen Shunts mit Hilfe solcher Gefäßstents auch beim Menschen zu entwickeln.

Material und Methode

Studiencharakteristika

Nach der erfolgreichen Etablierung eines Hundemodells zu TIPSS bei portaler Hypertension [21, 22] wurde der Ethikkommission der Universitätskliniken Freiburg ein Studienprotokoll[1] zur klinischen Erprobung des Konzeptes des perkutan (transjugulär) angelegten, intrahepatischen portosystemischen Shunts mit Hilfe vaskulärer En-

---

[1] Studienleiter für den radiologisch-interventionellen Teil G. M. Richter, für den gastroenterologischen Teil M. Rössle

Friedmann/Gross-Fengels/Neufang (Hrsg.)
Stent-Implantationen und vaskuläre MR-Diagnostik
© Springer-Verlag Berlin Heidelberg 1991

doprothesen vorgelegt. Nach der Genehmigung gelang im Januar 1988 erstmals ein perkutaner portosystemischer Shunt bei einem Patienten mit den schwersten Symptomen einer portalen Hypertension im Child-Stadium C [31–33]. Seit der Zeit wurde in Zusammenarbeit zwischen den radiodiagnostischen Abteilungen der Universitätskliniken Heidelberg und Freiburg mit deren gastroenterologischen Abteilungen sowie dem Miami Vascular Institute (Miami, Florida, USA, Leiter B.T. Katzen, MD) in einer Pilotstudie an bislang 24 Patienten die technische Durchführbarkeit und klinische Wertigkeit der neuen Technik untersucht.

Indikationen, Studieneinschlußkriterien

Absolute Voraussetzungen zur Einbeziehung eines Patienten in die Studie sind: die Undurchführbarkeit einer chirurgischen Intervention bei nicht mehr erfolgversprechend fortführbarer konservativ-internistischer Therpaie einschließlich endoskopischer Sklerosierung. Im einzelnen gelten folgende Einschlußkriterien:

– hohes Mortalitätsrisiko für Shunt-Op. (Alter ≥ 70 Jahre),
– hohes Mortalitätsrisiko für Sperr-Op. (Alter ≥ 70 Jahre),
– chronisch-rezidivierende Varizenblutung,
– aussklerosierte Ösophagusvarizen,
– nicht sklerosierbare Magenfundusvarizen,
– fehlgeschlagener operativer Shunt,
– histologisch gesicherte Leberzirrhose,
– Lebervenenverschlußdruck minus freier Lebervenendruck $\geq 20\,mmHg$,
– Einwilligung des Patienten in Kenntnis des Studiencharakters,
– Ausschluß akuter entzündlicher Erkrankungen.

Stadieneinteilung der Leberzirrhose und präinterventionelle Diagnostik

Anhand des vorliegenden klinischen Bildes sowie der pathologisch veränderten Laborwerte wird eine Stadieneinteilung der Leberzirrhose nach der Klassifikation von Child und Turcotte [3], modifiziert nach der Punkteskala von Conn [7] mit den in Tabelle 1 zusammengestellten Kriterien durchgeführt.

Klinische Diagnostik

Diese umfaßt im einzelnen: Erhebung der allgemeinen und speziellen Anamnese mit Zeitdauer und Ursache der portalen Hypertension sowie Protokollierung bisheriger Therapieverfahren; Feststellung von Blutbeimengungen im Stuhl, des Bauchumfangs, leberzirrhosespezifischer Hautveränderungen und des Körpergewichts; Ausschluß eines entzündlichen klinischen Krankheitsbildes. Eine hepatische Enzephalopathie wird überprüft (leichtere Formen) mittels des Zahlenverbindungstestes nach Conn [6], altersgewichtet (Tabelle 2) als sogenannter PSE-Syndrom-Test in Kurzform nach Schomerus [41], und des Folstein-Testverfahrens [10]; die Beurteilung schwererer Formen erfolgt klinisch: Stadium 3; Stupor und Verwirrung, Stadium 4: Koma.

Tabelle 1. Einzelkriterien der Klassifikation der Leberzirrhose zur Stadieneinteilung nach Child und Turcotte [3], modifiziert nach der Punkteskala von Conn [26]

	Child-Turcotte-Klassifikation		
	Stadium A	Stadium B	Stadium C
Serumbilirubin [mg/dl]	<2,0	2,0–3,0	>3,0
Serumalbumin [g/dl]	>3,5	3,0–3,5	<3,0
Aszites	∅	Gut kontrolliert	Schlecht kontrolliert
Hepatische Enzeph.	∅	Gering	„Koma"
Ernährungsstatus	Ausgezeichnet	Gut	Schlecht

Modifizierte Klassifikation nach Conn[a]

5– 7 Punkte =	Stadium A
8–12 Punkte =	Stadium B
13–15 Punkte =	Stadium C

[a] Die Punktezahl basiert auf den 5 Originalkriterien der Child-Turcotte-Klassifikation und entsteht aus der voneinander unabhängigen Zuordnung der 5 oben dargestellten Kriterien zu den 3 Stadien, wobei für Stadium A = 1 Punkt, Stadium B = 2 Punkte, Stadium C = 3 Punkte berechnet werden

Tabelle 2. Nach Schomerus alterskorrigierte Fassung (PSE-Syndrom-Test, Kurzform) des Zahlenverbindungstestes nach Conn zur Ermittlung des Schweregrades einer hepatischen Enzephalopathie

Alter (Jahre)	Normal [s]	Stadium 1 [s]	Stadium 2 [s]
<45	<46	47– 66	67– 80
46–60	<53	54– 73	74– 90
>60	<90	91–130	131–165

Die *nichtinvasive Diagnostik* beinhaltet: umfassender *Laborstatus* mit Bestimmung leber- und gallewegsspezifischer Enzyme (LDH, GPT, GOT, GLDH, CHE, AP), des Gesamteiweißes mit Eiweißelektrophorese, der Retentionswerte, des Gerinnungsstatus, des großen Blutbildes, von Ammoniak und Elektrolyten, spezifischer Lebertumormarker (α-Fetoprotein) und Hepatitisserologie. Des weiteren erfolgen: abdominelle *Sonographie* (B-Mode und Duplex) mit Darstellung der Pfortaderflußverhältnisse und Aszitesquantifizierung, *Thoraxröntgen* in 2 Ebenen und *EKG*.

Als *invasive Diagnostik* erfolgen: *Endoskopie* mit Beurteilung des Schweregrades der Varizen, gastraler Blutmengen, bei Nachweis einer aktiven Blutung gegebenenfalls Sklerosierung. *Katheterangiographie* (arterielle DSA) mit Darstellung der Viszeralarterien sowie damit indirekt des gesamten pfortaderabhängigen venösen Strombereichs mit schwerpunktmäßiger Abbildung von V. lienalis, V. mesenterica inferior und superior, V. coronaria ventriculi (Syn.: V. gastrica dextra et sinistra), V. portae sowie aller portosystemischen Varizendrainagen. Bei fehlender histologischer Sicherung der Leberzirrhose erfolgt Leberblindpunktion.

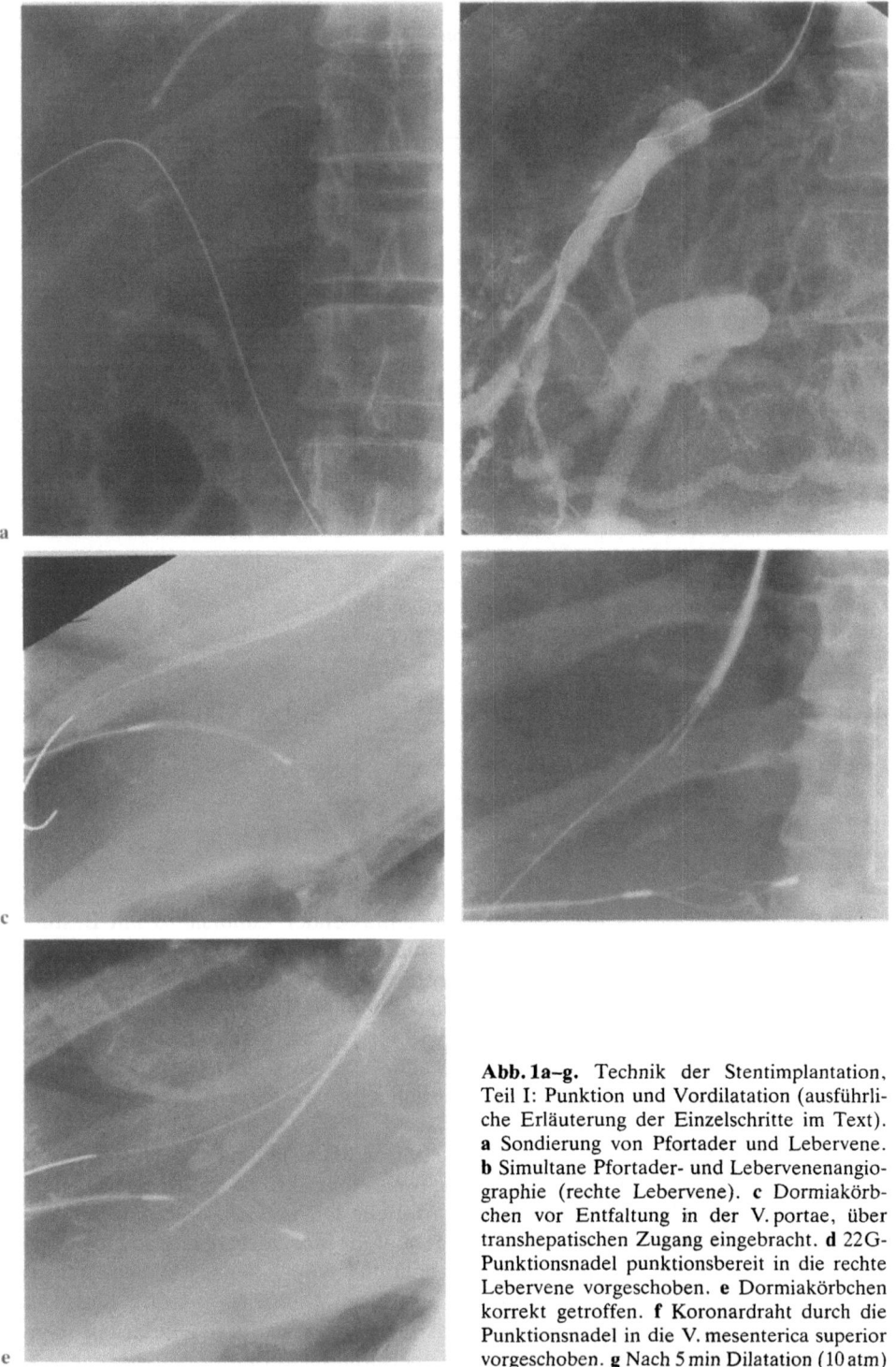

Abb. 1a–g. Technik der Stentimplantation, Teil I: Punktion und Vordilatation (ausführliche Erläuterung der Einzelschritte im Text). **a** Sondierung von Pfortader und Lebervene. **b** Simultane Pfortader- und Lebervenenangiographie (rechte Lebervene). **c** Dormiakörbchen vor Entfaltung in der V. portae, über transhepatischen Zugang eingebracht. **d** 22G-Punktionsnadel punktionsbereit in die rechte Lebervene vorgeschoben. **e** Dormiakörbchen korrekt getroffen. **f** Koronardraht durch die Punktionsnadel in die V. mesenterica superior vorgeschoben. **g** Nach 5 min Dilatation (10 atm)

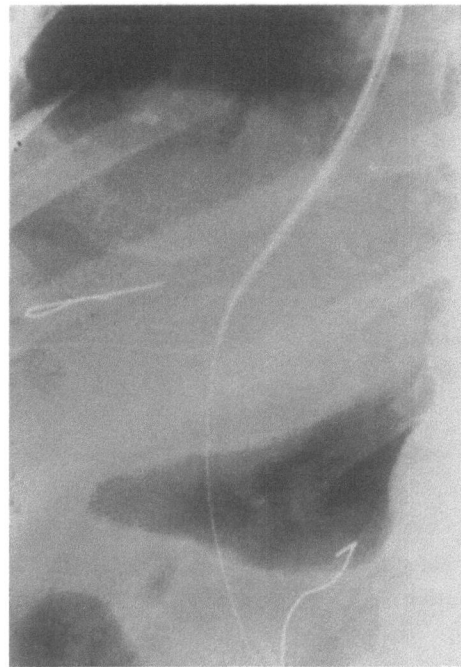
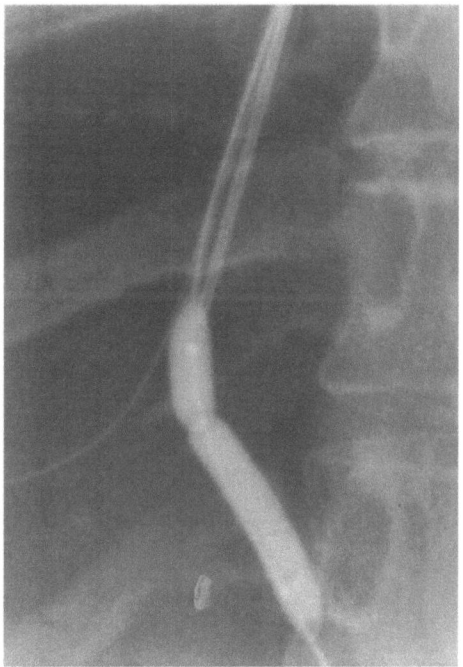

f   g

Vorbereitung

Sämtliche unter Notfallbedingungen aufgenommenen Patienten werden durch Not-
fallendoskopie mit Sklerosierung und intensivmedizinische Maßnahmen mit Substi-
tutionstherapie so gut wie möglich in einen elektiv behandelbaren klinischen Zustand gebracht.

Im einzelnen werden folgende Maßnahmen durchgeführt, wenn erforderlich: As-
zitesdrainage auf eine Maximalmenge von 2 l (mit Ausnahme des ersten Patienten),
Korrektur eines Gesamteiweißdefizits, Substitution: auf Hb >9 mg/dl, Thrombozytenzahl >80 000/µl, Korrektur eines schweren Koagulationsdefizits mit Vollblut bis
Quick >50%, Elektrolytsubstitution, Darmsterilisierung zur Verminderung entera-
ler NH$_3$-Resorption bei gastrointestinaler Blutung (Bifiteral), prophylaktische Antibiotikatherapie. Anlage eines von peripher und eines von rechts gelegten transjugulären Weges.

Technische Durchführung (Abb. 1 und 2)

Die technische Durchführung ist unmittelbar an das Vorhandensein einer modernen
Angiographieanlage mit hochauflösender Durchleuchtung in Mehrebenendarstellung (sogenannter C-Bogen) sowie der Möglichkeit einer elektronischen Bildsub-
traktion (DSA) mit entsprechender Softwareausstattung (Bildspeicherung, „road-
mapping" u. a. m.) geknüpft.

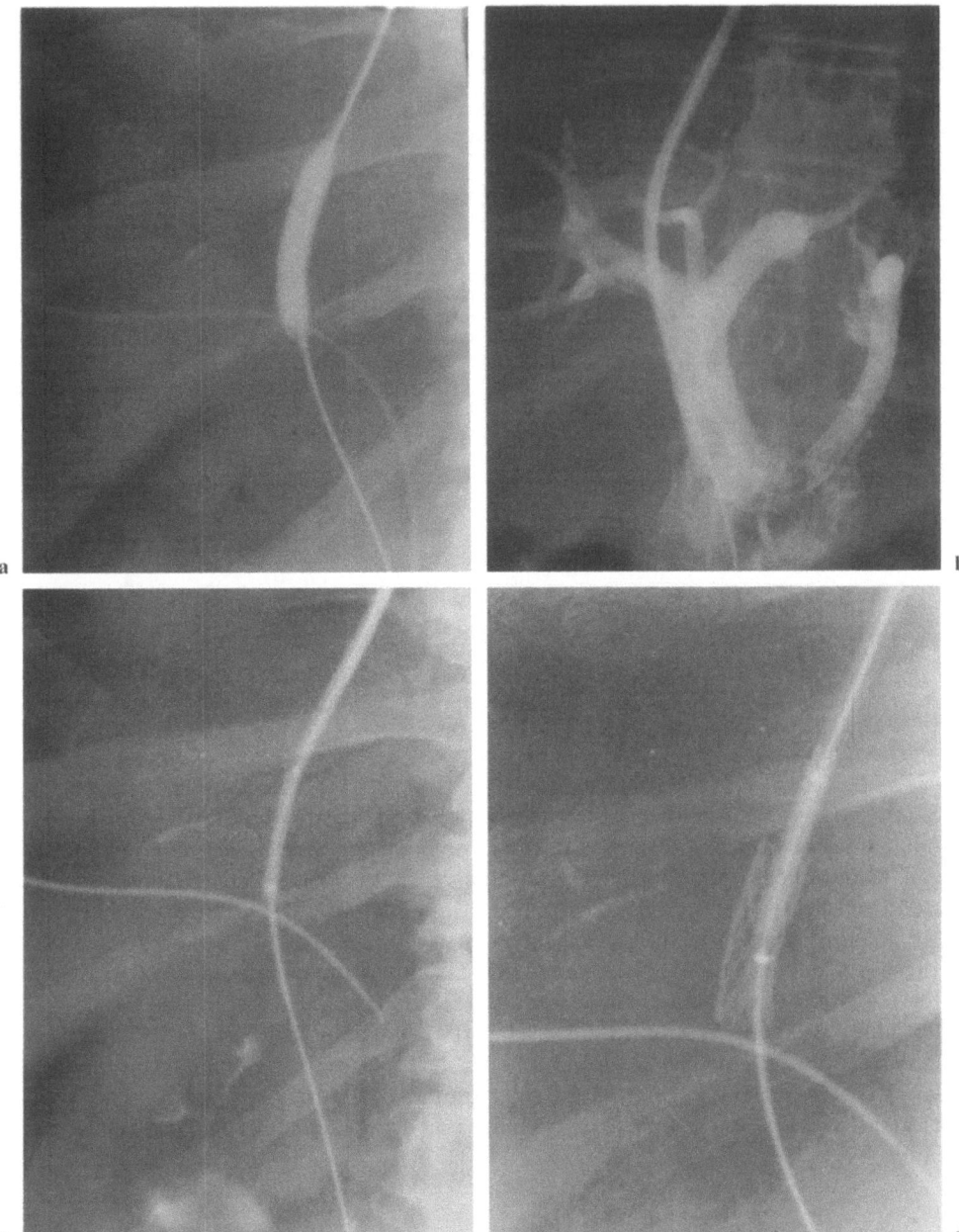

Abb. 2a–f. Technik der Stentimplantation, Teil II: Stentschienung des intrahepatischen Shunttrakts (ausführliche Erläuterung der Einzelschritte im Text). **a** Nach 30 min Dilatation: Ballontaille verschwunden. **b** Nach Vorschieben der Schleuse zur Stentimplantation kein Shunten erkennbar. **c** Vorschieben des ersten Stents, der zuerst distal in der Pfortader eingesetzt wird. **d** Vorschieben des 2. Stents, der proximal mit der Vene überlappend eingesetzt wird. **e** Nach Entfaltung beider Stents auf 8 mm. **f** Bei Pfortaderdarstellung jetzt deutlicher Shuntfluß erkennbar

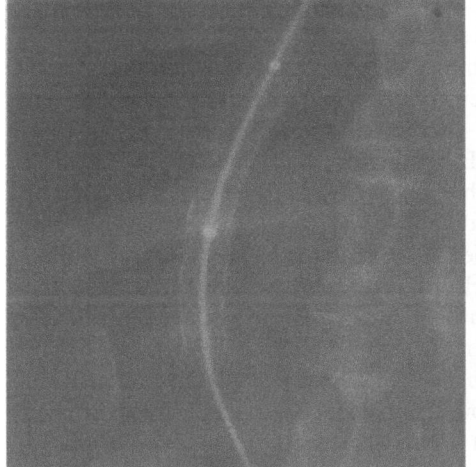

e

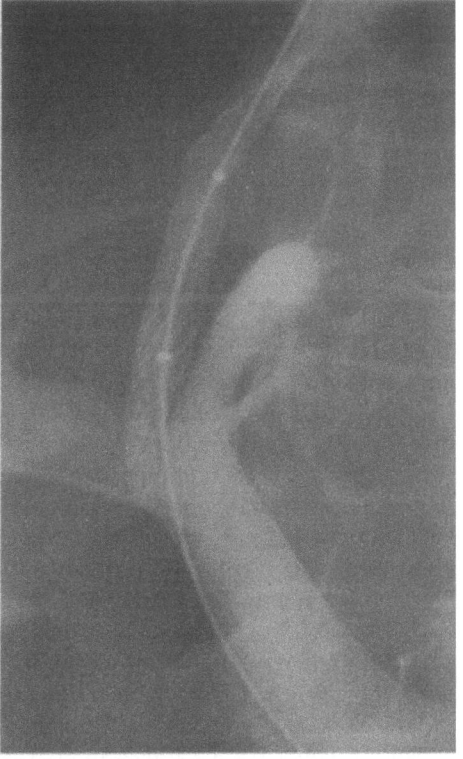

f

Vor der Intervention erfolgt die Terminabsprache mit einem Chirurgenteam und die Bereitstellung von mindestens 6 gekreuzten Vollblutkonserven. Der Eingriff selbst wurde von Patient 2 bis 12 zweizeitig mit folgender Technik durchgeführt:

Als erster Schritt Etablierung eines perkutan-transhepatischen Zugangs zum Pfortadersystem: Punktion peripherer rechter Pfortaderäste im üblichen Zugangsweg (10. ICR, Medioaxillarlinie) mittels einer teflonummantelten 18,5 cm langen 17G-Punktionsnadel mit Trokar (Unidwell-Punktionsnadel, 5F, Angiomed, Karlsruhe), Einlage eines geraden 5F-Katheters (verschiedene Fabrikate) in die V. mesenterica superior (beim ersten Patienten einzeitig).

24 h später Austausch des bereits bestehenden, transjugulären venösen Zugangs gegen eine 30 cm lange 10F-Gefäßschleuse (Cook, Bloomington, Indiana, USA). Nach deren Vorschieben in die V. cava inferior vor die Lebervenenmündung Sondierung der rechten Lebervene mit einem 7F-Selektivkatheter (verschiedene Fabrikate, Konfiguration: „multipurpose") und darüber Einlage eines Spezialführungsdrahts (0,020", 185 cm lang, 6 cm lange ultraweiche Gold-Wolfram-Spitze; Schneider-Medintag, Zürich, Schweiz) tief in die Lebervene (Abb. 1a); Plazieren eines 7F-Ballonokklusionskatheters (Ballondurchmesser 13 mm, BSIC, Hilden) in den Hauptstamm der rechten Lebervene. Simultane Darstellung von Pfortader und okklusionsphlebographisch der Lebervene in a.-p.- und jeweils 45°-links- und -rechts-Schrägprojektion (Abb. 1b und c). Dann Bestimmung des portosystemischen Druckgradienten mit Er-

mittlung des Pfortader- und des Lebervenenverschlußdrucks, des freien Lebervenen-
drucks sowie des Drucks in der V. cava inferior.

Nach Festlegung einer so gerade wie möglich verlaufenden Verbindungsstrecke
zwischen Hauptstamm der rechten Lebervene und einem der Pfortaderhauptäste Vor-
biegen einer 65 cm langen Punktionsnadel – hergestellt für die transseptale Linkherz-
punktion (Brockenbrough-Nadel, Cook, Bloomington, Indiana, USA) – für die zu
erwartende Punktionsrichtung und Vorschieben der Nadel über einen geraden 8F-
Teflonkatheter (Cook, Bloomington, Indiana, USA), letzterer zuvor über Führungsdraht in die gewünschte Position in der Lebervene eingebracht. Durch Zurückziehen des Katheters Freisetzen der Nadelspitze und schrittweises Vorwärtsstechen
der Punktionsnadel (Abb. 1d) in die Richtung eines zuvor im rechten Pfortaderast
als Zielpunkt entfalteten Dormiakörbchens (0.040″, Angiomed, Karlsruhe). Nach
korrekter intravaskulärer Nadellage (Abb. 1e) Einführung eines ultradünnen Führungsdraht (0,014″, 25 cm Gold-Wolfram-Spitze, Schneider-Medintag, Zürich, Schweiz)
durch die Brockenbrough-Nadel hindurch in die V. mesenterica superior (Abb. 1f),
Entfernen der Nadel und über den dünnen Führungsdraht Vorführen einer 4F-Me-
tallversteifungssonde (Cook, Bloomington, Indiana, USA) mit gleicher Spitzen-
krümmung wie die Brockenbrough-Nadel bis in die Pfortader und darüber Einlage
eines ultrasteifen Führungsdrahtes (0.035″, „Amplatz Superstiff", BSIC, Hilden).
Darüber Vorführen eines Ballondilatationskatheters (z. B. Schneider-Medintag, Zürich, Schweiz), Vordilatation bis 8 mm über etwa 30 min bis zum Verschwinden jeglicher Ballontaille an der Pfortadereintrittsstelle (Abb. 1g und 2a). Nach Entfernen
des Ballonkatheters Vorschieben der 10F-Gefäßschleuse bis in den Pfortaderhauptstamm. In einer der vaskulären Implantation vergleichbaren Technik [23–27] Ballonexpansion von 1 bis 3 Palmaz-Stents („iliac Stent") bis zur völligen Schienung des
künstlichen Traktes (Abb. 2c–f). Anschließende Druckmessung in V. mesenterica
superior, V. portae, im Stentshunt, in der Lebervene und der V. cava inferior über einen geraden 5F-Katheter mit Seitloch (verschiedene Fabrikate), gleichzeitig parallel
zum Meßkatheter eingelegter Sicherungsdraht (0.035″, „Amplatz Superstiff", BSIC,
Hilden). Bei Senkung des portosystemischen Druckgradienten unter 20 mm Hg Be-
endigung des Eingriffs, ansonsten sukzessive Aufdilatation des Stentshunts mit größeren Ballonkatheteren in 1-mm-Schritten bis zur angestrebten Drucksenkung. Bei
Entfernung des perkutanen Pfortaderzugangs Embolisation des Traktes im Rückzug
mit 0,2–0,6 ml Ethibloc (Okklusionsgel, Ethicon, Hamburg, Norderstedt). Nach Entfernen der 10F-Schleuse Belassen eines geraden 5F-Katheters (verschiedene Fabrikate) transjugulär noch für 24 h über den Shunt hinweg als Pfortaderzugang.

Ab Patient 13 wurde auf den perkutan transhepatischen Zugang zum Pfortadersystem verzichtet, ebenso auf die aufwendige Mehrebenendarstellung des Leber-
venensystems. Zur Festlegung des Traktverlaufs dient ein Tage zuvor in identischer
Patientenlagerung angefertigtes indirektes Spleno- oder Mesenterikoportogramm,
das möglichst elektronisch in der Anlage gespeichert bleiben sollte. Dann kann es
während des technischen Ablaufs ständig zur Orientierung abgerufen werden.

Klinische Nachsorge

Im Anschluß an die Intervention verbleiben die Patienten in intensivmedizinischer
Überwachung bis zur Gewährleistung einer sicheren Shuntfunktion und eines kli-

nisch stabilen Zustands. Überwachungsschwerpunkte sind: intraperitoneale Blutung, Nachlaufen von Aszites, pneumonische Komplikation, Nierenfunktion, Elektrolytentgleisung, hepatische Enzephalopathie, Leberdekompensation. Die weitere Hospitalisation ist abhängig vom klinischen Gesamtzustand des Patienten. Thromboprophylaktische Maßnahmen werden individuell am Gerinnungsstatus der Patienten orientiert und umfassen kurzzeitige Heparingabe (Child-Stadium A) und Plättcheninhibition (Child-Stadium A, gegebenenfalls B, bei guter Gerinnung).

Nachsorgeuntersuchungen

Klinisch: Während der ersten Woche nach der Intervention engmaschige Kontrolle aller vitalen Funktionen. Danach im Abstand von 1 Monat, 3 Monaten und vierteljährlich Anwendung der gleichen Untersuchungsverfahren wie vor TIPSS mit Diagnostik der hepatischen Enzelphalopathie, eines eventuellen Aszites usw. (siehe oben).

Labor: Während der ersten Woche nach der Intervention engmaschige Bestimmung der auch vor der Intervention untersuchten Parameter mit Ausnahme der Hepatitisserologie und der Markerdiagnostik. Große Laboruntersuchungen dann 1 Monat, 3 Monate und weiter im vierteljährlichen Abstand.

Bildgebung: Während der intensivmedizinischen Überwachung tägliches Thoraxröntgen, mehrfach Duplex- und B-Mode Sonographie, danach im gleichen Rhythmus wie die Labordiagnostik. Gastroskopie während der ersten Woche, dann etwa in vierteljährlichen Abstand. Transvenöse (transfemoral oder transjugulär) Pfortader- und Shuntangiographie halbjährlich.

Beurteilungskriterien

In der Pilotstudie werden folgende Kriterien geprüft:

– technische Durchführbarkeit des Konzepts,
– klinische Wirksamkeit des Shunts (Aszites- und Blutungskontrolle),
– Offenbleiben des Shunts,
– Entwicklung einer hepatischen Enzephalopathie,
– Shuntmenge,
– Leberinsuffizienz,
– technische Verbesserungsmöglichkeiten.

Zur statistischen Auswertung erfolgt die Anwendung verschiedener Verfahren: bei Betrachtung von Laborergebnissen oder anderer absoluter und durchschnittlicher Zahlenwerte mit Angabe von Durchschnitt und Standardabweichung meist nichtparametrische Tests; bei Betrachtung von technischem Erfolg, klinischem Erfolg und Überleben Lifetable-Analyse nach Kaplan/Meier [37].

Ergebnisse

Studiengruppe, Stadieneinteilung

Bei 24 Patienten wurde die Etablierung von TIPSS versucht. Bei 18 dieser Patienten gelang die Shuntanlage (technischer Erfolg von 75%). Deren klinische Ausgangssituation mit Ätiologie und Dauer der Leberzirrhose, der Anzahl zuvor durchgeführter Varizensklerosierungen und Blutungsereignisse sowie eventueller Begleiterkrankungen sind in Tabelle 3 zusammengefaßt.

Die Child-Stadien A, B und C verteilen sich in der Patientengruppe im Verhältnis 1:1:1. Das Geschlechterverhältnis beträgt 1 Frau auf 3,5 Männer, das Durchschnittsalter 60 Jahre (35–82 Jahre). Bei 4 Patienten ist die Ursache der Leberzirrhose eine Hepatitis B, sonst toxisch-nutritiv. Außer bei 2 Patienten sind bei allen anderen zahlreiche, im Maximum bis zu 33 Sklerosierungen von Ösophagusvarizen erfolgt. Entsprechend häufig sind obere Gastrointestinalblutungen in der Anamnese [1–20].

Tabelle 3. Klinische Ausgangssituation. Die Stadieneinteilung erfolgt entsprechend den Kriterien nach Child und Turcotte [3] und anhand der Punkteskala nach Conn (Stadium A = 5–8 Punkte, Stadium B = 9–12 Punkte und Stadium C = 13–15 Punkte). Die Patienten sind chronologisch geordnet

Geschlecht	Alter (Jahre)	Child-Stadium	Ätiologie	Anamnese-dauer (Jahre)	Zahl der Sklerosen	Zahl der Blutungen	Begleit-erkrankungen
P1 m.	51	C/13	Tox. nutr.	12	9	20	∅
P2 w.	35	C/13	Tox. nutr.	3	6	10	∅
P3 w.	65	A/6	Postentz.	15	0	5	Diab., KHK
P4 m.	45	A/6	Tox. nutr.	8	33	5	Diab.
P5 m.	70	B/12	Tox. nutr.	10	0	1	Diab.
P6 m.	68	A/7	Tox. nutr.	15	4	2	BAA
P7 m.	70	A/8	Tox. nutr.	9	6	4	Diab.
P8 m.	65	B/10	Tox. nutr.	10	6	3	Hypoph. Ca
P9 m.	65	B/12	Postentz.	17	2	2	Diab.
P10 m.	58	C/13	Tox. nutr.	11	6	6	∅
P11 m.	42	C/14	Postentz.	7	6	5	(HCC)[c]
P12 m.	75	B/12	Tox. nutr.	11	2	4	KHK
P13 m.	58	A/7	Tox. nutr.[a]	12	5	5	∅
P14 w.	61	A/7	Tox. nutr.[b]	8	4	5	∅
P15 m.	82	B/12	Tox. nutr.	9	8	6	Herzinfarkt
P16 w.	57	B/12	Postentz.	10	5	3	Lu. emphysem
P17 m.	62	C/13	Tox. nutr.	12	2	7	Niereninsuff.
P18 m.	59	C/13	Tox. nutr.	11	7	9	Niereninsuff.

[a] Vor 5 Jahren portokavaler H-Shunt, seit etwa 6 Monaten verschlossen
[b] Vor 4 Jahren splenorenaler Warren-Shunt, seit etwa 3 Monaten verschlossen
[c] Kurz nach Shuntanlage Sicherung eines hepatozellulären Karzinoms (HCC)

13 der 18 Patienten haben schwerere Begleiterkrankungen, wobei relativ oft – bei 5 Patienten – ein Diabetes mellitus besteht. 2 Patienten haben maligne Tumoren (P8, P11), wobei bei einem ein HCC besteht, das allerdings erst nach TIPSS-Anlage gesichert werden konnte (s. unten).

Die Dauer der Lebererkrankung ist relativ lang, im Mittel etwas mehr als 10 Jahre (10,5 ± 4). Die kürzeste Anamnese umfaßt 3, die längste 17 Jahre. Von den 18 Patienten bluten 5 aktiv (P1–3, P8, 9) während des stationären Aufenthaltes vor dem TIPSS-Verfahren. Ein Patient (P8) muß während der Intervention wegen aktiver Blutung und Aspirationsgefahr akut intubiert werden.

Klinische, endoskopische und angiographische Ergebnisse vor TIPSS

Entsprechend des hohen Anteils an Patienten im Child-Stadium C finden sich hochpathologische, zirrhosespezifische Laborwerte, die im einzelnen in Tabelle 4 für alle Patienten zusammengefaßt sind. Der durchschnittliche Bilirubinwert beträgt 3,0 ± 2,5 mg/dl bei einer Schwankungsbreite von 0,9 bis 11,6 mg/dl. Albumin ist auf durchschnittlich 3,1 ± 0,5 mg/dl (2,4–3,9) und der Quickwert auf 46 ± 10% (31–61) erniedrigt, die PTT auf 47 ± 13 s (32–77) verlängert. Die CHE ist auf 2310 ± 437 U/l,

Tabelle 4. Laborparameter bei stationärer Aufnahme vor TIPSS

	Bilir. [mg/dl]	Alb. [g/dl]	Quick [%]	PTT [s]	CHE [U/l]	NH3 [μmol/l]	Thromb. ($\cdot 10^3/\mu$l)
P1	3,3	2,4	32	32	2600	82	50
P2	2,1	2,8	44	44	2450	83	76
P3	2,4	3,6	55	55	2800	50	50
P4	1,5	3,5	50	50	1800	120	120
P5	0,9	3,4	60	60	3000	41	110
P6	1,3	3,9	58	68	2730	67	139
P7	5,4	2,9	33	33	1900	67	123
P8	1,4	3,6	31	77	2200	64	63
P9	11,6	3,6	35	35	1750	100	111
P10	3,3	2,7	39	54	1800	99	101
P11	4,1	2,5	41	54	1650	101	78
P12	1,8	3,0	49	36	2900	69	98
P13	1,1	3,5	61	33	2600	82	141
P14	1,3	3,4	55	39	2450	59	119
P15	2,0	3,1	53	41	2250	91	90
P16	1,9	2,7	43	51	2700	73	79
P17	4,5	2,6	40	42	1950	70	106
P18	4,1	2,8	44	49	2050	68	64
Durchschnitt	3,0	3,1	46	47	2310	77	95
SD	2,5	0,5	10	13	437	20	28

Tabelle 5. Endoskopische und angiographische Ergebnisse vor TIPSS

	Endoskopie	Angiographie
P1	Ösoph.-Varizen III–IV, aktive Blutung aus erosiver Gastritis	Portopetaler Fluß, massiv hypertrophierte V. coron. ventr., rekanalisierte Nabelvene (CvB-Syndrom)
P2	Ösoph.-Varizen III, ca. 1 l frisches Blut im Magen, Antrumgastritis	Portopetaler Fluß, massiv hypertrophierte V. coron. ventr., gestaute V. mesenterica inf.
P3	Ösoph.-Varizen I, exzessive Fundusvarizen, geringe Mengen frisches Blut im Magen	Portopetaler Fluß, massiv hypertrophierte V. coron. ventr.
P4	Ösoph.-Varizen IV, Fundusvarizen, etwas Hämatin im Magen	Portopetaler Fluß, massiv hypertrophierte V. coron. ventr., rekanalisierte Nabelvene (CvB-Syndrom)
P5	Ösoph.-Varizen III, diskrete Fundusvarizen, etwas Hämatin im Magen	Portopetaler Fluß, hypertrophierte V. coron. ventr., Ösoph.-Varizen
P6	Ösoph.-Varizen II–III, diskrete Fundusvarizen, Gastroduodenitis	Portopetaler Fluß, hypertrophierte V. coron. ventr., rekanalisierte Nabelvene (CvB-Syndrom)
P7	Ösoph.-Varizen III, diskrete Fundusvarizen, Hämatin im Magen	Portopetaler Fluß, hypertrophierte V. coron. ventr., rekanalisierte Nabelvene (CvB-Syndrom)
P8	Ösoph.-Varizen III–IV, diskrete Fundusvarizen, frisches Blut im Magen	Portopetaler Fluß, massiv hypertrophierte V. coron. ventr., gestaute V. mesenterica inf.
P9	Ösoph.-Varizen III–IV, exzessive Fundusvarizen, atrophe Ösoph.-Schleimhaut mit Narben	Portopetaler Fluß, massiv hypertrophierte V. coron. ventr., Verschluß des li. Pfortaderastes, gestaute V. mesenterica inf.
P10	Ösoph.-Varizen III, diskrete Fundusvarizen, etwas Hämatin im Magen	Portopetaler Fluß, massiv hypertrophierte V. coron. ventr., gestaute V. mesenterica inf.
P11	Ösoph.-Varizen III–IV, aktive Blutung, Gastroduodenitis	Portopetaler Fluß, massiv hypertrophierte V. coron. ventr., rekanalisierte Nabelvene (CvB-Syndrom)
P12	Ösoph.-Varizen II–III, ausgeprägte Fundusvarizen, Gastroduodenitis, Narbenbulbus	Portopetaler Fluß, massiv hypertrophierte V. coron. ventr., gestaute V. mesenterica inf.
P13	Ösoph.-Varizen II–III	Portopetaler Fluß, hypertrophierte V. coron. ventr., portokavaler Shunt verschlossen
P14	Ösoph.-Varizen II–III, geringe Gastroduodenitis	Portopetaler Fluß, hypertrophierte V. coron. ventr., kein lienorenaler Fluß bei Z. n. Warren-Shunt
P15	Ösoph.-Varizen III, diskrete Fundusvarizen, etwas Hämatin im Magen	Portopetaler Fluß, hypertrophierte V. coron. ventr., Ösoph.-Varizen
P16	Ösoph.-Varizen III, diskrete Fundusvarizen, multiple ältere Magen- und Duodenalulzera	Portopetaler Fluß, hypertrophierte V. coron. ventr., Ösoph.-Varizen
P17	Ösoph.-Varizen III–IV, aktive Blutung, schwere Antrumgastritis	Portopetaler Fluß, massiv hypertrophierte V. coron. ventr., gestaute V. mesenterica inf.
P18	Ösoph.-Varizen III–IV, ausgeprägte Fundusvarizen, Gastroduodenitis	Portopetaler Fluß, massiv hypertrophierte V. coron. ventr., gestaute V. mesenterica inf.

die Thrombozytenzahl auf $(95\,000 \pm 28\,000) \cdot 10^3/\mu l$ vermindert. Ammoniak beträgt im Schnitt $77 \pm 20\,\mu mol/l$. Diese Werte sind fast ausnahmslos unkorrigierte Spontanwerte bei stationärer Aufnahme.

Direkt vor TIPSS bestehen teilweise deutlich gebesserte Werte, da zur Verminderung des Blutungsrisikos insbesondere die pathologischen Gerinnungswerte korrigiert werden.

Endoskopisch (Tabelle 5) sind bei fast allen Patienten ausgeprägte Ösophagusvarizen zu erkennen (Grad III, IV). Nur bei einem Patienten bestehen Varizen im Grad I und bei 3 Patienten im Grad II–III. 11 Patienten haben Fundusvairzen, davon 4 Patienten stark ausgeprägt. Bei 12 Patienten sind Zeichen einer stattgehabten Blutung nachweisbar, wobei 5 Patienten zum Zeitpunkt der Endoskopie aktiv bluten. Bei 7 Patienten bestehen schwere entzündliche Schleimhautveränderungen, teils erosiv, teils ulzerös.

Angiographische Befunde (Tabelle 5): Die indirekten Spleno- oder Mesenterikoportographien zeigen bei allen Patienten noch einen erhaltenen portopetalen Fluß. Allerdings ist dieser bei etwa einem Drittel der Patienten nur noch sehr langsam. Alle haben eine dilatierte V. coronaria ventriculi, wobei bei 11 Patienten diese exzessiv vergrößert, d. h. gleich dick oder dicker als die Pfortader dargestellt ist. Bei 4 Patienten ist eine rekanalisierte Nabelvene (Cruveilhier-von-Baumgarten-Syndrom) erkennbar.

Eine hepatische Enzephalopathie im Stadium I wird nach dem Zahlenverbindungstest bei 10 Patienten festgestellt. Von den restlichen 8 Patienten haben je 4 entweder keinerlei Zeichen einer hepatischen Enzephalopathie oder aber haben bzw. hatten ein klinisch diagnostiziertes Stadium IV (Koma).

Sofortergebnisse

Bei den insgesamt 24 für das TIPSS Verfahren vorgesehenen Patienten scheitert der Versuch in 6 Fällen. Bei 5 Patienten gelingt es nicht, in einem angemessenen Zeitrahmen (2 h) von einer der Lebervenen aus einen zentralen Pfortaderast zu punktieren. Bei einem Patient scheitert der Versuch trotz erfolgreicher Punktion an einer extremen periportalen Fibrose mit entsprechend fehlender Sondierfähigkeit des Pfortadersystems über den primär sehr weichen Führungsdraht (0,014 Zoll). Der technische Erfolg beträgt somit 75%. Bei den erfolgreich behandelten Patienten beträgt der zeitliche Aufwand („Tischzeit") im Durchschnitt knapp 5 h.

Morphologische Aspekte: Bei allen erfolgreich behandelten Patienten ($n = 18$) wird die portosystemische Verbindung von der rechten Lebervene aus geschaffen. Bei 16 Patienten liegt der Beginn des Parenchymtrakts zentral im rechten Pfortaderast, bei einem im linken und bei einem weiteren in einem Segmentgefäß kaudal des rechten Pfortaderastes. Die durchschnittliche Länge der künstlich geschaffenen Verbindung beträgt in a.-p.-Projektion 4,6 cm bei einem Bereich von 2,3 bis 7,1 cm. Bei 4 Patienten wird 1 Stent, bei 12 Patienten 2 Stents und bei 2 Patienten 3 Stents zur Schienung des Trakts eingesetzt. Dabei ragt bei jedem Patienten der proximale (portale) und distale (venöse) Stentabschnitt um jeweils 1–3 mm in den zu verbindenden Gefäßabschnitt hinein. Der intraparenchymale Verlauf des Shunts entspricht bei keinem Patienten der theoretisch kürzestmöglichen Verbindung, sondern vielmehr der geringstmöglichen Krümmung des Traktes. Bei 8 Patienten beträgt der Shunt-

Tabelle 6. Morphologische und hämodynamische Sofortergebnisse nach TIPSS

	Lokalis.[a]	Länge [cm]	Lumen [mm]	Grad-Prä. [mmHg]	Grad-Post [mmHg]	Druck-red. [%]	Komplik.
P1	RR	4,7	8	38	18	53	Pneumon.
P2	RR	3,9	8	35	21	40	–
P3	RR	2,5	8	28	20	29	–
P4	RL	2,3	8	20	17	15	–
P5	RR	4,9	10	24	14	42	–
P6	RR	5,3	9	22	20	9	–
P7	RR	5,0	10	33	12	61	Blutung
P8	RR	5,1	9	31	18	42	–
P9	RR	4,8	10	41	19	54	–
P10	RR	4,5	9	34	19	44	–
P11	RR	4,9	9	30	17	43	–
P12	RR	3,9	8	29	20	31	–
P13	RP	5,7	6,5–8	31	16	48	–
P14	RR	4,8	8	19	7	71	–
P15	RR	4,0	9	33	14	52	–
P16	RR	5,0	10	32	16	50	–
P17	RR	7,1	8	30	18	40	–
P18	RR	4,5	9	37	18	51	–
Durchschnitt		4,6		29,9	16,9	43,4	
SD ±		1,1		6,3	3,4		
Min.		2,3	6,5	19	7		
Max.		7,1	10	41	21		

[a] RR: rechte Lebervene auf rechten Pfortaderast, RL: rechte Lebervene auf linken Pfortaderast, RP: rechte Lebervene auf peripheren Pfortaderast

querschnitt 8 mm. Einer dieser Patienten (P 13) wird mit insgesamt 3 Stents versorgt, davon ist einer ein doppelsegmentierter Nierenstent, der nur auf 6,5 mm aufgedreht wird. Die beiden anderen sind „Iliac-Stents", die auf 8 mm aufgedehnt werden. Bei 6 Patienten beträgt das Shuntlumen 9 mm und bei 4 Patienten 10 mm.

Hämodynamische Ergebnisse: Tabelle 6 zeigt die Druckverhältnisse vor und nach TIPSS. Im Mittel beträgt der zwischen Pfortader und V. cava inferior ermittelte Druckgradient vor der Etablierung des Shunts 29,9 ± 6,3 mmHg. Der geringste gemessene Gradient beträgt dabei 19 mmHg und der größte 41 mmHg. Ein Nebenaspekt ist hierbei eine fehlende Korrelation dieses Gradienten mit der angiographisch feststellbaren Weite von Milzvene und V. coronaria ventriculi. Durch den Shunt wird der Gradient im Mittel auf 16,9 ± 3,4 mmHg (Bereich 7–21 mmHg) gesenkt, was einer Reduktion um 43,4% (Bereich 9–71%) entspricht. Diese Senkung ist höchst signifikant mit < 0,0001, wobei der 95%-Vertrauensbereich dabei 26,8–33,1 mmHg bzw. 15,2–18,6 mmHg beträgt.

Komplikationen: Bei 2 Patienten treten Komplikationen auf (Tabelle 6), die in beiden Fällen letal sind. Der erste Patient der Serie entwickelt aus stabilisierter klinischer Situation am 8. Tag nach TIPSS unvermittelt ein foudroyant verlaufendes Bild einer interstiellen Lungeninfiltration und stirbt nach 12 Tagen unter dem klinischen Bild einer Sepsis, die durch Obduktion bestätigt wurde. Der zweite Patient stirbt an einer direkt durch das Verfahren bedingten Komplikation: nach gelungenem Shunt soll üblicherweise der perkutan-transhepatische Zugang zum Pfortadersystem durch Embolisation verschlossen werden. Während des Zurückziehens des Zugangskatheters fiel dieser unter einem Hustenanfall des Patienten heraus, eine Embolisierung des Traktes war unmöglich. Trotz Rechtsseitenlagerung trat 4 h nach Shuntimplantation eine intraabdominelle Blutung aus dem Stichkanal aus. Eine erste operative Blutstillung mißlingt. Zwar gelingt am 4. Tag nach TIPSS eine endgültige operative Blutstillung, mittlerweile hat der Patient jedoch ein ARDS entwickelt und stirbt im Multiorganversagen am 10. Tag.

Langzeitergebnisse

Studienverlauf: Von den 18 Patienten mit erfolgreich etabliertem Shunt sind, wie beschrieben, 2 innerhalb eines Monats verstorben, was einer operativen Mortalität von 11% entspricht. Im bisherigen Nachsorgezeitraum von 5–28 Monaten sind 5 weitere Patienten verstorben. Die einzelnen Todesursachen sind in der Tabelle 7 zusammengefaßt. Die durchschnittliche Überlebenszeit der 11 lebenden Patienten beträgt 54 Wochen, die der 7 verstorbenen Patienten 28 Wochen. Die 2-Jahres-Überlebensrate beträgt 50% (3 von 6), die 1-Jahres-Überlebensrate 75% (8 von 12). Bei einem der 18 Patienten trat nach 18 Monaten ein Shuntverschluß auf, der zu einer letalen oberen Gastrointestinalblutung führte (Tabelle 7). Ein Patient verstarb an einem Leberzellkarzinom (HCC) 2 Monate nach TIPSS. Der Tumor war vor TIPSS irrtümlich als großer Regeneratknoten des Segments II angesehen worden.

Nichtinvasive Bildgebung: Bei allen Patienten ist der Stent-Shunt sonographisch leicht darstellbar, da durch die dünnen metallischen Stentfilamente eine hervorragende Echogenität des Shuntverlaufs gegeben ist. Eine Lageveränderung der Stents im Leberparenchym ist bei keinem Patienten nachweisbar. Durch die einfache Einstellbarkeit ließ sich auch bei allen Patienten eine duplexsonographische Beurteilung des Shuntvolumens durchführen. Bezogen auf die gesamte Patientengruppe zeigte sich dabei ein sehr breiter Schwankungsbereich: Einen Monat nach TIPSS beträgt der niedrigste ermittelte Fluß 230 ml/min und der höchste 1,32 l/min. Der durchschnittliche Pfortaderfluß der Gruppe liegt bei 770 ml/min. Im gesamten Beobach-

Tabelle 7. Todesursachen nach TIPSS. (*K* Komplikation)

P1	Pneumonie, ARDS	12. Tag	(K)
P2	Sepsis, erosive Gastritis	13. Monat	
P5	Shuntverschluß, Rezidivblutung	18. Monat	
P7	Leberblutung, ARDS	10. Tag	(K)
P8	Schwere ulzeröse Gastritis, Exsikkose	8. Monat	
P9	HCC	2. Monat	
P17	Unklare Ursache, Alter 84 Jahre	4. Monat	

Tabelle 8. Portographische und hämodynamische Befunde der mindestens 6 Monate überlebenden Patienten

| | Nach 6 Monaten | | Nach 12 Monaten | | Nach 24 Monaten | |
	Lumen [mm]	PS-Grad. [mm Hg]	Lumen [mm]	PS-Grad. [mm Hg]	Lumen [mm]	PS-Grad. [mm Hg]
P2	7,7/10[a]	23/14[a]	9,7	18	Verstorben	
P3	7,8	16	7,8	15	7,8	15
P4	Nicht durchgef.		7,7	16	7,7	15
P5	9,5	14	5,6/10[b]	26/12[b]	Verstorben	
P6	8,9	18	8,6	16	8,9	14
P8	8,9	18	Verstorben			
P10	8,5	17	————	Noch nicht erfolgt	————	
P11	8,8	17	————	Noch nicht erfolgt	————	
P12	7,7	15	————	Noch nicht erfolgt	————	
P13	6,0	17	————	Noch nicht erfolgt	————	
P14	8,6	16	————	Noch nicht erfolgt	————	
P15	8,7	15	————	Noch nicht erfolgt	————	
P16	9,9	12	————	Noch nicht erfolgt	————	
Durchschnitt	8,6	16	7,9/8,7	18,2/15,4		
SD	1,1	1,8	1,5/1,1	4,5/ 2,2		

[a] Redilatation des Shunts wegen Gradient >20 mm Hg mittels 10 mm Ballonkatheter
[b] Wegen Intimahyperplasie in der Lebervene zusätzlich 3. Stent und Aufdehnung auf 10 mm. Angabe der durchschnittlichen 12-Monats-Ergebnisse deshalb vor und nach Korrektur von b

tungszeitraum ergibt sich hier kein signifikanter Unterschied bezogen auf den jeweiligen Meßzeitpunkt. Bei 15 der 16 die postoperative Phase überlebenden Patienten sind auch individuell im zeitlichen Verlauf keine signifikanten Änderungen dieses Flusses meßbar. Auf den einzelnen Patienten bezogen ergeben sich Schwankungen um etwa 20%. Bei einem Patienten (P5) allerdings findet sich etwa 1 Jahr nach TIPSS eine Reduktion des Flusses um etwa ⅓, dies entspricht dem darauf portographisch erhobenen Befund (s. unten). Der gleiche Patient wird ein halbes Jahr später mit schwerer oberer Gastrointestinalblutung wieder aufgenommen. Dopplersonographisch ist zu diesem Zeitpunkt kein Shuntfluß darstellbar.

Invasive Verfahren (Angiographie, Druckbestimmung): Im bisherigen Untersuchungszeitraum wurde bei 13 Patienten ein halbes Jahr, bei 5 Patienten ein Jahr und bei 3 Patienten 2 Jahre nach TIPSS invasiv die Shuntsituation morphologisch und hämodynamisch kontrolliert. Die Ergebnisse der dazu fast ausschließlich transfemoral durchgeführten Portographie sowie der gleichzeitig ermittelten portosystemischen Gradienten sind in Tabelle 8 zusammengefaßt. 6 Monate nach TIPSS ist portographisch im Durchschnitt ein geringfügiger Rückgang des Shuntquerschnitts durch einen pseudo- bzw. neointimalen Überzug über der lumenseitigen Stentoberfläche nachweisbar. Dieser entspricht einer 0,5–1,5 mm dicken, kontrastfreien Zwischenschicht zwischen Metall und kontrastiertem Pfortaderblut (Abb. 3 und 4). 12 Monate bzw. 24 Monate nach TIPSS sind mit Ausnahme des Patienten Nr. 5 nahezu identi-

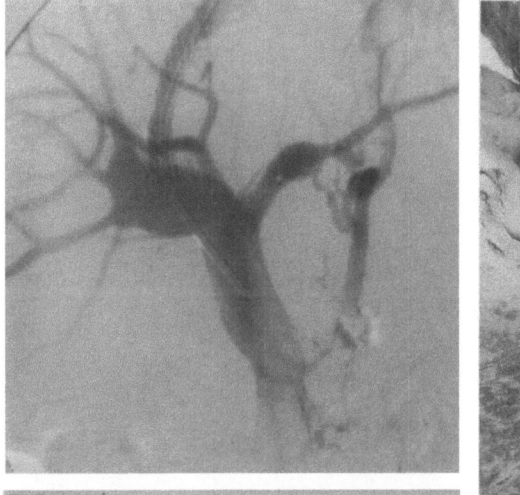

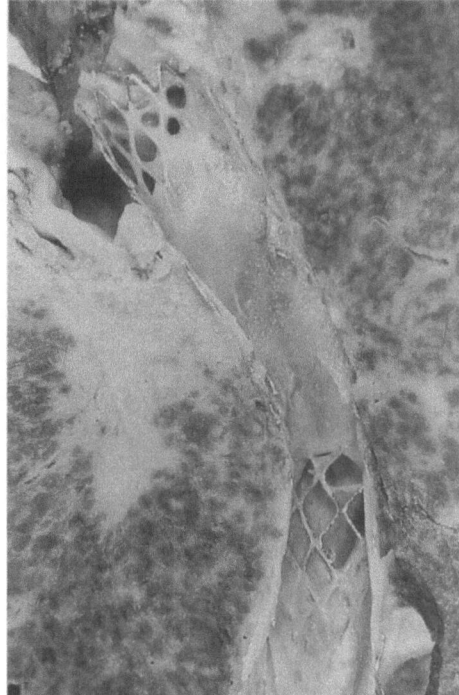

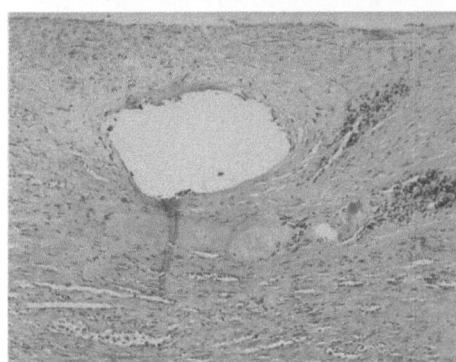

a

b

c

Abb. 3a–c. 18monatiger Verlauf nach TIPSS, Tod an Sepsis nach Alkoholdelir und schwerer erosiver Gastritis. **a** Portographie transjugulär 12 Monate nach TIPSS: kräftiger Shuntfluß, erhaltener periphere Pfortaderfluß, mäßiggradig kontrastierte Ösophagusvarizen, hauchdünne Neointima über dem Stentshunt. **b** Makroskopischer Aspekt des Stentshunts: Pfortadereintrittsstelle am unteren Bildrand. Dünne Neointima, die die auch frei im Blutstrom liegenden Metallteile überdeckt. **c** In der Histologie (HE, ca. 150fache Vergrößerung) auf dem Stentshunt. Neointimabildung nachweisbar, die in Höhe und Aufbau der arteriellen vaskulären Anwendung entspricht und aus myofibroproliferativem Gewebe besteht

sche Verhältnisse darstellbar. Entsprechend den bereits beschriebenen dopplersonographischen Befunden ist bei diesem eine signifikante Minderung des funktionellen Shuntquerschnitts durch eine Stenosierung der Lebervene kurz nach Stenteinmündung nachweisbar. Durch Implantation eines 3. Stents und Aufdehnung auf 10 mm werden wieder regelrechte Shuntverhältnisse hergestellt. Bei den portosystemischen Gradienten ergibt sich folgendes Bild: 6 Monate nach TIPSS beträgt dieser durchschnittlich $16 \pm 1{,}8$ mm Hg. Dies ist nicht signifikant verschieden von den Sofortwerten. Allerdings ist bei einer Patientin (P2) ein Gradient von 23 mm Hg nachweisbar. Da dieser über dem protokollarischen Schwellenwert liegt, wird eine Erweiterung des Shuntlumens durch transjuguläre Ballondilatation des Shunts mittels eines 10-mm-Ballonkatheters durchgeführt. Nach dieser (ambulant durchgeführten) Quer-

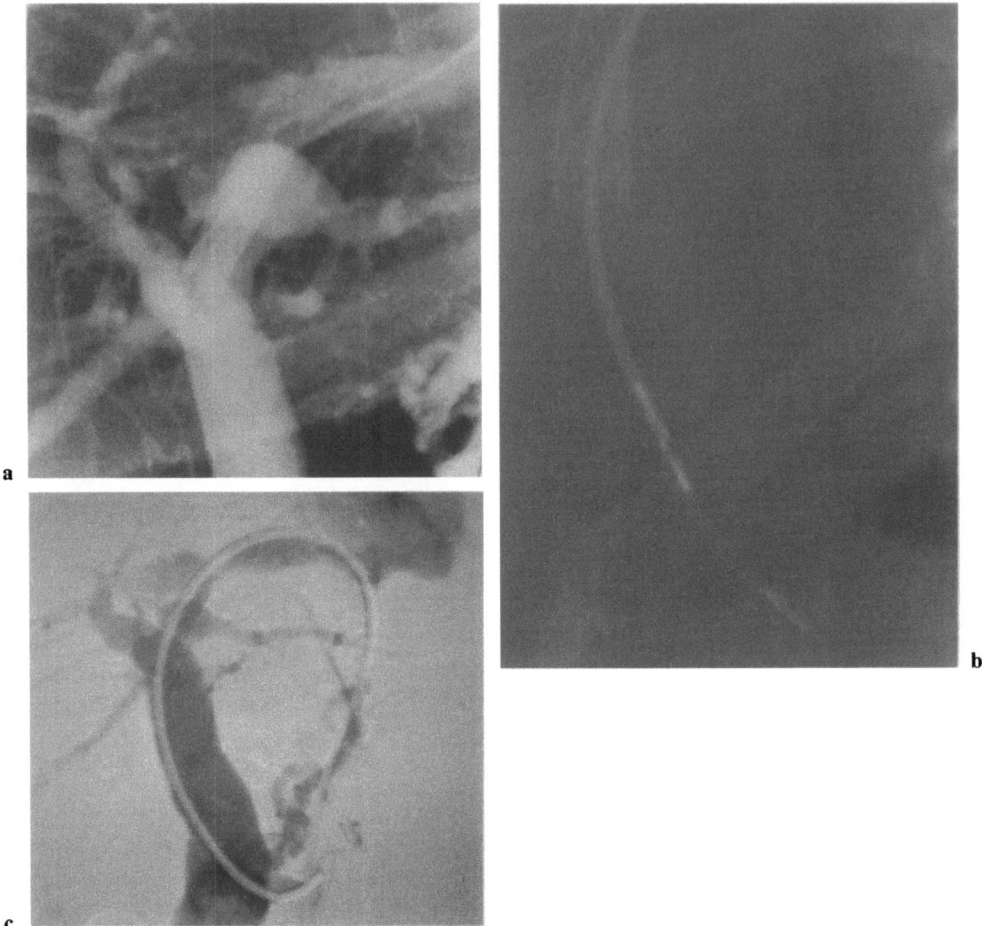

Abb. 4a–c. Langzeitverlauf über 24 Monate nach TIPSS. **a** Kontrolle sofort nach TIPSS: Gradient von 27 mm Hg auf 14 mm Hg gesenkt, relativ kurzer Shunttrakt (ein Stent). **b** Transjugulär (ambulant) in den Stentshunt und bis zum Pfortaderhauptstamm eingeführte Flußmeßsonde zur Korrelierung des dopplersonographischen Befundes mit wahrem Fluß (Abweichung in diesem Fall < 10%, bei 750 ml/min). **c** Lebervenen- und Shuntdarstellung von transfemoral 24 Monate nach TIPSS: unauffällige Perfusion, keine Intimahyperplasie. Gradient 16 mm Hg

schnittsvergrößerung sinkt der Gradient auf 14 mm Hg. 12 Monate nach TIPSS ist der Gradient der Gesamtgruppe mit durchschnittlich 18,2 ± 4,5 mm Hg im Mittel etwas höher im Vergleich zu den Sofort- und Sechsmonatswerten. Dies beruht auf der funktionellen Auswirkung der Venenstenose des oben beschriebenen Patienten auf den Durchschnittswert der Gesamtkohorte. Nach Implantation des 3. Stents sinkt dessen Gradient von 26 auf 12 mm Hg und damit auch der durchschnittliche Gradient der zum gleichen Zeitpunkt untersuchten Patientengruppe (Tabelle 8).

Die dopplersonographisch gemessenen Flußgeschwindigkeiten und -volumina werden bei einigen Patienten exemplarisch mittels einer elektromagnetischen Meßsonde anläßlich der transfemoralen oder transjugulären Portographie gegenkontrolliert (Abb. 4). Bei keiner der ingesamt 4mal durchgeführten Messungen ergibt sich eine Abweichung >10% gegenüber dem Dopplerbefund.

Diskussion

Die Diskussion der klinischen Ergebnisse nach TIPSS orientiert sich an einer Reihe von allgemeinen und speziellen klinischen sowie technischen und hämodynamischen Aspekten, wie:

- allgemeine klinische Ausgangssituation,
- Hämodynamik portaler Dekompressionsverfahren,
- Patientencharakteristika vor TIPSS,
- radiologisch-interventionelle Aspekte,
- klinische Ergebnisse
- histomorphologische Aspekte des Stentshunts.

Allgemeine klinische Ausgangssituation

Nach jahrelangen Kontroversen über die Wertigkeit und Abfolge endoskopischer und chirurgischer Behandlungsverfahren der portalen Hypertension hat sich in jüngster Zeit Zustimmung zu folgendem Behandlungskonzept gefunden: Die erstmalige obere gastrointestinale Blutung aus Ösophagusvarizen bei portaler Hypertension wird durch endoskopische Sklerosierung behandelt; eine prophylaktische Sklerosierung wird wegen fehlender Verbesserung der Prognose nicht durchgeführt. Die Rezidivblutung wird nochmals sklerosiert und dann elektiv einer chirurgischen Druckentlastung zugeführt.[2] Das chirurgische Verfahren wird dabei an der Leberfunktion, der Child-Klassifikation [3, 7] und an der hämodynamisch-morphologischen Ausgangssituation orientiert. In Betracht kommen dann das gesamte Spektrum der Shuntchirurgie und, je nach Zentrum, die Lebertransplantation. Letztere wird vorwiegend bei insuffizienter Leberfunktion propagiert, während Shuntverfahren vor allem im Child-Stadium A bevorzugt werden. Hierzu sind folgende Zahlen zu Mortalität und Morbidität relevant: Die elektive Shuntchirurgie weist bei nicht selektioniertem Krankengut eine Letalitätsrate von 5–15% auf [3, 11, 12]. Wenn die Child-Klassifikation [3, 7] zur Risikoabschätzung und Patientenselektion angewandt wird, zeigt sich eine hohe Stadienabhängigkeit der operativen Letalität: die Letalität z.B. des Warren-Shunts bei Patienten im Stadium A beträgt 2–5% [17, 43], die der elektiven Shuntchirurgie bei Stadium-C-Patienten 30–40% [3, 11, 12, 43]. Werden Shunts jedoch im Stadium C unter Notfallbedingungen – instabiler, akut blutender Patient – durchgeführt, steigt die Letalität auf 60–100% [3, 11, 12, 185]. Gleiches gilt für die Lebertransplantation. Damit ergibt sich eine beträchtliche Zahl von Patienten im

---

[2] Formuliert anläßlich der 107. Jahrestagung der Deutschen Gesellschaft für Chirurgie 1990 in Berlin, Sonderthema: Portale Hypertension

Stadium C, die bei einer rezidivierten Ösophagusvarizenblutung einerseits wegen
des hohen Letalitätsrisikos keiner chirurgischen Therapie mehr zugeführt und ande--
rerseits endoskopisch nicht mehr erfolgreich therapiert werden können [12].

Eine weitere Patientengruppe ist selbst in einem günstigeren Stadium endoskopisch nicht therapierbar. Dies sind Patienten mit Magenfundusvarizen als Blutungs-
quelle. Aus diesen therapeutischen „Lücken" definiert sich die mögliche Klientel für
ein perkutanes, nichtchirurgisches Shuntverfahren. Dieses ist im Prinzip bisher einmal klinisch angewandt worden: Colapinto und Mitarbeiter versuchten zu Beginn
der 80er Jahre, durch transjuguläre Punktion beliebiger Pfortaderäste von der mittleren oder linken Lebervene aus eine provisorische intrahepatische Verbindung herzustellen, die dann durch Langzeitdilatation mit Ballonkatheter offen gehalten werden sollte. Die Sofort- und Langzeitergebnisse waren jedoch wegen einer frühen und
späten Okklusionsrate von mehr als 50% sowie einer Letalitätsrate von ebenfalls
50% enttäuschend [1, 13, 22]. Eine entscheidende Verbesserungsmöglichkeit ergab
sich mit der klinischen Einführung der Gefäßstents. Deren Anwendbarkeit für ein
perkutanes intrahepatisches Shuntverfahren wurde sowohl von Palmaz als auch von
Roesch experimentell untermauert [22, 35].

Die Blutversorgung der Leber beträgt 1500 ml/min; $\frac{2}{3}$ davon kommen aus der
Pfortader und $\frac{1}{3}$ aus der Leberarterie. Bei Leberzirrhose erhöht sich der Flußwider-
stand für das Pfortaderblut auf das bis zu 10fache [36]. Damit entwickelt sich eine
portale Hypertension bei gleichzeitiger Verminderung der Leberperfusion. Als
Schwellenwert für einen suffizienten portalen Blutfluß gelten etwa 500 ml/min [36].
Dieser Schwellenwert wird bei etwa 20% aller Patienten mit Leberzirrhose unter-
schritten [36]. Vor allem bei Patienten im Child-Stadium C besteht eine hochgradige
Reduktion der Pfortaderperfusion, nicht selten wird sogar eine Stagnation bzw. he-
patofugale Flußumkehr gefunden. Insgesamt 5–10% aller Patienten mit histologisch
gesicherter Leberzirrhose haben diese hämodynamische Ausgangssituation.

Portosystemische Shunts werden durchgeführt als nichtselektive und selektive
Shunts. Die Selektivität bezieht sich dabei auf die isolierte Ableitung des Varizen-
blutes mit Erhalt der portalen Perfusion.

Nichtselektive Shunts werden unterteilt in *End-zu-Seit* und *Seit-zu-Seit-Shunts.*
Erstere sind portokavale Shunts mit hilärer Unterbindung der Pfortader, letztere
sind portokavale, mesokavale, proximale splenorenale oder portosystemische Interpositionsshunts im Sinne H-förmiger Anastomosen mit leberwärts offener Pfortader,
deshalb auch als H-Shunt bezeichnet. Ursprünglich war dieser eingeführt worden,
um die Kontinuität der Pfortaderperfusion zu wahren und trotz Druckentlastung einen portopetal gerichteten Blutfluß zu gewährleisten. Viele Arbeitsgruppen haben
mittlerweile gezeigt, daß dieses Konzept nicht realisierbar ist. Statt des erhofften Er-
halts einer portalvenös gerichteten Perfusion kommt es bei vielen Patienten mit H-
Shunts zu einer Flußumkehr mit portofugaler Flußrichtung. Verstärkt wird dies
durch zunehmenden arterioportalen Fluß. Nach Redeker kann dieser arterioportale
Fluß bei Seit-zu-Seit-Shunts 40–1100 ml betragen [29]. Dieser Fluß ist direkt abhängig von der Druckentlastung durch den Shunt; je größer der Durchmesser des Shunts
ist, desto größer wird damit der arterioportale Fluß. Nach Rypins [38] und Sarfeh
[39, 40] tritt immer dann ein retrograder portofugaler Fluß auf, wenn die Größe des
Shunts mehr als 50% des Pfortaderdurchmessers beträgt. Dies konnte von Murray
auch experimentell in einem Hundemodell gezeigt werden: bei portokavalen Seit-zu-

Seit-Shunts verließen 70% des Leberarterienblutes die Leber retrograd via Pfortader. Bei End-zu-Seit-Shunts unterbleibt dies zwangsläufig durch die Kontinuitätsunterbrechung der Pfortader. Teilweise wird die fehlende Pfortaderperfusion durch vermehrten arteriovenösen Fluß kompensiert [18].

Der klassische *selektive* Shunt ist der sogenannte Warren-Shunt, der distale splenorenale Shunt, mit proximaler Unterbindung der Milzvene sowie der V. coronaria ventriculi als Hauptquelle großkalibriger portosystemischer Kollateralen [43]. Durch dieses Konzept soll nur eine partielle, jedoch genügende portale Druckentlastung erreicht werden, gleichzeitig der für die Leberfunktion wichtige portopetale Fluß mit vollständigem Erhalt des mesenterialen Venenblutzuflusses bestehen bleiben. Neuere duplexsonographische Untersuchungen zeigen jedoch, daß nach einem Jahr dennoch bei zahlreichen Patienten eine portale Flußumkehr durch Entstehung portosystemischer Kollateralen möglich ist [2, 8, 16].

Die Ausbildung des arterioportalen Flusses stellt eine Kurzschlußperfusion dar. Dabei verschlechtert sich die metabolische Funktion der Leber, wie anhand einer zunehmenden Inzidenz der hepatischen Enzephalopathie und Verschlechterung der klinischen Funktionstests demonstriert werden kann [8, 19, 28, 39–40]. In 3 von 4 randomisierten Studien zum Vergleich des distalen splenorenalen Warren-Shunts mit dem Seit-zu-Seit Shunt war eine signifikant erhöhte Inzidenz einer hepatischen Enzephalopathie nach H-Shunt gefunden worden [9, 17, 30, 42]. Dieser Unterschied wird durch das Auftreten eines arterioportalen Flusses erklärt. Hämodynamisch bestehen damit insgesamt zwischen dem selektiven Warren-Shunt und dem nichtselektiven portokavalen End-zu-Seit-Shunt wenig Unterschiede, zumal bei 20% der Patienten mit Warren-Shunt postoperativ eine Pfortaderthrombose entsteht [16, 36]. Der hämodynamisch ungünstigeren Situation des H-Shunts wird durch neuere chirurgisch-technische Modifikationen Rechnung getragen, indem durch kleinkalibrige Interpositionsshunts versucht wird, gerade so viel Druckentlastung wie zur Blutungsprophylaxe nötig zu schaffen, gleichzeitig jedoch den portosystemischen Gradienten noch so hoch zu halten, daß ein arterioportaler Fluß verhindert wird. In einer Serie von 50 Patienten konnte von Johansen die klinische Schlüssigkeit dieses Konzept kürzlich eindeutig unter Beweis gestellt werden [5, 15].

Das Konzept von *TIPSS* entspricht hämodynamisch dem kleinkalibrigen H-Shunt mit partieller portaler Dekompression, indem die Interposition durch den intrahepatischen stentgeschienten Trakt erfolgt. Theoretisch bietet diese Shuntform vom hämodynamischen Standpunkt aus betrachtet gegenüber vergleichbaren chirurgischen Shunts einen herausragenden Vorteil. Die Verwendung des ballonexpandierten Palmaz-Stents erlaubt eine schnelle und einfache graduelle Anpassung an die individuelle hämodynamische Ausgangssituation jedes Patienten. Der Stent kann nicht nur von vornherein im Bereich von 7–14 mm beliebig aufgedehnt werden, sondern auch sekundär, d. h. sofort oder länger nach der Implantation durch Ballonexpansion aufgeweitet werden. Damit wird es möglich, bei jedem Patienten zunächst eine Druckentlastung um etwa 50% bzw. unter einen portosystemischen Gradienten von 20 mm Hg zu schaffen. Durch den klinischen Verlauf und endoskopische Nachkontrollen der Varizengröße kann im weiteren Verlauf entschieden werden, ob diese Druckentlastung ausreicht. Falls nicht, ist eine Korrektur der Shuntgröße ambulant möglich. Dies erfolgte im Rahmen der in dieser Arbeit diskutierten Ergebnisse einmal.

Patientencharakteristika vor TIPSS

Entsprechend den Einschlußkriterien der Pilotstudie ist verständlich, daß ⅔ der erfolgreich mit TIPSS behandelten Patienten ein Child-Stadium B oder C (je 6) aufweisen. Damit ergibt sich im Vergleich zu den historischen Gruppen der Shuntchirurgie eine stark negative Selektion. In der Literatur zu den Shuntverfahren übersteigt der Anteil von B- und C-Patienten selten 50%. Von den 6 Patienten mit Stadium A hatten 4 exzessive Fundusvarizen und 2 thrombosierte, chirurgisch angelegte Shunts bei gleichzeitiger Rezidivblutung. Alle 6 Patienten im Stadium C hatten ein prospektives Letalitätsrisiko von 100%, abgeschätzt auf der Basis ihrer klinischen Ausgangssituation. Die 6 Patienten im Stadium B wurden wegen ihres hohen Alters und/oder gleichzeitiger Notfallsituation durch aktive Blutung in die Studie einbezogen. Insgesamt erfolgten 5 der 18 erfolgreichen TIPSS-Verfahren unter Notfallbedingungen.

Ebenfalls verständlich unter dem Blickwinkel der Einschlußkriterien ist die hohe Zahl von vorangegangener Blutungen mit durchschnittlich 5,7 pro Patient und dazu die Zahl von Sklerosierungen von Ösophagusvarizen. Im Durchschnitt wurden 6,2 (0–33) Sklerosierungen pro Patient vor TIPSS durchgeführt. Nur bei 2 erfolgten zuvor keine Sklerosierungen, da ausschließlich Fundusvarizen vorgelegen hatten.

Die Einschlußkriterien der Pilotstudie haben weiterhin auf die morphologische Ausgangssituation Einfluß: 14 Patienten haben Ösophagusvarizen Grad III oder IV, nur einer Grad I. Bei allen Patienten ist noch portopetaler Fluß nachweisbar. Ebenfalls bei allen ist eine exzessive Dilatation der V. coronaria ventriculi nachweisbar. Dies erklärt auch den hohen Anteil von Patienten mit schweren Fundusvarizen (11 von 18). Unter solchen großkalibrigen portosystemischen Kollateralen erhöht sich das Risiko einer hepatischen Enzephalopathie, zumal der portosystemische Druckgradient im Durchschnitt aller Patienten 29,9 mm Hg beträgt (19–41 mm Hg). Entsprechend häufig fällt der Zahlenverbindungstest (10 von 18) pathologisch aus. 4 Patienten hatten oder haben bereits eine klinisch diagnostizierbare hepatische Enzephalopathie.

Interventionell-radiologische Aspekte von TIPSS

Die technischen Aspekte des Verfahrens sind gekennzeichnet durch das Vorhandensein einer bedeutsamen Lernkurve mit signifikanten Änderungen der technischen Durchführung im Verlauf der Studie, die absolute Notwendigkeit einer multiplanaren, hochauflösenden Durchleuchtungseinrichtung, die Optimierung und Neuentwicklung des erforderlichen Katheter- und Punktionsbestecks und die unmittelbare Abhängigkeit des technischen Erfolgs von der Verwendung des ballonexpandierten Gefäßstents.

Die *Lernkurve* findet ihren Ausdruck zunächst darin, daß die anfängliche Zeitdauer des Verfahrens bis zu 8 h beträgt. Dagegen liegt die „Tischzeit" bei den letzten Patienten zwischen 2 und 3 h. Weiterhin wurde die technische Vorgehensweise bei den ersten 3 Patienten gravierend verändert. Erst von Patient 4 bis 12 verlief die Durchführung einheitlich mit Anlage eines perkutanen transhepatischen Zugangs zur Pfortader am Vortag des Hauptverfahrens und an diesem dann transjugulärer Punktion mit einer 22G-Brockenbrough-Nadel von der mittleren oder rechten Lebervene aus auf ein zentral ins Pfortadersystem eingebrachtes Dormia-Körbchen. Dieser Doppelzugang wurde ab Patient 14 wieder verlassen. Neuentwickelte Punktionsnadeln mit 19G-Spitze und sehr viel besserer Steuerbarkeit durch einen steiferen Nadelschaft erlauben einen deutlich kontrollierteren Punktionsvorgang und danach die Sondierung des Pfortaderhauptastes mit steiferen steuerbaren Führungsdrähten. Der komplikationsträchtige transhepatische Pfortaderzugang konnte wieder verlassen werden. Gleichzeitig trägt dies zur erheblichen Verkürzung und Vereinfachung des Verfahrens bei. Als hilfreich erweist sich dabei ein Tage zuvor angefertigtes, gut kontrastiertes indirektes Spleno- oder Mesenterikoportogramm: Wenn die Angiographieanlage dessen elektronische Speicherung erlaubt und damit den Ad-hoc-Vergleich mit der Situation während der Shuntanlage ist dies dem Doppelzugang fast gleichwertig. Weitere Funktionen einer modernen Angiographieanalge sind ebenfalls sehr hilfreich und tragen zur Vereinfachung und Beschleunigung bei. Dazu gehören die sogenannte Roadmapping-Technik, freie Drehbarkeit der Durchleuchtung in allen Raumrichtungen (multiplanarer C-Bogen) in Verbindung mit hochauflösender Vergrößerungstechnik. Diese genannten Faktoren helfen gleichzeitig, den Kontrastmittelverbrauch drastisch zu senken, der bei den ersten Patienten zwischen 300 und 400 ml lag.

Materialmodifikationen erwiesen sich im Verlauf der Pilotstudie als zwingend notwendig. Die Fibrosierung und Schrumpfung der Leber verhärten nicht nur das Parenchym, sondern auch die Gefäßwände und den Paravasalraum. Im Einzelfall kann dies zu einer mehrere Millimeter mächtigen und überaus harten Pfortaderwand führen. Die zunächst zur transjugulären Punktion verwendete Brockenbrough-Nadel erweist sich hier als zu weich und flexibel. Die Steuerbarkeit im Parenchym zum Zielen auf den gewünschten Abschnitt der Pfortader ist viel zu gering. Das Kaliber der dünnen Spitze läßt nur die Passage eines sehr dünnen Koronarführungsdrahts zu, über den eine stabile Sondierung des portalen Systems nur äußerst mühsam gelingt. Eine neuentwickelte, kürzere und dickere Punktionsnadel zusammen mit einem paßgenau darauf abgestimmten Führungskatheter (überlange Multipurpose-Konfiguration) bringt hier entscheidende Verbesserungen. Gleichzeitig werden zur intraportalen Druckmessung neuentwickelte Spezialkatheter mit einer Platinmarkierung an der Spitze verwandt, die Kontrastmittelinjektion zur Lagekontrolle unnötig machen. Mit diesen kann in kürzester Zeit eine komplette Druckmessung von der Mesenterialvene bis in den rechten Vorhof erfolgen.

Die *Stentschienung* ist der eigentliche technische Schlüssel zum Erfolg. Bei allen Patienten zeigen angiographische Zwischenkontrollen nach Vordilatation des intrahepatischen Parenchymtrakts eine äußerst unregelmäßige und zu enge Kanalstruktur, obwohl durchschnittlich fast 30 min mit einem 8-mm-Ballon gedehnt wurde. Druckmessungen bestätigen den morphologischen Eindruck. Nach alleiniger Vordilatation ist in keinem Fall eine signifikante portale Drucksenkung zu erkennen. Damit sind die bereits zuvor diskutierten schlechten Sofort- und Langzeitergebnisse der Arbeitsgruppe Colapinto verständlich, die erstmals transjugulär nichtchirurgisch angelegte Shunts klinisch einführen wollten [1, 13, 22]. Zusätzlich zu einem weiten und glatten Gefäßkanal von der Pfortaderwand bis in die Lebervene hinein schafft der Stent durch die Verwendung verschieden weiter Ballonkatheter bei der Expansion eine Anpassung an die individuell vorliegende hämodynamische Situation. Eine optimierte Vorgehensweise besteht darin, zunächst einen 8 mm weiten Interpositions-

shunt mit einem oder mehreren Stents herzustellen, dann die Drücke und den portosystemischen Gradienten zu bestimmen. Wenn der Gradient noch über 20 mm Hg
liegt, wird mit einem 9 mm Ballonkatheter der gesamte stentgeschiente Trakt um einen Millimeter erweitert und dann wieder die Hämodynamik bestimmt. Falls erforderlich, kann mit einem 10 mm Ballonkatheter eine weitere Erweiterung durchgeführt werden. Genau bei der Hälfte der Patienten genügte ein 8 mm weiter Shunt, 6
Patienten erhielten einen 9 mm weiten und 3 Patienten einen 10 m weiten Shunt. Die
durchschnittliche Druckentlastung beträgt dabei 43,4%, von 28,9 mm Hg auf 16,9
mm Hg. Für das stentgeschiente Shuntkonzept ist der Palmaz-Stent besser als andere
derzeit verfügbare Stentmodelle geeignet: seine Resistenz gegen zentripetale Kräfte
ist am höchsten, die Röntgendichte für eine präzise Plazierungstechnik ausreichend
im Gegensatz zum selbstexpandierenden Wallstent, und durch teleskopartige Kombination mehrerer Stents ist eine exakte und in ihrer Länge frei wählbare Shuntlänge
realisierbar. Hinzu kommt, daß bei keinem anderen Stenttyp eine verläßliche Spät-
dilatation erfolgreich durchgeführt werden kann, die immerhin bei einem der 18 Patienten erforderlich gewesen ist.

Bei der *anatomischen Lage* des Stentshunts fällt auf, daß in keinem Fall die linke
Lebervene als Ursprungsgefäß und nur in einem Fall der linke Pfortaderast als Ziel-
gefäß benutzt wurden. Die am häufigsten durchgeführte Verbindung zwischen dem
Hauptstamm der rechten Lebervene und dem rechten Pfortaderast repräsentiert
nicht den kürzestmöglichen intrahepatischen portosystemischen Weg, jedoch sicherlich den mit dem gestrecktesten Verlauf. Dies ist ausschließlich durch die Punktions-
technik bedingt. Daran wird auch das neuentwickelte Punktionsbesteck nichts ändern.

Angiographisch sind die hämodynamischen Auswirkungen des Shunts gut nach-
vollziehbar. Entsprechend der Drucksenkung um durchschnittlich 43% ist bei allen
Patienten unmittelbar nach funktionierendem Shunt eine drastische Kaliberreduk-
tion der V. coronaria ventriculi und eine geringere Füllung von Fundus- und Ösophagusvarizen erkennbar. Bei 11 der Patienten ist angiographisch keine Reduktion der
peripheren Pfortaderperfusion gegenüber der Situation vor dem Shunt erkennbar.
Bei 2 Patienten erscheint die Shuntwirkung aufgrund fehlender peripherer Kontra-
stierung fast komplett. Bei sämtlichen portographischen Nachkontrollen bleibt qua-
litativ bei jedem einzelnen Patienten das sofort nach TIPSS gefundene portale Perfu-
sionsmuster bestehen. Dies scheint den Schluß zuzulassen, daß das Konzept:

partielle Druckentlastung = ausreichende Reduktion des Blutungsrisikos
= Erhalt portopetaler Perfusion,

zumindest für das TIPSS-Verfahren Gültigkeit hat. Eine endgültige Beweisführung
sollte mittels quantitativer Flußbestimmungen, z. B. szintigraphisch und dopplersonographisch, angestrebt werden.

Klinische Ergebnisse

Die *Frühmortalität* beträgt 11% (2 von 18), wobei einer der beiden innerhalb des ersten Monats verstorbenen Patienten eine verfahrensabhängige Komplikation aufweist, da bei ihm die Embolisation des perkutan transhepatischen Zugangs zur Pfort-

ader nicht gelingt. Auch wegen dieser Komplikation ist der Doppelzugang nach ausreichender Sicherheit mit der transjugulären Punktion verlassen worden.

Gastrointestinale *Rezidivblutungen* traten bei 2 Patienten auf: eine beim ersten Patienten der Serie, bei dem im Gegensatz zu allen anderen vor TIPSS eine große Menge Aszites belassen wurde. Unmittelbar nach geglücktem Shunt traten ubiquitäre Schleimhautblutungen auf dem Boden einer schweren akuten Gerinnungsstörung auf. Wahrscheinlich hat die Rückresorption fibrinolytisch aktiver Substanzen aus dem Aszites dazu geführt, da dieser binnen 48 h verschwunden und eine Blutungskontrolle durch zweitägige Gabe von Vollblut (6 Konserven) relativ rasch möglich war. Eine zweite gastrointestinale Blutung trat bei einem Patienten 18 Monate nach Shunt durch einen späten Shuntverschluß auf. Obwohl theoretisch gut möglich, gelang eine Rekanalisation zur eventuell lokalen Lysetherapie und Nachdilatation nicht. Der Patient verstarb kurz später.

Die *hepatische Enzephalopathie* ist neben Letalitätsrate und Okklusion eines der klassischen Probleme der Shuntchirurgie. Bei nichtselektiven Shunts kann diese über 50% und bei selektiven Shunts bis zu 20% betragen [11, 17, 20, 36, 43]. Während der bisherigen Beobachtungszeit trat bei einem Patienten passager eine klinisch manifeste Enzephalopathie im Stadium III (Stupor) auf, möglicherweise durch Exsikkose bedingt, da unter kurzzeitiger stationärer Aufnahme die Symptome vollständig rückläufig waren. Der bei allen Patienten während des stationären Aufenthalts nach TIPSS durchgeführte Zahlenverbindungstest war bei 11 Patienten im Sinne einer hepatischen Enzephalopathie Grad I pathologisch. Damit ergibt sich kein wesentlicher Unterschied gegenüber der Situation vor TIPSS. Eine Korrelierung mit den Serumammoniakwerten ist problematisch. 11 der Patienten haben gering pathologische Werte vor TIPSS und 9 der 16 überlebenden Patienten nach TIPSS. Zum Teil fallen die Werte nach TIPSS ab, zum Teil steigen sie geringfügig an. Die einzige sichere Interpretation hier ist, daß bei keinem der überlebenden Patienten eine signifikante Verschlechterung der Gerinnung nachweisbar ist. Für eine endgültige Bewertung des Enzephalopathierisikos ist die Laufzeit der Studie mit maximal 2,5 Jahren bei einem Durchschnitt von etwa einem Jahr sicher zu kurz. Die bislang sehr geringe Enzephalopathierate ist demnach als positiver Trend zu bewerten. Zum Vergleich sind hier zunächst Zahlen von Millikran anzuführen, der in seiner randomisierten Studie Warren-Shunt versus großkalibrigen H-Shunt bei 100% aller Patienten mit dem nichtselektiven Shunt und bei 33% aller Patienten mit dem selektiven Shunt leichte neurologische Defizite nachweist [17], wobei diese Angaben annähernd mit dem Stadium I einer hepatischen Enzephalopathie nach dem in der vorliegenden Arbeit angewandten Zahlenverbindungstest kongruent sind. Schwere Enzephalopathiegrade (III und IV) gibt Millikan mit 4% beim selektiven und 20% beim nichtselektiven Shunt an. Völlig andere Zahlen berichtet Spina, der in einer randomisierten Studie Warren-Shunt versus portokavaler H-Shunt bei jeweils fast 50 Patienten in 19% bzw. 35% (nicht signifikant) eine hepatische Enzephalopathie nachweist [42].

Mortalität und *Okklusionsrate* vonTIPSS sind im Vergleich zu historischen chirurgischen Gruppen ebenfalls günstig. Die Einschränkungen für die Validität dieser Aussage gelten jedoch in gleicher Weise wie bei der Bewertung der zuvor diskutierten hepatischen Enzephalopathie durch die Laufzeit der Studie. Die operative Mortalität beträgt 11%, die Einjahresmortalitätsrate 25% (3 von 12), die Spätokklusionsrate 6%. Die Gesamtzahl von 18 Patienten ist jedoch noch zu gering, um eine stadienbezogene Risikobewertung im Vergleich zu den chirurgischen Kollektiven durchzuführen. Ebensowenig ist bislang eine Differenzierung zwischen den elektiv ($n = 13$) und notfallmäßig ($n = 5$) durchgeführten Stentshunts möglich. Als Trend scheint sich jedoch herauszukristallisieren, daß das TIPSS Verfahren besonders bei Patienten im Child-Stadium C mit einem akzeptablen Risiko durchgeführt werden kann, da 5 von 6 Patienten überleben. Nochmals sind hier die eingangs erwähnten Zahlen zur Mortalität elektiver Shuntverfahren in diesem Stadium von 30–40% zu berücksichtigen. Hinsichtlich der Okklusionsrate von 6% beim TIPSS-Verfahren sind Zahlen von Warren bedeutsam, der für seinen Shunt 7% und für nichtselektive Shunts 18% als Okklusionsrate angibt [17, 43]. Dies deckt sich mit vielen anderen Literaturberichten [z. B. 11, 12, 20]. Somit scheinen dem Trend nach sich die TIPSS Ergebnisse hier positiv einzuordnen.

Die Ursachen für *Spätmortalität* sind sehr uneinheitlich: 5 der 16 überlebenden Patienten sind während der Beobachtungszeit verstorben, keiner davon als Folge des Verfahrens. Nur ein Patient starb – wie bereits oben diskutiert – als Therapieversager. Die Bedeutung der präinterventionellen Ausschlußdiagnostik eines Lebertumors wird nochmals dadurch unterstrichen, daß ein Patient an einem HCC starb. 2 Patienten verstarben letztlich an entzündlichen Erkrankungen, die sicherlich durch eine schlechte Abwehrlage auf der Basis der Lebererkrankung verschlimmert wurden (Abb. 3).

Histomorphologische Aspekte des Stentshunts

Von 6 der insgesamt 7 bislang verstorbenen Patienten liegen histopathologische Befunde vor. Die histologischen Ergebnisse im Stentshunt lassen sich bei allen auf den gemeinsamen Nenner bringen, daß der endovasale Einheilungsmechanismus sich nicht von dem bei arterieller Anwendung des Stents unterscheidet (Abb. 3 und 4). Dies gilt gleichermaßen für Neoendothelialisierung, myointimale Proliferationsvorgänge und das Offenbleiben von überbrückten Seitästen. Dies ist um so bedeutsamer, als in den künstlichen intraparenchymalen Kanälen keine Media oder Intima den Einheilungsmechanismus steuern kann. Da bereits nach 10 Tagen unreife Endothelzellen über einer dünnen Schicht aus Fibrinthrombus nachweisbar sind, scheint die alleinige Migration zellulärer Elemente von den Rändern des Stentshunts her als Erklärung nicht ausreichend. Daraus könnte eine Beteiligung von korpuskulären Blutbestandteilen bei der Stentinkorporation abgeleitet werden. Bei den 4 Patienten mit längerer Shuntliegezeit (2, 8, 13 und 18 Monate) sind die pseudo- bzw. neointimalen Verhältnisse relativ gleichförmig. Eine Hyperplasie bzw. relevante Lumenverlegung ist bei keinem Patienten und an keiner Stelle auf der Stentoberfläche nachzuweisen. Dies deckt sich auch mit den portographischen Ergebnissen der überlebenden Patienten.

Nur bei einem Patienten ist nach 12 Monaten eine relative Venenstenose flußabwärts des Stentshunts zu erkennen. Diese ließ sich relativ einfach mit der transjugulären Implantation eines 3. Stents beseitigen.

Zusammenfassung

Hämodynamisch entspricht TIPSS einem kleinkalibrigen H-Shunt mit partieller portaler Dekompression. Gegenüber diesem chirurgisch bislang von Rypins [38] und Johansen [15] erfolgreich eingesetzten Konzept, hat der Stentshunt den eindeutigen Vorteil einer noch besser steuerbaren Druckentlastung bei gleichzeitiger potentieller Erhaltung eines portopetalen Flusses, der mit dem chirurgischen Verfahren immerhin in bis zu ⅔ der Fälle aufrecht erhalten werden kann.

Das Verfahren ist im Vergleich zur Shuntchirurgie um ein vielfaches weniger invasiv. Die bislang sehr niedrige Letalität bei Patienten im Child-Stadium C und im Notfalleinsatz erweitert das Behandlungsspektrum bei Patienten mit schwerer portaler Hypertension und kann die Behandlung bislang nicht mehr therapierbarer Patienten ermöglichen.

Da die portosystemische Interposition komplikationslos intrahepatisch erfolgt, bleiben die großen Gefäßstämme intakt. Damit ist es denkbar, leberinsuffiziente Patienten, die bei hohem Blutungsrisiko auf eine Lebertransplantation warten, prophylaktisch mit TIPSS zu behandeln, um das Mortalitätsrisiko während der Wartezeit zu senken.

Nach erfolgreicher Bewältigung einer signifikanten Lernkurve im klinischen Einsatz und Entwicklung des spezifisch notwendigen Instrumentariums ist jetzt eine standardisierte technische Durchführung für eine breitere klinische Anwendung beschreibbar.

Literatur

1. Abecassis M, Gordon JD, Colapinto RF, et al (1985) The transjugular intrahepatic portosystemic shunt (TIPS): an alternative for the management of life-threatening variceal hemorrhage. Hepatology 5:1032A
2. Bolondi L, Gaiani S, Mazzioti A, Casanova P, Cavallari A, Gozetti G, Barbara LG (1988) Morphological and hemodynamic changes in the portal venous system after distal splenorenal shunt: An ultrasound und pulsed Doppler study. Hepatology 8:652–857
3. Child CG, Turcott JG (1964) Surgery and portal hypertension. In: Child CG (ed) The liver and portal hypertension. Saunders, Philadelphia
4. Colapinto RF, Stronell RD, Birch SJ, et al (1982) Creation of an intrahepatic portosystemic shunt with a Grüntzig balloon catheter. Can Med Assoc J 126:267–268
5. Cooldwell DM, Moore ADA, Ben-Menachem Y, Johansen KH (1991) Bleeding gastroesophageal varices: gastric vein embolilzation after partial decompression. Radiology 178:249–251
6. Conn HO (1977) Trailmaking and number-connection test in the assessment of mental state in portal systemic encephalopathy. Am J Dig Dis 22:541–550
7. Conn HO (1981) A peek at the Child-Turcotte classification. Hepatology 1:673–676
8. DeLacy AM, Nevasa M, Garcia-Pagan JC, et al (1989) Reversal of portal flow after distal splenorenal shunt (DSRS). Relationship to hepatic encephalopathy and impaired liver function. J Hepatology [Suppl]:142
9. Fischer JE, McCinley J (1985) Comparative randomized study: Proximal versus distal splenorenal shunt. Policlinico Sez Chir 92:592–596
10. Folstein MF, Folstein SE, McHugh PR (1975) Mini Mental State: A practical method of grading the cognitive state of patients for the clinician. J Psychiat Res 12:189

11. Foster JH, Ellison LH, Donovan Th, Anderson A (1971) Quantity and quality of survival after portosystemic shunts. Am J Surg 12:490–501
12. Galambos JT (1985) Portal hypertension. Seminars Liver Dis 5:277–290
13. Gordon JD, Colapinto RF, Abecassis M, et al (1987) Transjugular intrahepatic portosystemic shunt: A nonoperative approach to life-threatening varicentral bleeding. Can J Surg 30:45–49
14. Hanafee W, Weier M (1967) Transjugular percutaneous cholangiography. Radiology 88:35–39
15. Johnasen K (1989) Partial portal decompression for variceal hemorrhage. Am J Surg 157:479–482
16. Lafortune M, Patriquin H, Pomier G, et al (1987) Hemodynamic changes in portal circulation after portosystemic shunts: Use of duplex sonography in 43 patients. AJR 49:701–706
17. Millikan WJ, Warren WD, Henderson JM, et al (1985) The Emory prospective randomized trial: selective versus non-selective shunt to control variceal bleeding. Ann Surg 201:712–722
18. Murray JF, Mulder DG, Nebel L (1961) The effect of retrograde portal venous flow following side-to-side portocaval anastomosis. J Clin Invest 40:1413–1420
19. Ohnishi K, Saito M, Sato S, et al (1985) Direction of splenic venous flow assessed by pulsed Doppler flowmetry in patients with large splenorenal shunts. Relation to spontaneous hepatic encephalopathy. Gastroenterol 89:180–189
20. Pagliaro L, Burroughs AK, Sorensen TIA, Lebrec D, Morabit A, D'Amico G, Tinè F (1989) Therapeutic controversies and randomised controlled trials (RCTs): prevention of bleeding and rebleeding in cirrhosis. Gastroenterol Internat 2:71–84
21. Palmaz JC, Sibbitt RR, Reuter SR, Garcia F, Tio FO (1985) Expandable intrahepatic portacaval shunt stents: early experience in the dog. AJR 145:821–825
22. Palmaz JC, Garcia F, Sibbit SR, Tio FO, Kopp DT, Schwesinger W, Lancaster JL, Chang P (1986) Expandable intrahepatic portacaval shunt stents in dogs with chronic portal hypertension. AJR 147:1251–1254
23. Palmaz JC, Windeler SA, Garcia F, Tio FO, Sibbit RR, Reuter SR (1986) Atherosclerotic rabbit aortas: Expandable intraluminal grafting. Radiology 160:723–726
24. Palmaz JC, Kopp DT, Hayashi H, Schatz RA, Hunter G, Tio F, Garcia O, Alvarado R, Rees C, Thomas SC (1987) Normal and stenotic renal arteries: Experimental balloon-expandable intraluminal stenting. Radiology 161:705–708
25. Palmaz JC, Garcia O, Kopp DT, Schatz RA, Tio FO, Ciaravino V (1987) Balloon-expandable intraarterial stents: effect of anticoagulation on thrombus formation. Circulation 76 [Suppl IV]:45
26. Palmaz JC, Garcia O, Kopp DT, et al (1989) Baloon-expandable intraarterial stents: effect of antithrombotic medication on thrombus formation. In: Zeitler E, Seyferth W (eds) Pros and cons in PTA and auxiliary methods. Springer, Berlin Heidelberg New York
27. Palmaz JC, Garcia OJ, Schatz RA, et al (1990) Placement of balloon-expandable intraluminal stents in iliac arteries: first 171 procedures. Radiology 174:969–975
28. Rector WG, Hoefs JC, Hossack KF, Everson GT (1988) Hepatofugal portal flow in cirrhosis: Observation of hepatic hemodynamics and the nature of the arterioportal communications. Hepatology 8:16–20
29. Redeker AG, Geller HM, Reynolds TB (1958) Hepatic wedge pressure, blood flow, vascular resistance and oxygen consumption in cirrhosis before and after end-to-side portocaval shunt. J Clin Invest 37:606–618
30. Reichle FA, Fahmy WF, Golsorkhi M (1979) Prospective comparative clinical trial with distal splenorenal and mesocaval shunts. Am J Surg 137:13–21
31. Richter GM, Palmaz JC, Nöldge G, Rössle M, Siegerstetter V, Franke M, Wenz W (1989) Der transjuguläre intrahepatische portosystemische Stent-Shunt (TIPSS). Radiologe 29:406–411
32. Richter GM, Noeldge G, Palmaz JC, et al (1990) Transjugular intrahepatic portacaval stent shunt: Preliminary clinical results. Radiology 174:1027–1030
33. Richter GM, Noeldge G, Palmaz JC, Roessle M (1990) The transjugular intrahepatic ortosystemic stent-shunt (TIPSS): results of a pilot study. Cardiovasc Intervent Radiol 13:200–207
34. Rösch J, Hanafee WN, Snow H (1969) Transjugular portal venography and radiologic portocaval shunt: an experimental study. Radiology 92:1112–1114
35. Rösch J, Uchida BT, Putnam JS, et al (1987) Experimental intrahepatic portocaval anastomosis: use of expandable Gianturco stents. Radiology 162:481–485

36. Rössle M, Haag K, Nöldge G, Richter G, Wenz W, Farthmann E, Gerok W (1990) Hämodynamische Konsequenzen der portalen Decompression: Welches ist der optimale Shunt? Z Gastroenterol 28:630–634
37. Rutherford RB, Flanigan DP, Gupta SK, et al (1986) Suggested standards for reports dealing with lower extremity ischemia. Vasc Surg 4:80–94
38. Rypins EB, Mason GR, Conroy RM, Sarfeh IJ (1984) Predictability and maintenance of portal flow patterns after small-diameter portocaval H-grafts in man. Ann Surg 200:706–710
39. Sarfeh IJ, Rypins EB, Conroy RM, Mason GR (1983) Portocaval H-graft: relationships of shunt diameter, portal flow patterns and encephalopathy. Ann Surg 197:422–426
40. Sarfeh IJ, Rypins EB, Raiszadeh M, Milne N, Conroy RM, Lyons KP (1986) Serial measurement of portal hemodynamics after partial portal decompression. Surgery 100:52–58
41. Schomerus H, Hamster W, Reinhard U, Mayer K, Dölle W (1981) Latent portosystemic encephalopathy. Dig Dis Sci 26:622–630
42. Spina GP, Galeotti F, Opocher E, Santambrogio R, Cucchiaro G, Lopez C, Pezzuoli G (1988) Selective distal splenorenal shunt versus side-to-side portocaval. Clinical results of a prospective controlled study. Am J Surg 155:564–571
43. Warren WD, Millikan WJ Jr, Henderson JM, et al (1982) Ten years portal hypertensive surgery at Emory: results and new perspectives. Ann Surg 195:530–542

Stents bei malignen und benignen Gallenwegsobstruktionen

W. Jaschke, H. P. Busch und M. Georgi

Die perkutane transhepatische Gallengangsdrainage (PTCD) bietet bei der Therapie des mechanischen Verschlußikterus eine Alternative zu chirurgischen und endoskopischen Drainageverfahren [6]. Für die transhepatische Entlastung des gestauten Gallengangsystems stehen mehrere Techniken zur Verfügung. Die gestaute Galle kann entweder über einen Katheter nur nach außen in einen Auffangbeutel (externe PTCD) oder in Form einer kombinierten inneren-äußeren Drainage sowohl in das Duodenum als auch nach außen abgeleitet werden. Die Katheterdrainageverfahren bieten den Vorteil, daß der perkutane Zugang zum Gallengangsystem erhalten bleibt. Katheterokklusionen können dadurch leicht beseitigt werden. Nachteilig sind die hohen Flüssigkeits- und Elektrolytverluste (externe PTCD), die hohe Rate lokaler und systemischer Entzündungen und die Beeinträchtigung der körperlichen Integrität des Patienten durch den äußeren Drainageschenkel.

Die genannten Nachteile können durch die Implantation einer Gallengangsendoprothese vermieden werden. Allerdings ist die Funktionsfähigkeit der häufig verwendeten 10-F-Kunststoffendoprothesen durch Keimbesiedelung und Reflux von Duodenalinhalt auf ca. 4 Monate begrenzt, so daß bei Wiederauftreten der Verschlußsymptomatik ein Wechsel der Prothese erfolgen muß [6, 9, 10, 11]. Dicklumige Kunststoffprothesen (> 12 F) bieten eine längere Funktionsdauer, erfordern jedoch entweder einen entsprechend dickkalibrigen transhepatischen Zugang oder eine relativ aufwendige Implantationstechnik („Rendezvous-Verfahren") [2].

Die Entwicklung von ballonexpandierbaren bzw. selbstexpandierenden Metallprothesen stellt eine interessante Neuentwicklung für die palliative Behandlung von biliären Stenosen dar [14]. Die dünnwandige Maschendrahtkonstruktion bietet den Vorteil, daß über einen relativ dünnkalibrigen perkutanen Zugang (8 Charr) ein relativ großes Innenlumen (> 24 Charr) geschaffen werden kann. Ein weiterer Vorteil ist, daß die Fremdkörperoberfläche im geschienten Gallengangssegment klein ist (ca. 15%) [14, 15]. Der Einsatz von Metallstents für die Behandlung von Gallengangstenosen erscheint deshalb sinnvoll.

Patienten

Im Zeitraum von Februar 1989 bis Januar 1991 wurden am Institut für Klinische Radiologie des Klinikum Mannheim 154 Patienten mit Gallengangstenosen behandelt.

Friedmann/Gross-Fengels/Neufang (Hrsg.)
Stent-Implantationen und vaskuläre MR-Diagnostik
© Springer-Verlag Berlin Heidelberg 1991

Tabelle 1. Biliäre Stents: Lokalisation der Obstruktion

Bismuth[a]	n
1	5
2	4
3	5
4	8
Ductus choledochus	8
Verschlußlänge: $5,0 \pm 2,4$ cm	

[a] Klassifikation nach Bismuth:
(1) und (2) Die Stenose ist mehr/weniger als 2 cm von der Hepatikusgabel entfernt.
(3) und (4) Die Stenose erreicht bzw. zerstört die Hepatikusgabel

Bei der Mehrzahl der Patienten (98%) lag eine maligne Grunderkrankung vor. Lediglich 3 Patienten (2%) wurden zur Behandlung einer benignen Striktur nach Hepatikojejunostomie überwiesen. Im genannten Zeitraum wurden bei insgesamt 30 Patienten (19,5%), 17 Frauen und 13 Männern im Alter zwischen 46 und 84 Jahren (Durchschnittsalter $63,3 \pm 10,8$ Jahre), Metallstents zur Behandlung eingesetzt (Tabelle 1). Die Ursache der biliären Obstruktion war bei diesen Patienten ein Pankreaskarzinom (10), ein Klatskin-Tumor (3), ein Gallenblasenkarzinom (5), Metastasen im Lig. hepatoduodenale (9) bzw. eine Anastomosenstriktur nach Hepatikojejunostomie (3). Alle anderen Patienten wurden mit Kunststoffprothesen (100/65%) bzw. Katheterdrainagen (24/15,5%) versorgt.

Die Indikation zur Implantation eines Metallstents wurde bei den Patienten mit maligner Grunderkrankung unter Berücksichtigung des Allgemeinzustandes (Karnofsky-Index >50%), der anatomischen Gegebenheiten (Hepatikojejunostomie, kurzstreckige Hepatikusstenosen) und der Verfügbarkeit einer geeigneten Prothese gestellt. Die Implantation wurde nach ausführlicher Information des Patienten („informed consent") vorgenommen.

Patienten mit benignen Gallengangstenosen wurden nur nach mehrmaliger erfolgloser Ballondilatation für die Implantation eines Metallstents vorgesehen. Die Indikationsstellung erfolgte in allen Fällen gemeinsam mit dem behandelnden Chirurgen.

Methode

Vor Implantation des Metallstents wurde in allen Fällen zunächst für mindestens 3 Tage eine externe/interne Gallengangdrainage (7-F-Drainagekatheter) durchgeführt. In diesem Zeitraum wurde das Gallengangsystem durch tägliches Spülen mit physiologischer Kochsalzlösung gereinigt. Im Falle von cholangitischen Fieberschüben wurden Antibiotika (z. B. 3×2 g Mezlocillin/Tag) verabreicht. Falls notwendig wurde die Antibiotikatherapie nach Identifizierung des Erregers modifiziert. Die Stent-Implantation erfolgte erst nach Abklingen der Cholangitis-Symptomatik.

Für die Stent-Implantation wurde der Drainagekatheter über einen Amplatz Extra Stiff Exchange Guide Wire (Cook/BSIC) entfernt und anschließend eine 23 cm lange 8-F- oder 9-F-Katheterschleuse in das Gallengangsystem eingeführt (Abb. 1a). Nach Positionierung der Schleuse wurde eine nochmalige Cholangiographie durchgeführt, die eine exakte Vermessung der Längsausdehnung der Gallengangstenose und des Kalibers der proximal und distal der Stenose gelegenen Gallengangsegmente ermöglichte. Zur Darstellung des distalen Gangsegments wurde die Schleuse über die Stenose geschoben und anschließend über den Seitarm der Schleuse Kontrastmittel injiziert. Der Durchmesser des Stents wurde so gewählt, daß dieser ca. 20% größer war als der Durchmesser des normalen Gallengangs. Die Länge des Stents wurde der Längsausdehnung der Gallengangstenose und der zukünftig zu erwartenden Größenzunahme des Tumors angepaßt. Die Erhaltung der Papillenfunktion war von untergeordneter Bedeutung.

Über die Schleuse wurde dann zunächst eine Vordilatation der Stenose vorgenommen (Abb. 1b). Der Ballondurchmesser wurde dabei etwas kleiner als der Stent-Durchmesser gewählt. Die Auswahl des Stent-Materials – ballonexpandierbar (Strecker-Stent) bzw. selbstexpandierend (Medinvent-Stent) – erfolgte aufgrund verschiedener Kriterien wie z.B. der Beschaffenheit der Stenose und der Verfügbarkeit eines Stents mit adäquatem Durchmesser und ausreichender Länge. Falls alle Kriterien durch beide Stent-Typen erfüllt wurden, wurde wegen der besseren Röntgensichtbarkeit und der fehlenden Verkürzung der Strecker-Stent bevorzugt [15]. War die Dilatation für den Patienten sehr schmerzhaft oder die Stenose nicht adäquat vordehnbar, kam der Medinvent-Stent zum Einsatz [5, 7]. Dieses Konzept wurde allerdings nicht in allen Fällen befolgt.

Die Stent-Implantation erfolgte unter Durchleuchtungskontrolle. Der Strecker-Stent wurde durch Entfaltung des Ballons mit maximal 810,6 kPa freigesetzt (Abb. 1c). Die Implantation des Medinvent-Stents erfolgte nach der mehrfach beschriebenen Technik [5, 7, 14]. Nach Stent-Implantation wurde zur Überprüfung der Funktionsfähigkeit eine erneute cholangiographische Kontrolle durchgeführt. Bei guter Funktion wurde die Schleuse entfernt und der Stichkanal mit Gelfoam oder GAW-Spiralen verschlossen.

Verlaufskontrollen

Alle Patienten wurden in Abständen von 2–3 Monaten nachuntersucht. Die Kontrolluntersuchungen wurden in der überwiegenden Mehrzahl der Fälle vom betreuenden Hausarzt durchgeführt. Die Ergebnisse (aktuelle Laborwerte, körperliche Untersuchung) wurden telefonisch übermittelt und in einem Verlaufsbogen vermerkt.

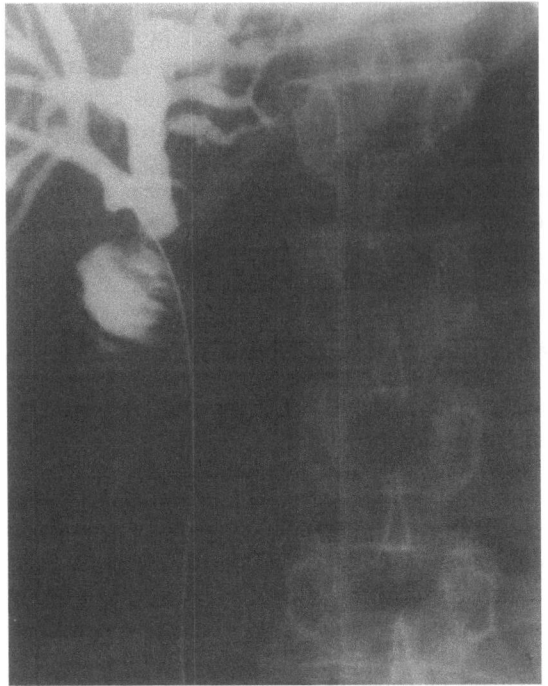

a

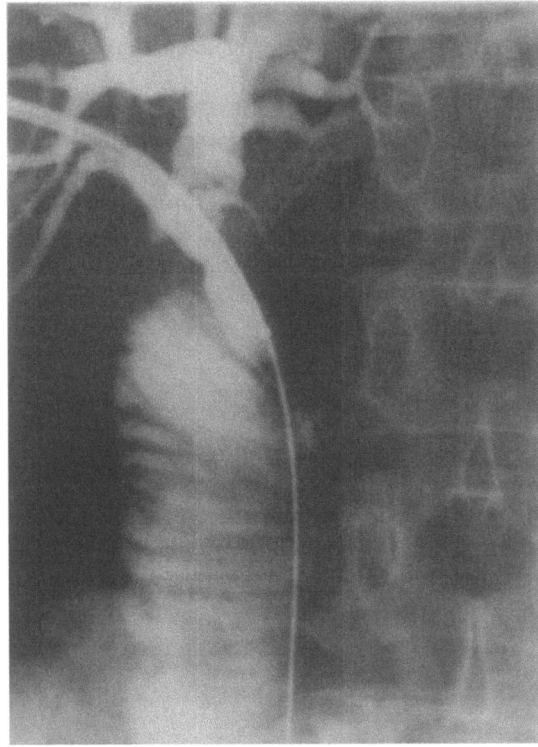

b

Abb. 1. a Patientin mit Rezidivstenose im Bereich einer Hepatikojejunostomie. Die biliodigestive Anastomose wurde vor 15 Jahren wegen einer iatrogenen Gallengangsverletzung angelegt. Die mehrmalige Ballondilatation blieb erfolglos. **b** Vordilatation der Stenose vor Stent-Implantation über eine 9-F-Katheterschleuse. Die Taillierung des Ballons beweist die hohe Rigidität der Stenose. **c** Zustand nach Implantation eines 3 cm langen Strecker-Stents. Normale Abflußverhältnisse. Beachte: Ein fehlplazierter Stent *(Pfeile)* wurde in die hochgezogene Jejunumschlinge abgeworfen

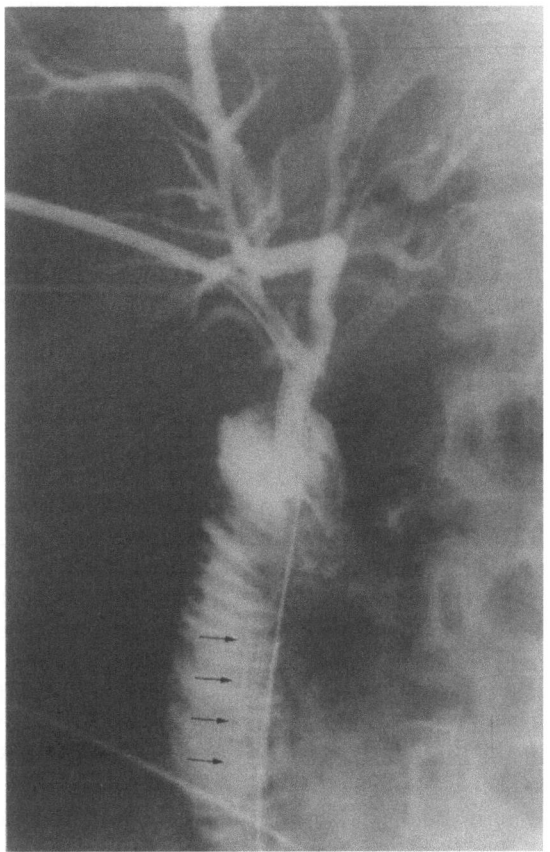

c

Ergebnisse

Im Zeitraum von Februar 1989 bis Januar 1991 sind 20 Patienten an den Folgen ihrer Tumorerkrankung, ein Patient durch Suizid verstorben. Die mittlere Überlebenszeit betrug 4,1 ± 2,3 (SD) Monate (Bereich: 1–9 Monate). Bei 16 von 21 Patienten (76%) kam es nach Einlage des Stents zu einer Senkung des Bilirubinspiegels auf weniger als 3 mg %. Bei den übrigen 5 Patienten (24%) kam es zu einem Rückgang der Bilirubinkonzentration, jedoch zu keiner Normalisierung. Zwei Patienten aus dieser Gruppe hatten eine Metastasenleber mit eingeschränkter Parenchymfunktion, die 3 übrigen Patienten verstarben innerhalb von 2 Monaten.

Zur Zeit leben noch 9 Patienten, darunter 3 Patienten mit einer benignen Striktur. Die Nachbeobachtungszeit der 6 Patienten mit maligner Obstruktion beträgt 5,2 ± 4,2 (SD) Monate (Bereich: 1–10 Monate).

Vier Patienten mit einer malignen Grunderkrankung (15%) mußten wegen einer wiederaufgetretenen Verschlußsymptomatik erneut behandelt werden. Bei 2 Patienten kam es jeweils 2 Monate nach Implantation eines Strecker-Stents zum Re-Verschluß. Ursache hierfür war in einem Fall eine Diskonnektion mehrerer ineinander

Tabelle 2. Biliäre Stents: Komplikationen bei 30 behandelten Patienten

Diagnose *(n)*	Verlauf
Unabhängig von Stent-Implantation (n = 2)	
Lungenembolie (1)	Spontanheilung
Gallenblasenempyem (1)	Cholezystektomie (2 Monate nach Stent-Implantation)
In Zusammenhang mit Stent-Implantation (n = 4)	
Hämobiolie (1)	Hämostase durch Verschluß des Stichkanals
Tumorblutung (1)	Transhepatische Embolisation
Darmkrämpfe (1)	Symptomatische Therapie (Verschluß der Pars IV duodeni!)
Gallige Peritonitis im rechten Oberbauch (1)	Perkutane Drainage

geschobener Strecker-Stents (3 cm Länge), im anderen Fall trat eine Stenosierung oberhalb des geschienten Gallengangs auf. In beiden Fällen wurde eine 15 cm lange 12-F-Kunststoffprothese zur Beseitigung des Gallengangverschlusses eingesetzt. Bei den anderen beiden Patienten wurde der Verschluß durch einen Tumoreinbruch in den Stent verursacht (beschwerdefreies Intervall: 4 bzw. 8 Monate). In einem Fall wurde zusätzlich eine Stent-Diskonnektion sowie ein Verschluß des Pars IV duodeni und ein Stenosierung des Magenausgangs beobachtet. Der Gallefluß erfolgte bei dieser Patientin retrograd in den Magen und von dort über eine chirurgisch angelegte Gastroenterostomie in den Dünndarm. Als Therapie wurde in beiden Fällen eine erneute Einlage von Strecker-Stents gewählt. Zur Schienung der Magenausgangstenose wurde zusätzlich eine Medinvent-Prothese transhepatisch eingeführt. Die Therapie war in beiden Fällen erfolgreich. Eine Patientin ist zwischenzeitlich verstorben (Überlebenszeit: 5 Monate), die andere Patientin konnte wieder nach Hause entlassen werden (bisherige Nachbeobachtungszeit: 10 Monate).

Benigne Anastomosenstrikturen wurden bei 3 Patienten behandelt. Alle 3 Patienten wurden aus verschiedenen Gründen als nicht geeignet für eine chirurgische Therapie angesehen. Die zunächst durchgeführte Ballondilatation blieb erfolglos, so daß schließlich der Entschluß zur Stent-Implantation gefaßt wurde. In 2 Fällen wurde ein 3 cm langer Strecker-Stent mit einem Außendurchmesser von 7 mm, in einem Fall ein ca. 4 cm langer Medinvent-Stent mit einem Außendurchmesser von 8 mm implantiert. Das Primärergebnis war bei allen 3 Patienten sehr gut (Normalisierung der Laborwerte, Rückbildung der Cholangitisschübe). Im weiteren Verlauf zeigte eine Patientin 9 Monate nach Behandlung wieder Verschlußsymptome. Die Kontrollcholangiographie zeigte eine Okklusion des Stents und eine Cholangiolithiasis. Die Operation zeigte eine Verlegung des Stents durch Gallengrieß sowie eine deutliche Schleimhauthyperplasie in der unmittelbaren Nachbarschaft des Stents. Die anderen beiden Patienten sind beschwerdefrei (Nachbeobachtungszeit: 2 bzw. 12 Monate).

Komplikationen wurden in 6 Fällen beobachtet (Tabelle 2). In unmittelbarem Zusammenhang mit der Stent-Implantation trat in 2 Fällen eine Hämobilie und in einem Fall eine regionale gallige Peritonitis auf. In allen 3 Fällen wurde die Komplikation mittels perkutaner Techniken beherrscht. Letale Komplikationen traten nicht auf.

Diskussion

Die wichtigsten Nachteile von Kunststoffendoprothesen sind die relativ hohe Verschlußrate und die instabile Verankerung im Gangsystem [6, 9, 10, 11]. Die neu entwickelten Metallprothesen scheinen in dieser Hinsicht Vorteile zu bieten [14, 15]. Allerdings zeigen unsere Ergebnisse, daß Spätverschlüsse auch bei Metallprothesen auftreten. Stent-Okklusionen bei malignem Verschlußikterus wurden in jeweils 2 Fällen durch technische Fehler bzw. durch Tumoreinbruch in den Stent verursacht. Überraschenderweise kam es auch bei einer Patientin mit einer benignen Anastomosenstriktur zu einer Re-Stenosierung im Bereich der Hepatikojejunostomie. Intraoperativ fand sich eine komplette Verlegung des Stent-Lumens durch inkrustierte Galle und eine deutliche Schleimhauthyperplasie. Offensichtlich handelt es sich bei den Schleimhautveränderungen um eine Reaktion des Gallengangepithels auf den implantierten Fremdkörper. Dieses Phänomen wurde bereits im Tierexperiment beobachtet und scheint abhängig vom Prothesenmaterial zu sein [1].

Zur Zeit stehen verschiedene Typen von Metallprothesen für das Gallengangsystem zur Verfügung [3–5, 7, 8, 15]. Einige dieser Stents sind aufgrund der mangelnden Flexibilität und der unbefriedigenden Verankerung auf dem Einführungsbesteck nur eingeschränkt für biliäre Applikationen geeignet. Ein wesentlicher Nachteil von ballonexpandierbaren Stents ist, daß die Vordilatation der Stenose extrem schmerzhaft sein kann und daß ca. 20% aller biliären Stenosen nicht ausreichend dilatiert werden können. Unter diesen Umständen verbietet sich der Einsatz des Strecker-Stents, da die beiden Silasticmanschetten den Stent solange fixieren, bis der maximale Außendurchmesser erreicht wird. In diesen Fällen ist die Anwendung von selbstexpandierbaren Stents wie z.B. des Medinvent-Stents von Vorteil. Auf eine primäre Anwendung dieses Stent-Typs haben wir bisher wegen der schlechten Röntgensichtbarkeit und der manchmal unvorhersehbaren Verkürzungstendenz verzichtet.

Coons hat über die Anwendung eines modifizierten Gianturco-Stents berichtet [3]. 15 Patienten hatten benigne Strikturen, 16 Patienten wiesen eine maligne Obstruktion auf. Nach 6 Monaten kam es bei 3 Patienten (10%) zu einer erneuten Obstruktion, so daß eine erneute Behandlung notwendig wurde. Eine europäische Multizenterstudie mit demselben Stent-Typ hat Vorteile bei der Behandlung benigner Strikturen gezeigt [8]. Die Ergebnisse bei malignem Verschluß waren jedoch enttäuschend. Ähnliche Erfahrungen wurden auch in den ersten Berichten über den Einsatz des Medinvent-Stents im Gallengangsystem mitgeteilt [5, 7]. Neuhaus et al. berichten dagegen über gute Erfahrungen mit dem Medinvent-Stent bei der Behandlung von 30 Patienten mit Verschlußikterus [12]. Die Wahrscheinlichkeit der Durchgängigkeit des Stents („patency rate") betrug bei ihren Patienten 200 Tage nach Implantation in maligne Stenosen 84%. Rossi et al. berichteten über die Anwendung von Stents vom modifzierten Gianturco-Typ bei Patienten mit benignen Stenosen [13]. Die Behandlung war bei 83% der Patienten (15/18) erfolgreich; die mittlere Nachbeobachtungszeit betrug 9 Monate [13].

Zusammenfassend läßt sich sagen, daß Metallstents Vorteile gegenüber Kunststoffprothesen bei der Behandlung des Verschlußikterus bieten. Die Hoffnung, daß durch diesen neuen Prothesentyp Mehrfachbehandlungen überflüssig werden, können jedoch von uns nicht bestätigt werden.

Literatur

1. Alvarado R, Palmaz JC, Garcia OJ, Tio FO, Rees CR (1989) Evaluation of polymer-coated balloon-expandable stents in bile ducts. Radiology 170:975–978
2. Billmann P, Hoppe-Seyler P, Brambs HJ (1985) Gallengangendoprothesen, Installation in kombinierter endoskopisch-radiologischer Technik. ROFO 142:524–526
3. Coons HG (1989) Self-expanding stainless steel biliary stents. Radiology 170:979–983
4. Dick R, Gillams A, Dooley JS, Hobbs KEF (1989) Stainless steel mesh stents for biliary strictures. J Intervent Radiol 4:95–98
5. Gillams A, Dick R, Dooley JS, Wallsten H, El-Din A (1990) Self-expandable stainless steel braided endoprosthesis for biliary strictures. Radiology 174:137–140
6. Günther RW, Schild H, Thelen M (1988) Review article: percutaneous transhepatic biliary drainage: experience with 311 procedures. Cardiovasc Intervent Radiol 11:65–71
7. Huitbregtse K, Cheng J, Coene PPLO, Fockens P, Tytgat GNJ (1989) Endoscopic placement of expandable metal stents for biliary strictures. Endoscopy 21:280–282
8. Irving JD, Adam A, Dick R, Dondelinger RF, Lunderquist A, Roche A (1989) Gianturco expandable metallic biliary stents: results of a European clinical trial. Radiology 172:321–326
9. Lammer J, Neumayer K (1986) Biliary drainage endoprotheses: experience with 201 placements. Radiology 159:625–629
10. Lammer J, Stöffler G, Petek WW, Höfler H (1987) In vitro long-term perfusion of different materials for biliary endoprotheses. Invest Radiol 21:329–331
11. McLean G, Burke DR (1989) Role of endoprotheses in the management of malignant biliary obstruction. Radiology 170:961–967
12. Neuhaus H, Hagenmüller F, Griebel M, Rotter M, Classen M (1990) Endoskopische und perkutane Implantation selbstexpandierender Endoprothesen bei biliären Stenosen. Dtsch Med Wochenschr 115:1299–1306
13. Rossi P, Salvatori FM, Bezzi M, Maccioni F, Porcaro ML, Ricci P (1990) Percutaneous management of benign biliary strictures with balloon dilation and self-expanding metallic stents. Cardiovasc Intervent Radiol 13:231–239
14. Schatz RA (1989) A view of vascular stents. Circulation 79:445–457
15. Strecker EP, Berg G, Weber H, Bohl M, Dietrich B (1987) Experimentelle Untersuchungen mit einer neuen perkutan einführbaren und aufdehnbaren Gefäßendoprothese. ROFO 147:669–672

Stents: Neue Entwicklungen und Perspektiven

E. Zeitler

Stents sind perkutan applizierbare Endoprothesen, die mit dem Ziel, das Lumen offenzuhalten, über eine Schleuse unter Röntgen-Bildverstärker-Durchleuchtung in Arterien, Venen, Gallenwege oder andere Gangsysteme eingesetzt werden können.

Als erster hat bereits 1969 Dotter [2] auf derartige Möglichkeiten hingewiesen und 1983 [3] erstmals klinisch Nitinolstents eingesetzt.

Stents auf der gleichen Basis wurden auch in der Sowjetunion entwickelt, wo sie von Rabkin [6] bei einer großen Zahl von Patienten im Bereich der Aa. iliacae eingesetzt wurden.

In der Zwischenzeit sind es vorwiegend 3 Stents, die hinreichend experimentell erprobt und bereits in beachtlicher Zahl klinisch bei Patienten eingesetzt worden sind. Es handelt sich dabei um

- den Palmaz-Stent aus Stahldrähten [5],
- den Wallstent [8], ebenfalls ein ferromagnetisches Material und
- den aus der seltenen Erde Titan erstellten Strecker-Stent [9].

Diese 3 Typen wurden vorwiegend an folgenden Orten eingesetzt:

1. A. iliaca communis
2. A. iliaca externa
3. A. femoralis communis
4. A. renalis
5. A. femoralis superficialis
6. Dialyse-Shunt

Der Wallstent wie auch der Palmaz-Stent wurden auch im Koronargefäßsystem eingesetzt. Unabhängig von diesen gibt es mehrere Modifikationen des Gianturco-Stents [1, 7, 10], der überwiegend im Bereich der V. cava superior und inferior, im Bereich der V. portae und in den Gallenwegen zum Einsatz kommt.

Im Gegensatz zu den übrigen mechanischen Instrumenten und Kathetertypen, die zur Rekanalisation von Obliterationen und zur Atherektomie bzw. Aspiration von Obliterationsmaterial Verwendung finden, ist die perkutane Applikation einer Endoprothese nicht als isoliertes Behandlungsprinzip zu sehen. Sie kommt vielmehr nur in Kombination mit anderen Angioplastieverfahren zum Einsatz.

Daraus lassen sich die verschiedenen Indikationen eindeutig definieren:

1. Dissektion
2. Kalzifizierte Reststenose

Friedmann/Gross-Fengels/Neufang (Hrsg.)
Stent-Implantationen und vaskuläre MR-Diagnostik
© Springer-Verlag Berlin Heidelberg 1991

3. Reststenose nach Clot-Lyse
4. Re-Stenose mit schlechter Prognose
5. Aneurysmastenose

Die bisherigen Ergebnisse beim Einsatz von Stents im arteriellen System haben gezeigt, daß damit in der Mehrzahl der Fälle eine arterielle Dissektion gut beherrscht werden kann und insbesondere bei den selbstexpandierenden Endoprothesen wie dem Wallstent auch sehr derbe und zum Teil kalzifizierte Stenosen im Bereich der Beckenarterien weitgehend beseitigt werden und die Arterien stabil durchgängig bleiben.

Es hat sich gezeigt, daß die Langzeitergebnisse vom freien Fluß nach der Stent-Applikation und der sicheren inneren Glättung im Obliterationsgebiet abhängig sind. Daraus hat sich die Methode entwickelt, häufig nicht nur einen Stent, sondern mehrere Stents überlappend zu applizieren. Bleibt zwischen 2 Stents eine Region frei, so ist in diesem Bereich relativ rasch eine Re-Stenose entstanden. An Atherektomiematerial konnte gezeigt werden, daß es sich dabei sowohl um atherosklerotische Stenosen wie auch um eine fibröse Intimahyperplasie handeln kann. Prinzipiell können Lumeneinengungen in Endoprothesen durch Atherektomie wie auch erneute Ballonangioplastie therapiert werden. Eine pharmakologische Substanz zur Therapie oder Verhütung der Intimahyperplasie ist leider noch immer nicht vorhanden, obwohl vielfältige Untersuchungen hierzu im Gang sind.

Mehrere Studien konnten zeigen, daß die einjährige „patency-rate" im Bereich der femoropoplitealen Gefäßstrecke nur bei 65% liegt, während sie im Bereich der A. iliaca communis höher als 90% ist. Es liegen nicht genügend Zahlen vor, um schon deutlich sagen zu können, daß die „patency-rate" weitgehend vom erzielten Durchmesser der Arterie und freiem Blutstrom abhängig ist, oder ob noch andere Faktoren wie der Einsatz von Antikoagulantien von zusätzlicher Bedeutung sind.

Die Entwicklung neuer Technologien in den letzten Jahren hat gezeigt, daß die Primärergebnisse und die Langzeitergebnisse der Angioplastie bei den bisherigen Indikationen verbessert werden können, und daß neue Indikationen entstanden sind. Beispiel hierfür ist der breitere Einsatz der perkutanen Techniken zur Behandlung akuter Thrombembolien mit Aspirationskathetersystemen und intraarterieller Thrombolyse wie auch der Einsatz mechanischer Instrumente zur Beseitigung langstreckiger Obliterationen im Femoropoplitealbereich in Situationen mit schlechtem „run-off". Die häufig dabei entstehenden unregelmäßigen inneren Oberflächen in den Gefäßen lassen sich dann jeweils durch die Applikation einer Endoprothese weitgehend glätten.

Neben der Therapie von Dissektion und Stenosen wird in zunehmendem Maß der Einsatz von Endoprothesen zur Therapie arterieller und aortaler Aneurysmen diskutiert und vereinzelt erprobt.

Bei den neuen Entwicklungen von speziellen Endoprothesen:

1. Großlumige Stents
2. Stents zur Aneurysmabehandlung
3. Heparinisierte Stent-Oberflächen
4. Neue Materialentwicklungen

sind Kombinationen von selbstexpandierenden Stents, die sehr engmaschig gewebt sind, evtl. in Kombination mit einem dehnbaren Plastikmaterial, von Bedeutung.

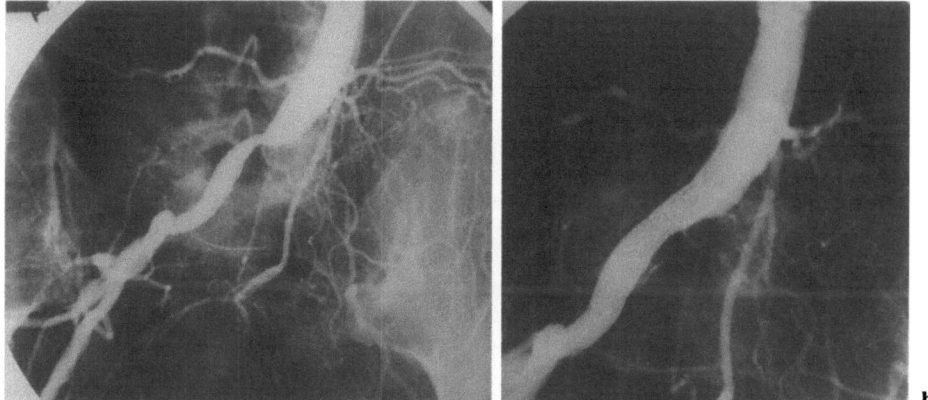

Abb. 1a, b. 67jährige Diabetikerin mit AVK Stadium IIb rechts; links Zustand nach Oberschenkel-amputation wegen diabetischer Gangrän. Die Arteria-iliaca-communis-Stenose rechts konnte nur durch einen Stent (Strecker-Stent) stabil mit freiem Flow rekonstruiert werden

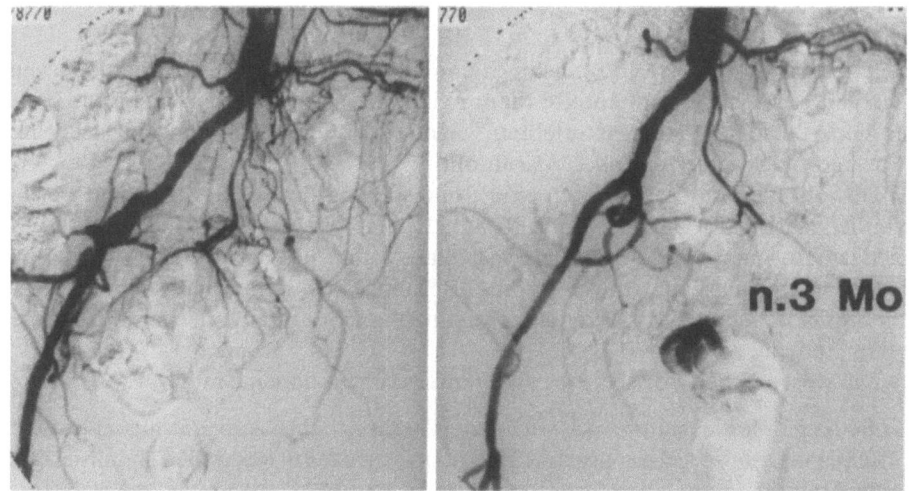

Abb. 2a, b. Gleiche Patientin wie Abb. 1; transbrachiale Kontroll-DSA nach 3 Monaten. Freie Durchgängigkeit

Eine weitere Entwicklung ist, die Stents primär zu heparinisieren. Ob dies wesent-lichen Einfluß auf die Re-Obliterationsrate, insbesondere in englumigen Arterien, haben wird, ist noch völlig offen.

Im eigenen Krankengut hatten wir im Jahre 1990, neben 875 Ballonangiopla-stien, 48 vom Kombinationstyp I, d. h. Kombination mit Aspiration und Thrombo-lyse und 23 vom Kombinationstyp II, d. h. unter Verwendung von Rotationsinstru-menten oder Laser. Bei beiden Kombinationstypen und bei der alleinigen Ballon-angioplastie nach Grüntzig haben wir ergänzend Strecker-Stents und Wallstents im-plantiert.

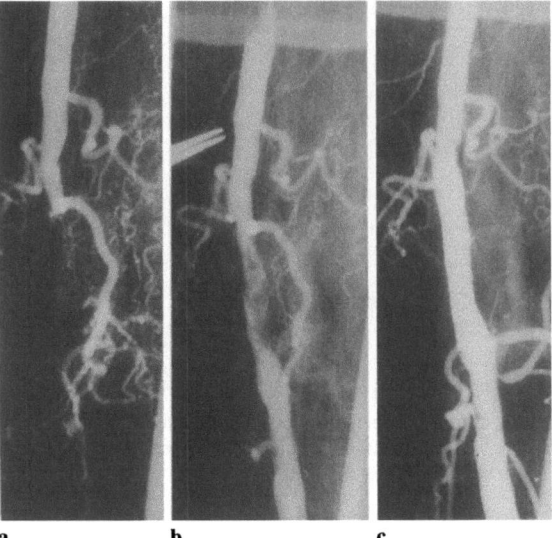

a   b   c

Abb. 3a–c. 70jähriger Mann mit AVK Stadium IV; Re-Obliteration der A. femoralis superficialis links, 2 Jahre nach erfolgreicher Angioplastie mit Dissektion. Es bestand eine Kontraindikation gegen Antikoagulation bei chronischen Ulcera ventriculi. **a** Vor Angioplastie, **b** nach Ballonangioplastie mit hochgradig kalzifizierter Femoralisstenose, **c** Zustand nach Applikation eines Strecker-Stent mit freiem Flow ohne Reststenose

Insgesamt haben wir 26 Strecker-Stents implantiert (Abb. 1–3) und dabei eine, nach 18 Monaten aufgetretene Re-Stenose in einem erheblich kalzifizierten Bereich gesehen. Bei den Wallstents erlebten wir eine Re-Okklusion bei sehr schlechtem Flow und reduziertem peripheren „run-off".

Obwohl hier andere Faktoren eine Rolle spielen, darf nicht übersehen werden, daß die Zahl von Re-Stenosen und Re-Okklusionen nach Stent-Applikation im Bereich der Koronararterien 35% innerhalb eines Jahres beträgt. Bei den sich stark bewegenden Koronargefäßen weisen diese Befunde doch darauf hin, daß der Einsatz von Stents in englumigen Arterien derzeit noch nicht auf einer sicheren Grundlage steht.

Die wesentlichen Fortschritte, die Stents gebracht haben, sind:

1. Die Angioplastie ist nun auch wirksame Therapie bei Iliakalverschlüssen, weil das Rekanalisationsergebnis durch Applikation von Stents wesentlich stabilisiert werden konnte.
2. Stents können auch bei benignen und malignen Stenosen im Bereich der Gallenwege eingesetzt werden.

Wir selbst haben bisher bei 8 Patienten im Bereich der Gallenwege Stents appliziert und jeweils eine eindeutige klinische Besserung des Ikterus gesehen. Allerdings ist die Re-Okklusion von malignen Stenosen weitgehend von Wachstumsart und -geschwindigkeit des Tumors abhängig.

Gegenwärtige Entwicklungen lassen hoffen, daß nach der Ballonangioplastie, die perkutane Applikation von Endoprothesen im arteriellen und venösen System wie auch in den Gallenwegen ein ganz entscheidendes Behandlungsprinzip werden wird.

Literatur

1. Dondelinger RF, Rossi P, Kurdziel JC, Wallace S (1990) Interventional radiology. Georg Thieme, Stuttgart, pp 686–705
2. Dotter DT (1969) Transluminally placed coil springs and arterial tube grafts: long-term patency in the canine popliteal artery. Invest Radiol 4:329–332
3. Dotter DT, Buschmann RW, McKinney MK, et al (1983) Transluminal expandable nitinol coil stent grafting: preliminary report. Radiology 147:259–260
4. Kollath J, Liermann D (1990) Stents − ein aktueller Überblick. Schnetztor, Konstanz
5. Palmaz JC, Sibbitt RR, Reuter STR, Tio FO, Rice WJ (1985) Expandable intraluminal graft: a preliminary study. Radiology 156:73–77
6. Rabkin JH (1989) Endovascular prothesis: experimental study and clinical use. In: Zeitler E, Seyferth W (eds) Pros and cons in PTA and auxiliary methods. Springer, Berlin Heidelberg New York Tokyo, pp 139–147
7. Rösch J, Uchida BT, Buschman RW, Putman JS (1986) Expandable Gianturco-type wire stents in experimental intrahepatic portacaval shunts. 72nd Meeting of the Radiological Society of North America, Chicago/IL
8. Sigwart HU, Puel J, Mirkovitch V, Joffrè F, Kappenberger L (1987) Intravascular stents to prevent occlusion and restenosis after transluminal angioplasty. N Engl J Med 316:701–706
9. Strecker EP, Schneider B, Wolf HRD, Zeitler E, et al (1989) Flexible, percutaneously insertable, balloon-expandable arterial prothesis. In: Zeitler E, Seyferth W (eds) Pros and cons in PTA and auxiliary methods. Springer, Berlin Heidelberg New York Tokyo, pp 179–187
10. Zollikofer CL (1988) Perkutane Implatation endovaskulärer Prothesen. In: Günther RW, Thelen M (Hrsg) Interventionelle Radiologie. Thieme, Stuttgart, S 109–116

Sachverzeichnis*

* Die Herausgeber danken Herrn Dr. P. Siemens für die Anfertigung des Sachverzeichnisses.

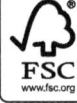

MIX
Papier aus verantwortungsvollen Quellen
Paper from responsible sources
FSC® C105338

If you have any concerns about our products,
you can contact us on
ProductSafety@springernature.com

In case Publisher is established outside the EU,
the EU authorized representative is:
Springer Nature Customer Service Center GmbH
Europaplatz 3, 69115 Heidelberg, Germany

Printed by Libri Plureos GmbH
in Hamburg, Germany